365 天养生趣谈

（第二版）

主　编　毛德西

中国中医药出版社

·北　京·

图书在版编目（CIP）数据

365 天养生趣谈/毛德西主编 . —2 版 . —北京：中国中医药出版社，2020. 12

ISBN 978 - 7 - 5132 - 6484 - 6

Ⅰ. ①3… Ⅱ. ①毛… Ⅲ. ①养生（中医）- 基本知识 Ⅳ. ①R212

中国版本图书馆 CIP 数据核字（2020）第 201100 号

中国中医药出版社出版

北京经济技术开发区科创十三街 31 号院二区 8 号楼

邮政编码 100176

传真 010 - 64405721

三河市同力彩印有限公司印刷

各地新华书店经销

开本 710 × 1000 1/16 印张 24.5 字数 472 千字

2020 年 12 月第 2 版 2020 年 12 月第 1 次印刷

书号 ISBN 978 - 7 - 5132 - 6484 - 6

定价 88. 00 元

网址 www. cptcm. com

社 长 热 线 010 - 64405720

购 书 热 线 010 - 89535836

维 权 打 假 010 - 64405753

微信服务号 zgzyycbs

微商城网址 https：//kdt. im/LIdUGr

官 方 微 博 http：//e. weibo. com/cptcm

天猫旗舰店网址 https：//zgzyycbs. tmall. com

如有印装质量问题请与本社出版部联系（010 - 64405510）

《365 天养生趣谈》编委会

养得一生浩然气　春光布体日星悬

——读毛德西《365天养生趣谈》感怀

（代序）

养生是当前一个十分热门的话题。笔者认为，养生当分养生之道和养生之术，从道与术的关系来说，"道无术不行，术无道不久"。道就是关于养生的文化，术就是养生的具体技术和方法。从目前出版的众多养生书籍看，论"道"者，往往失之不够通俗；讲"术"者，每多缺乏文化色彩。近有幸拜读毛德西教授主编的《365天养生趣谈》，着实是一本将养生的"道"和"术"融会贯通的科普佳作，十分难得。

本书的编排独具匠心，以"公历为编写顺序，在相应时间注重显示二十四节气及有关农历的传统节日"，参以相应的养生理念和知识。如"四季洗脚有章法，前贤之言莫忘记"中强调"春天洗脚，升阳固托；夏天洗脚，湿邪乃除；秋天洗脚，肺腑润育；冬天洗脚，丹田暖和"；又如，"小寒保暖护脾胃，饮食有节气不馁"中强调"小寒节气"天气严寒，要求保护脾胃，防止中阳受损。再如，"白露昼夜温差大，预防哮喘感冒发"中提示"白露身不露"，预防哮喘等呼吸系统疾病的发生。另如，"处暑犹如秋老虎，养阴润肺睡眠足"中描述"秋老虎，毒如虎"，"秋令主燥"，揭示秋季养生要领，一要保持充足的睡眠，二应润养肺胃之阴，以顺应秋令的气候特点。中医养生以"天人合一"为原则，强调"顺时养生""四气调神"，这就是中医养生学的文化元素。

本书把历史上的文化故事与养生理念相结合，既体现了养生中的文化色彩，又从中获得了养生理念和养生知识。如"嵇康崇尚老庄学，养生专论传到今"中介绍文学家嵇康《养生论》的养生要旨，强调"修形养神，形神兼备"，可达上寿。又如，"曹操作诗龟虽寿，盈缩之期不在天"中表达了曹操"盈缩之期，不但在天；养怡之福，可得永年"的人生心态，养生其实是一种追求健康的积极心态。再如，"苦闷乐观寿迥异，李贺怎比白居易"，介绍了唐代诗人白居易的养生经验。他体弱多病，但乐观豁达："闻毁勿戚戚，闻誉勿欢欢；自顾行如此，毁誉安足论。"正是由于他的这种乐观精神，使其成为唐代著名长寿诗人，享年74岁。而与白居易同时代的诗人李贺，虽然很有才华，却因个性原因，活到26岁即亡。另如，在"耄耋诗人名陆游，诗篇读来有感受"篇中，叙述了长寿诗人陆游"纷纷谤誉何劳问，莫厌相逢笑口开"的养生秘诀。这些掌故逸事说明了养生的观念实际是人生观、价值观的重要组成部分，养生说到底就是对于生命、生活的一种态度。

本书荟萃古今名医及养生名家珍贵的养生经验。如，"名医长寿有七因，听我一一说与君"中，介绍171位老中医的长寿之道，"饮食有节，以素为主""起居有序，顺其自然""神志淡泊，以忍为尚""房事节制，勿禁勿纵"等养生心验。又如，"八字要诀须心记，简单易行有效率"中介绍古代养生家"龟欲""猴行""童心""蚁食"养生"八字诀"，所谓"蚁食童心长生善道，猴行龟欲祛病良医"。再如，"扁鹊名言六不治，积极对待或可救"中阐述司马迁《史记·扁鹊仓公列传》战国时期医学家扁鹊的名言"六不治"，对今天处理医患关系仍然颇有启迪。另如，"记住延年二十法，身体力行益处多"中介绍明代养生家高濂《遵生八笺》的"延年二十法"，文中多处强调"积善""利人""敬礼""孝礼"等，说明养生必先养性、养德，这是中华民族的美德，也是健康长寿的前提。

本书养生的内容丰富多彩，所涉及的方面十分广泛，几乎面面俱到。例如：

精神养生。"快乐使人身体健，高氏十乐记心间"，介绍清代高桐养生佳作《十乐》，提示快乐是健康的根本，快乐无处不在，诸如生活中的耕耘、把帚、教子、知足、安居、畅谈、漫步、沐浴、高卧、晒背皆是。又如，"淡泊名利并非易，内心坦荡却长寿"，古人说"从来名利场，皆是是非地"，只有"淡泊名利"才能"内心坦荡"，久而久之，健康长寿，就会不期而至。

饮食养生。"膳食指南要牢记，粗细搭配莫精细"，记载了饮食的四字口诀："一两鱼一两肉，一个鸡蛋一把豆；一袋奶一斤菜，水果充足防老衰；二两粗三两细，主食搭配要合理；食用油吃半两，食盐六克保健康。"又如，"可以一日无肉吃，不可一日无豆食"，提倡多吃"优质蛋白质的仓库"大豆，对维护蛋白质营养有帮助。

运动养生。"流水不腐动养形，命不由天我做主"，强调"生命在于运动"，"形不动则精不流，精不流则气郁"，诚如《吕氏春秋·上乘》所云"非老不休，非疾不息，非死不舍"，坚持运动可以提高生命的活力。又如，"五禽戏兮华佗创，动作有柔又有刚"，华佗学生夏普数十年坚持练习五禽戏，寿至九十，眼不花，耳不聋，牙齿完好，饮食不减。

药物养生。"汉方养颜品类多，国之瑰宝莫蹉跎"，介绍数种中药养颜方：人参、当归、茯苓、山药、燕窝、燕麦等。又如，"泰山归来话养生，益气养阴说黄精"，言黄精具有补益肺、脾、肾三经的药物，有润肺补脾、滋肾填精、补气养阴的作用，能提高人体免疫水平和血管韧性而起到强体防病的功效。

房室养生。"男子防止性衰老，心情愉快戒烟酒"，提高性事功能并非全靠服用各种动物的"鞭"，戒烟酒和坚持健康的生活方式是重要的养性方式。中医学认为"肾主生殖"，而"护肾之术何其多，足下涌泉是第一"，涌泉是全身的保健穴、长寿穴。通过在涌泉穴按摩、艾灸、点穴、敷药，可以起到很好的补肾保健作用。

本书编写的体例别出心裁，以一年365天为纲，计365篇，有助于读者在茶余饭后，或临睡以前，每天抽几分钟时间看一篇，用最方便、最少的时间获取养生知识，作者真是用心良苦。尤其难能可贵的是文字优美，语言通俗易懂、流畅，雅俗共赏，足见作者的中医学养和文字功力不凡。

德西道兄是余数十年志同道合的挚友，他不仅医学造诣深厚，临床经验丰富，文化修养胜人一筹。读其书，知其人，识其才，一如朴实无华，内涵隽永，令人回味无穷。读后拾得几句感言，与大家分飨。

上海市名中医、上海中医药大学教授　王庆其

再版前言

　　《365 天养生趣谈》面世已有五年。它为读者送去了养生的知识，送去了生活的快乐，同时也送去了"休闲式"的愉悦。

　　近年来，不少读者反映这本书难以买到，不少患者在传递阅读这本书。为了满足读者及患者的渴望，使之能够及时阅读到这本书的内容，有必要再版这本可以在短暂时间阅读一篇的养生读物，这也是出版社对原作者的要求。

　　岁月过去了五年，内容自然应该有所更新。这次再版，重点做了三项工作：一是对全书的文字、标点、段落进行了斟酌修饰；二是对部分文字偏多的篇幅进行了压缩、更正，或修改；三是删除了"内容索引"。通过这样的修正，会使全书内容更加通俗、简练、有趣、实用，并使 365 天的养生内容，保持在每天一页的范围内，这样更适合当今时代"快节奏"生活的需要。

　　本书内容仍以中医药养生知识为主。力求内容充实，语言通俗，方法简练，贴切有效。每天抽出几分钟的时间，就可以获得一份养生知识，它可以使自己的心身更加健康，生活更加愉快，何乐而不为呢！

　　养生有趣味，生活有活力！这就是我们编写这部书的冀望。

毛德西

2020 年 7 月于郑州

前　言

　　近年来，笔者在与患者的接触中，听到最多的是希望医生在治疗疾病的同时，讲解一些养生保健知识。他们不仅要求讲饮食保健，还要求讲一些药物、起居、心理、运动，以及节气、体质等方面的养生知识。他们也讲述了一些自己的养生体会，个别的还会传递一些食疗及单验方。所有这些都促使我重视养生保健知识的积累和宣传。为此，我在诊疗之余，撰写出版了《老中医话说灵丹妙药》和《老中医话说中药养生》等科普书籍，获得读者的好评。为了普及中医药养生保健知识，提高广大群众的自我保健意识，有利于读者在茶余饭后读到简便易行的知识，笔者编写了这本《365 天养生趣谈》。

　　本书以公历为编写顺序，在相应时间注重显示二十四节气及有关农历的传统节日。书中内容包括饮食、药物、体质、经络、节气、心理、起居、房事、佳节、运动、文化等方面的养生知识，其中不乏雅俗共赏的文人轶事、寓言与民间故事。全书以中医药养生知识为主，辅以适量的现代医学保健知识，以通俗的语言、实用的内容、会意的插图奉献给读者。

　　希望读者在茶余饭后，抽出几分钟时间，看一篇养生趣闻，或许能找到适合自己的保健知识。

　　本书从构思、撰稿，后经反复修正，历时三年有余。但在即将付梓的时候，仍感到有不足之处。希望读者诸君阅后提出宝贵意见，以便及时修改、补充，力求臻于更完善、实用。

　　让我们共同享受养生的乐趣吧！

毛德西　河南省中医院·郑州

2015 年 4 月

目 录

1. 1月1日

公元纪年元旦日 请君莫忘健身事

今天是公元纪年1月1日，为"元旦"。

元旦是个合成词。元为年之始，旦为日之晨。元旦即是新年的第一天。《说文解字》曰："（旦）从日见一上。一，地也。"就是说，"旦"字下面的一横代表广袤无垠的地平线，一轮红日从地平线上冉冉升起，放射出灿烂辉煌的光芒，象征着新的纪元开始了。

在我国，元旦起源于原始社会腊祭。传说"三皇五帝"之一的颛顼——高辛氏时，就开始以正月为元，初一为旦。"元旦"一词最早出现于南朝梁人萧子云《介推》乐府诗："四气新元旦，万寿初今朝。"古代没有阳历，元旦大都是在夏历（农历）正月初一。

1949年9月27日，中国人民政治协商会议第一届全体会议通过决议，我国正式使用"公元纪年法"，即我们所说的阳历。为了区别农历与阳历这两个新年，又鉴于农历二十四节气中的"立春"恰在农历新年的前后，因此便把农历正月初一称为"春节"，阳历1月1日定为"元旦"。至此，元旦才成为全国人民的欢乐节日。

欢度元旦是世界各国、各地区的普遍习俗。在我国，还列入了法定假日。元旦是一年的开始，一个国家、一个组织、一个家庭、一个人都会对新一年的工作、经济、生活等做出计划或打算，并努力达成目标。新的一年，在庆祝节日的时候，切莫忘了健身事。健身，对一个人来说，是保障生活、工作正常运转的基础。虽然我们不可能将一年的健身事安排得像账单一样详尽，但完全可以做出粗略计划。例如，在新的一年里，学习或练习哪些健身操？饮食怎样搭配？起居时间有哪些改变？外出旅游安排在什么时间？既得之病怎样治疗？有哪些预防疾病的措施等等。

《中庸》云："凡事预则立，不预则废。"对养生保健之事，有打算与无打算，其结果是不一样的。预先有了打算，来年才能在繁忙的工作、生活中有目的地去进行自身保健。养生之理虽然有点深奥，但做起来却很容易。有了主观能动性，就会主动地挤时间进行锻炼；有了健康的身体，工作、生活才会感到轻松、愉快。

1

2. 1月2日

腹式呼吸并不难　意守丹田固真元

人的呼吸有两种方式，即胸式呼吸与腹式呼吸。

胸式呼吸是指依靠肋间肌的收缩带动胸廓并牵拉肺部所进行的呼吸；腹式呼吸是指以横膈肌的上下运动为主的扩缩胸腔，使肺随之扩缩的呼吸。这两种呼吸方式是互相连接、协调工作的，只是在不同情况下，以某一方式为主、另一方式为辅罢了。

研究认为，胸式呼吸的肺活量小，肺组织利用率低，即肺的下部分肺泡组织活动度小，长期处于闲置状态。这不仅使人的氧气吸入量少，还使部分肺组织易于纤维化，并为细菌生长创造了条件。例如，老年人一旦感受风寒引起肺炎，数天内就会因呼吸衰竭而死亡。

腹式呼吸由于膈肌上下活动范围大，使胸腔容易得到最大的扩张和回缩。研究认为，胸式呼吸1次约5秒钟，吸入空气约500毫升；而腹式呼吸1次10～15秒钟，可吸入空气1000～1500毫升，是胸式呼吸的2～3倍。可见，腹式呼吸能够最大限度地利用肺泡组织进行气体交换，有利于肺组织的健康。

腹式呼吸还可使心脏得到充分扩张，利于心肌供血供氧。由于膈肌和腹壁肌肉的运动及腹腔内压力的变化，腹腔内的脏器得到自然按摩，胃肠道蠕动力加大，增强了胃的排空和小肠吸收功能。腹式呼吸也使大肠蠕动增强，可促进机体废物和肠内毒素的排出，以缓解排便困难。

中医学认为，腹式呼吸的运动方式牵扯到许多穴位，其中最重要的是神阙穴（肚脐）。肚脐是人体先天与后天气机的源头。下腹部诸穴均属于下丹田，是腹内脏器的反应点。练气功要求"气纳丹田"，只有腹式呼吸的帮助，才能达到"气纳丹田"的效果，才能固守元气，也就是肾气、"真气"。如果不会腹式呼吸，"气纳丹田"就不可能达到。

练习腹式呼吸并非不要胸式呼吸，二者时刻都是相辅相成的。我们平时所做的深呼吸，就是二者的最好结合。只要有意识地、科学地运用腹式呼吸，就一定会给你带来健康和长寿。

3．1 月 3 日

八字要诀须心记　简单易行有效率

许多老年人谈起养生时，都会说到养生"八字要诀"。

八字要诀是指龟欲、猴行、童心、蚁食。这是前人总结的养生要言，不少名人就是遵循这八字要诀而健康长寿的。虽仅八字，但真正做起来也不是那么容易的。

一、龟欲

自古以来，人们就把龟作为长寿的象征，故有"龟寿"之称。以此告诫人们不要有太多的欲望，特别是老年人，不可在名利上有过多的要求。前人说的"淡泊名利""恬淡虚无""难得糊涂"等都是让人要净化心灵，远离名利之场。如果整天围着名利转，总有一天会使自己名裂而身败。

二、猴行

猴行是指像猕猴那样多活动。"生命在于运动""流水不腐，户枢不蠹""每天溜个早，保健又防老""天天遛遛弯，吃啥都觉甜"，这些中外名言都是教人要运动起来，如散步、打太极拳、做保健操、快步走、慢跑等，这样使心身都可以得到锻炼。气血流通了，经络活顺了，没有那么多的"垃圾"堆积，生命自然可以长寿。

三、童心

有儿童般的心理，无忧无虑，好动好奇，乐观活泼，思维活跃，这是养神的首要条件。老人有了童心，就会无忧无虑地生活。有的老人把自己封闭起来，陷入闭塞的小天地中，久而久之，就会产生孤独、猜疑、偏见、厌世的心理，从而加速衰老的过程。老年人多交朋友，多接触大自然，多谈一些开心的事，或者多玩、多笑、多聊天，自然心旷神怡，延缓衰老。

四、蚁食

蚁食是指食欲与食量要像蚂蚁一样，每次吃得不多，不偏食，食物要多样，营养才能丰富。老年人节食是健康的前提。60 岁老年人摄入的热量要比青壮年减少20%，70 岁以后要减少30%，所以老年人一定要节食，每日饮食以300～350 克主食为宜，少吃动物脂肪，多吃新鲜蔬菜与水果。如果整日大鱼大肉，顿顿鱼肉满肠，必然会得"三高"症，何以谈及健康！

以上养生八字妙诀，今人将其撰为寿联：

上联：蚁食童心长生善道

下联：猴行龟欲祛病良医

3

4. 1月4日

名医长寿有七因　听我一一说与君

一、饮食有节，以素为主

老中医多喜食五谷杂粮，更爱吃蔬菜、豆类、水果。其食养经验是：不过饱，不过咸，不过甘，不过肥，不偏食；早餐好，中餐饱，晚餐少；宁吃欠，不吃厌等。如清代袁枚所言："多寿只缘餐食少，不饱真是却病方。"

二、起居有序，顺其自然

老中医多随四时而起卧，春夏晚卧早起，秋季早卧早起，冬季早卧晚起。睡眠坚持"先睡心，后睡眼""睡前除杂念，调息入梦多"，以及睡前洗脚、睡前不语、睡前勿食等法。衣着以宽舒合体为宜，并坚持"春捂秋冻"。

三、锻炼身体，持之以恒

多数老中医青年时期就重视锻炼，如习练太极拳、八段锦、五禽戏、易筋经，以及叩齿、咽津、摩足、揉腹、拢耳、穴位按压等法。有的喜静不喜"动"，以自我调息代替肢体运动，即注重内功。不管哪种方法，持之以恒才是关键。

四、神志淡泊，以忍为尚

老中医常能自我解忧除烦，排除不利因素的干扰。有了不顺心的事，多能泰然处之：或回避环境、转移思路；或向人倾诉，聊以自慰；或冷化处理，不走极端。遇到名利之事，从不与人纷争，而是以让为先，以忍为福。

五、乐于奉献，不慕名利

老中医把为病人解除痛苦视为人生最大乐事，"平生最乐乐为医"。他们常说，一看到病人，就会把烦恼忘得一干二净，真是"乐以忘忧，不知老之将至"。他们把金钱看得很轻，认为一个人把物质利益看得过重，就会耗心气、损肝血，何谈长寿？

六、房事节制，勿禁勿纵

对于房事养生，老中医认为青年时不可纵，老年时亦不可禁。具体房事节律虽有"春三、夏六、秋一、冬无"等说法，但具体到个人则难有定数，总以节制房事为原则。

七、防患未然，摄养为生

老中医谙熟"治未病"理念，提倡未病先防、既病防变、病后防复。他们坚信"养生之道在人不在天"，创造多种条件排除疾病的困苦：或习练书画，以养心气；或意守丹田，以涵元阳；或活动肢体，以运血脉；或谈天说地，不泯童心；或坚持食疗，软化血管，等等。

5. 1月5日

小寒保暖护脾胃　饮食有节气不馁

1月5日前后多为农历"小寒"——一年二十四节气中的第二十三个节气。

小寒之后，我国气候进入一年中最寒冷的时段。此时，虽然天气寒冷，但还未达到大冷，所以称为小寒。俗话说："小寒大寒，冷成冰团。"从字面上讲，大寒要较小寒冷，但在气象记录中，小寒却比大寒冷，可以说是一年中最冷的节气。"冷在三九"的"三九"就在小寒节气内。

小寒是脾胃病、心脑血管疾病以及关节病的高发时段。保护脾胃是这个时期的关键。脾胃平安了，气血充足，身体暖和，有了抵抗力，就会减少心脑血管疾病的发生，关节疼痛也会减轻。

保护脾胃最好的方法是多喝粥。在我国民间，小寒时节有吃腊八粥的习惯。我国各地的腊八粥大同小异，多选用黄米、白米、江米、小米、栗子、枣泥、胡桃仁、花生、葡萄干、松子仁等，加上白糖或红糖，做成粥。其性甘温，有调和脾胃、补气养血、祛寒强身、生化气血的作用。

要想养好脾胃，"食饮有节"也是非常重要的。要做到一日三餐定时、定量，早餐好，午餐饱，晚餐少；不暴饮暴食，以素为主，荤素搭配；不偏食，不嗜烟酒。不节制饮食就会发生许多疾病。

三九天，对于患风湿关节疼痛的人，要特别注意保护阳气。在寒冷的小寒时节，每天吃一顿祛寒粥，可助体内阳气，祛除风寒之邪。食疗方是桂枝大米粥：桂枝10克，大米100克，葱白2根，生姜3片，红糖适量。先将桂枝放入锅中，加水煮10分钟左右，取桂枝水加入大米煎煮，粥快煮成时放入葱白、生姜，再煮几分钟即可，加一点红糖以调味。此粥温和脾胃，祛风散寒，有鼓舞阳气的作用。

对于患有心脑血管疾病的人，小寒时节在呵护心阳的同时，要注意适度地做一些户外活动，特别是在阳光下的活动更为重要。上肢、下肢、腰肌都要活动起来，拍打、揉捏、按摩等都会起到温经活血的作用。心胸部位也可轻轻拍打（包括腋窝、肘关节、手指节）。卧位时，可以拍打、揉按脐下关元穴，以促使肾中阳气的温煦和长养。辅助心阳的食品有山药羊肉汤、狗肉附子汤、韭菜馅饺子等；但也不要忘了冬菇、胡萝卜、西红柿等蔬菜，其营养也是非常丰富的。

6. 1月6日

四季洗脚有章法　前贤之言莫忘记

四季怎样洗脚，怎样擦脚，古人积累有一定经验。

一、四季洗脚

关于四季洗脚，古人有一首歌诀："春天洗脚，升阳固托；夏天洗脚，湿邪乃除；秋天洗脚，肺腑润育；冬天洗脚，丹田暖和。"说明洗脚可以疏通经络，促进血液循环。春天洗脚，可使阳气上升，浊气下降；夏天洗脚，可促暑湿排泄，解除心火；秋天洗脚，可使肺腑不燥，少生咳嗽；冬天洗脚，可使元气归藏，精气不泄。前贤的这些养生经验，值得我们借鉴。

洗脚，可以用清水，也可以用药水。温度要适中，不可太烫，但也不要用冷水。水温一般维持在 40～50℃，洗泡时间以 30 分钟为宜。如有足跟骨刺，可以加一些中药，如透骨草、伸筋草、苏木、红花、雪莲花、花椒等，以促进血液循环。将上述药物用细纱布包好、扎紧，放在洗脚盆内，然后倒入烧开的热水浸泡，待水温适宜时，便开始浸泡。如果是感冒，可以在 1000 毫升水中加 15 克盐；高血压病人可以加生姜 50 克；还可以加醋 30 毫升，以起到杀菌、软化血管的作用。如果患有冻疮，可以加小辣椒，以起到活血化瘀的作用。

二、四季擦脚

晚睡前或晨起后，取坐姿于床上，盘腿擦脚心或涌泉穴，左手摩擦右脚，右手摩擦左脚，以擦热为度，微汗为好。人的五脏六腑和神经系统在这里都有反射区和通道，所以摩擦其穴位与反射区，能够增强脏腑功能，疏通气血运行，既能健身，又能治疗神经性疾患。

宋代苏东坡喜欢这种健身法，认为"涌泉穴有上彻顶门"之效。有一次他到好友佛印和尚那里，晚上睡觉前，依样盘腿而坐，摩擦涌泉穴。佛印笑着打趣说："学士打禅坐，默念阿弥陀。想随观音去，家中有老婆。"东坡笑而答道："东坡擦脚心，并非随观音，只为两目明，世事看得清。"这虽然是文人笑谈，但可以看出东坡对健身法的耐心。

7. 1月7日

柔弱养生自古传　老子发挥师者言

老子是一位伟大的哲学家、思想家，生活于春秋末期。他的著作《道德经》传遍全世界，至今还影响着我们的思想、文化、医学、艺术、体育、经济、管理等诸多方面。他在《道德经》第36章讲述了以柔弱胜刚强的道理。说到这里，还要从老子与他的老师谈话说起。

老子有一位知识渊博、对许多疑难问题都有自己独立见解的老师，名字叫常枞。常枞到了晚年，安居在家，不大出门。这一天老子去看望他，师徒二人有一段关于哲学的对话。

常枞问曰："我还有牙齿吗？"老子看了看，说："没有了！"常枞又道："你看，我还有舌头吗？"老子说："有，舌头还在。"常枞又说道："你懂得我的意思吗？"老子思索了一会儿，说："意思是说，刚强的死了，柔弱者还在。"常枞说："你说得很对，是这个意思。"

于是老子在写《道德经》的时候，把老师这段话写了进去。

老子在《道德经》里用牙齿代表刚强，以舌头代表柔弱。刚强的牙齿可能早早地脱落了，而舌头还在柔和地咀嚼着食物。《道德经》第36章中说："柔弱胜刚强。"其他篇章还有"柔之胜刚，弱之胜强"（第78章）；"柔弱者生之徒"（第76章）；"柔弱处上"（第76章）等等。

"柔弱胜刚强"的例子非常普遍。当大风来临的时候，看似刚强的大树连根被拔起，而柔弱的小草却依然如故；水质柔弱，石头坚硬，但水滴石穿的故事人人皆知；蝼蚁柔弱得微不足道，但坚实的大坝却会毁于蚁穴；空气是最为柔弱的，但它可以穿透许多坚硬的东西；人的骨骼是坚硬的，肌肉是柔弱的，但受到伤害的往往是骨骼，肌肉却很少。这样的例子还可以举出许多。

从辩证法来看，看似刚强的物体必有柔弱的一面，看似柔弱的物体必有刚强的一面，这就是刚中有柔，柔中有刚。养生学也是这样。

所以我们在选择养生保健项目的时候，要把"动"与"静"结合起来，做到动中有静，静中有动；刚中有柔，柔中有刚。刚柔相济，才能达到延年益寿的目的。

8. 1月8日

导引之术八段锦　调理脏腑炼骨筋

一、两手托天理三焦

这个动作可增加胸腔的血流量，使上、中、下三焦的脏器都能得到按摩，有利于纠正驼背、塌肩的不良姿势，对防治肩部疾患、预防颈椎病等具有良好效果。

二、左右弯弓射大雕

两手、两臂充分伸展，有利于增强胸肌与背部肌肉的活动，提高手腕关节及指关节的灵活性；可加大肺活量，有利于血液循环；利于矫正驼背与肩内收等毛病。

三、调理脾胃举单手

上举手有利于清气上升，下压手有利于浊气下降。一上一下，升清降浊，可以使脊柱内各椎骨间的大小关节及小肌肉得到锻炼，从而增强脊柱的灵活性与稳定性，达到调理脾胃肝胆经络、预防消化系疾病的作用。

四、五劳七伤往后瞧

头部的运动，可以增强脑部血液循环，使颈椎与颈部肌肉得到锻炼，也可以改善高血压与动脉硬化，有利于防治颈椎病。同时，有助于解除中枢神经系统的疲劳。

五、攒拳怒目增气力

"攒拳怒目"可刺激肝经，使肝血充盈，肝气疏泄，起到强筋健骨的作用。同时十指抓地、双手攒拳，可刺激手足三阴三阳十二经脉的腧穴和督脉，使全身的筋脉受到刺激。长期锻炼，可使全身肌肉结实，气力倍增。

六、两手攀足固肾腰

本法可使腰部肌肉得到延伸与锻炼，有利于下肢的血液循环。同时，对肾、肾上腺、输尿管等器官有良好的牵拉、按摩作用，可改善其功能，刺激其活动。但高血压与脑动脉硬化病人，头部不可垂得太低，以防止局部血液循环障碍。

七、摇头摆尾去心火

心火，即阳热内盛。通过两腿下蹲，摆动尾闾，可以刺激脊柱、督脉；通过摇头，可以刺激大椎，从而达到疏通经络、泄热祛火的作用。此项动作比较轻松，可以消除神经与肌肉紧张，缓解疲劳，使身体得到放松，有利于体力的恢复。

八、背后七颠百病消

脚趾为足三阴、足三阳经脉交汇之处。脚趾抓地，可以刺激足部有关经脉，调节相应脏腑的功能；通过震动筋骨、肌肉和脏腑，可以打通全身的经络、血脉，有利于祛除体内的致病因子，加快正气的恢复。

9. 1月9日

三九进补膏方宜　体质不同方有别

膏方又称滋膏、煎膏，是将中药饮片加水煎煮，去渣浓缩后，加糖或蜂蜜等制成的稠厚半流体状的中药制剂。它具有药物浓度高、体积小、稳定性好、便于携带和服用等特点。

膏方的效用以滋补为主，或补气养血，或滋阴和阳，或镇静安神，或健脾和胃，或补肾生精，或健脑开窍，或疏肝解郁等等，总以纠正体内阴阳失衡为目的，以达到强身健体、延年益寿的功效，是百姓青睐的滋补佳品。

膏方一年四季均可服用，但以秋、冬季节为宜。一般一个冬季为1个疗程。1天2次，每次一调羹（约30克），温开水冲服。初服膏方，可从半量起始，饭后15分钟服用，1周后改为常用量。现介绍几款冬季常用膏方。

1. 十全大补膏

人参、熟地、黄芪各150克，白术、当归、白芍、肉桂各100克，茯苓、炙甘草、川芎各80克，冰糖或蜂蜜适量。按常规法制成膏滋剂。功能温补气血；用于虚劳、贫血、放化疗后身体虚弱等气血两亏证，症见面色苍白、气短乏力、四肢不温、形寒肢冷等。

2. 冬令咳喘膏

党参120克，炙黄芪120克，炒白术120克，熟地120克，山茱萸90克，怀山药120克，麦冬90克，五味子30克，熟附子90克，桂枝30克，茯苓120克，炙甘草30克，胡桃仁60克，白果60克，橘红30克，淡干姜30克，炙麻黄30克，炒苏子30克，炒葶苈子30克，生晒参30克，蛤蚧1对（去头足，研末），阿胶300克（老酒烊化，冲入软膏内），冰糖适量。按常规法制成膏滋剂。功能温肾纳气，健脾化湿，保肺护卫，止咳定喘；主治老年慢性支气管炎、肺气肿、支气管哮喘，属于肾阳虚弱、冬季易发作者。

3. 扶正屏风膏

黄芪600克，炒白术400克，防风240克，菟丝子240克，补骨脂240克，冰糖或蜂蜜适量。按常规法制成膏滋剂。功能补气固表，健脾益肾；主治气虚易患感冒者，症见恶风畏寒、鼻流清涕、腰膝不温、大便稀薄等，亦可用于化疗、放疗后体力虚弱、易患感冒者。

10. 1 月 10 日

饮酒误解有多深 偏嗜成瘾害身心

中国是酒的故乡，我国的酒民和饮酒量在世界上堪称第一。有人统计，我国每年的饮酒量超过了杭州西湖的总水量。饮酒者提起酒来滔滔不绝，能说出酒的许多"好处"。而细细分析，这些"好处"只不过都是自我圆场的说辞而已，当然这也与人们对酒的误解不无关系。

一、"饮酒能活血化瘀，有益健康"

酒能活血化瘀，这种说法自古有之。但这是说一个健康人，少量饮一些药酒，可以活血化瘀，促进血液循环，有益于新陈代谢。它的前提是"健康人""少量"。将活血化瘀作为酒的唯一功效是错误的。世界卫生组织已明确指出："饮酒有益于健康的说法，根本没有严谨的科学根据，根本不存在饮酒有安全量的问题。"提倡饮酒，或说饮酒有一定好处，都是酒业制造商的说辞。我们所看到的是饮酒带来的害处，如饮酒所致的酒精肝、慢性肝炎、肝硬化、肝癌、脑萎缩、老年痴呆、心律失常、胃及十二指肠溃疡等。由于饮酒而带来健康，我们还没有见到。所以说，"饮酒有益于健康"的说法是错误的。

二、"饮酒能杀菌、消毒"

有的人把医院用酒精消毒、杀菌与饮酒等同起来，这是误解。科学实验证明，当酒精的浓度为75%时，才能有较好的消毒、杀菌作用，医院里所用的酒精浓度正是75%。而人们所饮用的白酒浓度是50%～60%，即50～60度，杀菌能力相当弱。况且，人们在饮酒的时候，还要吃菜、喝粥、吃饭、饮水，加上胃液分泌，酒的浓度已经降低了，几乎没有什么消毒、杀菌作用。白酒如此，其他酒就更不用说了。因此，用饮酒的办法来求得消毒、杀菌是没有科学根据的。

三、"饮酒可以提高性功能"

酒是一种兴奋剂，它或有提神效应。有的人由此得出结论，饮酒可以提高性功能，能促进性欲，特别是晚间饮酒。这种认识也是错误的。少数人饮酒后会有性兴奋，但兴奋与抑制是相对的，短暂的兴奋会伤及肾阴与阴精，长期饮酒反而使性欲冷淡，肾精越来越少，甚至精子变形。研究认为，男子酒后行房或女子孕后饮酒，均可使胎儿大脑发育不全，或者导致智障低能。在我国低能儿中，父母嗜酒者占50%，这应当引起饮酒者的警惕！

11. 1月11日

十叟长寿歌流传　养生含义显而见

《十叟长寿歌》是由十位高寿老者自述的养生之道，是流传在民间的养生保健格言，深受百姓的青睐。对此做一分析，其养生意义十分显著。

《十叟长寿歌》道："一叟捋须曰，我勿湎旨酒；二叟笑莞尔，饭后百步走；三叟颔首频，淡泊甘蔬糗；四叟拄木杖，安步当车久；五叟整衣袖，勤劳自动手；六叟运阴阳，太极日月走；七叟摩巨鼻，空气通窗牖；八叟抚赤颊，沐日令颜黝；九叟理短鬓，早起亦早休；十叟轩双眉，坦坦无忧愁。"

《十叟养生歌》分别从饮食、起居、运动、心理等诸方面概述了十位老人各自的养生经验。

一、饮食方面

老者告诫人们，不要沉湎于烟酒之中，不求至精至细之食。嗜酒会导致肝脏与胃的损害，严重者可致肝硬化和消化系统溃疡；过食膏粱肥厚，会引起高血糖、高脂血症和动脉硬化。粗茶淡饭，既能保证多种营养的吸收，又不至于影响脏腑的功能。

二、起居方面

要勤开窗，以保证居室内的空气新鲜与充足；自己身边的事自己来做，如穿衣、做饭、担水、劈柴等，这对保持机体健康有利，也使生活充实，不至于无所事事，空度时光。另外，早起早睡历来是养生家所提倡的一条原则，它有利于新陈代谢。大脑得到充分休息，才能保证正常工作，使机体得到更好的恢复和调整。

三、运动方面

坚持饭后百步走，有利于食物消化，不使脂肪堆积，但要因人而异；气功可以使人体组织器官得到一定的刺激和按摩，防止器官老化；长年行走、以步代车是当前世界最为流行的健身方法；进行日光浴健身，可以促进血液循环，刺激机体的造血功能，促进机体对钙、磷的吸收。紫外线还可以使人体皮肤获得健康的黝黑色，从而使皮肤表皮增厚，增强其抵抗力；其强大的杀菌能力，使病菌在阳光直射下几十分钟即告死亡。

四、心理方面

要善于调整自己的心情，真正做到淡泊名利，宁静致远。古人说："君子坦荡荡，小人长戚戚。"过度的忧愁伤感有害于身心健康。因此，古代养生家告诫人们，面对生活，要乐观开朗，豁达大度，善待人生，善待他人。只有生活在和睦环境中的人才能健康长寿。

12. 1 月 12 日

不治已病治未病　扁鹊长兄最高明

据《鹖冠子·世贤》记载，魏文王问名医扁鹊说："你家兄弟三人，皆精于医术，哪一位本领最高？"扁鹊随口答道："长兄最好，二兄次之，鄙人最差。"文王又问："为何你的名声最高？"扁鹊答道："长兄治病，在疾病没有发作时就去预防，一般人不知道长兄能铲除病因，预防疾病的发生，所以他的名气就没人知道；二兄治病，是在疾病初起之时，一般人只知道他会治轻微的病，所以他的名气只及本乡；而我是治病于疾病严重之时，一般人都看到我在经脉上穿针放血，在皮肤上敷药施术，所以以为我的医术高明，名气因此响遍全国。"

你看，长兄治未病，却名气最小；扁鹊治已病，却名气最大。这就是我国最早反映"治未病"理念的典型事例。对于这种以预防为主的医学思想，在此后的《黄帝内经》中得到了最为充分的体现。《素问·四气调神大论》篇说："圣人不治已病治未病，不治已乱治未乱，此之谓也。夫病已成而后药之，乱已成而后治之，譬犹渴而穿井，斗而铸锥，不亦晚乎！"元代医学家朱丹溪在其《丹溪心法》中专设"不治已病治未病"一章，就"治未病"的理念进行了较为详尽的论述。

"治未病"包括三方面内容，一是未病先防，二是既病防变，三是愈后防复。未病先防是强调通过自身保健，预防疾病的发生，保障人人健康；既病防变是强调早期诊断、早期治疗，及时控制疾病的发展；愈后防复是提醒人们对愈后的重视，特别是愈后的体质恢复尤为重要。

综上所述可以看出，中医学是非常重视养生与保健的。它强调"正气存内，邪不可干""邪之所凑，其气必虚""虚邪贼风，避之有时；恬淡虚无，真气从之，精神内守，病安从来"。在疾病面前，人的抵抗力是首要的，人们只有主动地提高自身的抗病能力，才能有效地预防疾病的发生。那种无病就不重视自身保健，有了病则完全依靠药物作用的行为，实际是处处被动，健康状态会越来越差。

我们提倡全民保健、人人健康，就必须以增强自身体质为前提。这是时代的需要，也是社会进步的标志。

13. 1月13日

岳老妙用资生丸　救治越南领导人

1973年10月底，著名中医学家岳美中先生奉命赴越南为其领导人阮良朋治病。

阮氏患肝炎腹胀，久治不愈。诊见食欲不振，每餐不过1两，嗳气不止，大便稀薄，形体消瘦，脉象缓弱；且对多种药物均有反应，中药禁服之品竟有百余种。岳老认为，该病关键在于脾胃损伤太重，化源不能资生。遂嘱咐停用一切中西药物，拟资生丸一剂，以剪刀将药物剪成粗末，每日煎服三钱（10克左右），煮取两盅，早、晚两次服用。1周后患者嗳气减少，矢气增多，腹胀渐轻。守方月余，饮食大进而痊。

资生丸的"资生"二字出自《周易》："至哉坤元，万物资生，乃顺承天。"是说自然界万物的生命只有顺从"坤元"之气才能资生。而"坤元"之气就出自脾胃的消化功能。

资生丸见于明代缪希雍的《先醒斋医学广笔记》，由人参三两、白术三两、茯苓一两半、陈皮二两、山楂二两、炙甘草五钱、山药一两五钱、黄连三钱、薏苡仁一两半、白扁豆一两半、白豆蔻三钱五分、藿香五钱、莲子肉一两五钱、泽泻三钱半、桔梗五钱、芡实一两五钱、炒麦芽一两组成，是健脾化湿、消食止泻的良药。凡脾胃不和引起的胃脘胀满、不思饮食、恶心呕吐、大便溏薄、面黄肌瘦、神疲乏力、脉象沉细、舌苔白腻等均可服用。这些病多见于慢性胃肠炎、慢性溃疡、胃肠神经官能症，以及久病、大病后身体虚弱，脾胃消化功能难以恢复者。

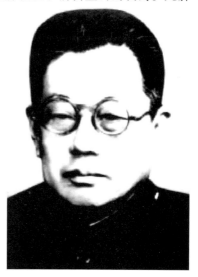

著名中医学家岳美中
（1900—1982年）

湖南慈利县一位下岗职工来信，言及患慢性糜烂性胃炎、慢性乙状结肠炎多年，经多方治疗无效。他从《老年人》杂志上看到笔者所介绍的资生丸文章，便来信咨询，以求良方。依据其所说的症状，遂拟资生丸一方加味。患者服用4个多月，言"腹胀，腹坠，肠鸣，全身乏力，少气懒言，食欲不振，消瘦，大便稀薄"等症已有明显改善。他又将此方介绍给两位患胃肠病的朋友服用，两个月后，病情亦均有明显好转，并特来信叙述治疗经过，以示谢意。

14. 1 月 14 日

四季养生顺自然　勤劳善良寿天年

《素问·上古天真论》中说，古代人"春秋皆度百岁"，其原因首先是"法于阴阳"。何谓"法于阴阳"？就是能顺应一年四季自然界的变化，不违背自然界的规律。在当今社会，就有这样一位顺应自然界变化的百岁老人。

在浙江省武义县白洋街道新金塘村，有一位姓杨的百岁老人，至今还勤劳不息，不但生活自理，而且还能做些农活，如种菜、斩草泥、烧灰等。记者采访她时，只见她精神抖擞地坐在厅堂，穿着整齐，目光有神，头脑清晰地回答记者提出的问题。

杨老太太生于 1911 年 12 月，从小失去父亲，母亲是盲人，下有一弟。她自幼下地干活，养成了吃苦耐劳的精神。1950 年丈夫去世，她独自一人撑起一家重担。现在她四世同堂，有儿孙辈 74 人。谈起她的长寿秘诀，她说：四季养生顺自然，勤劳善良寿自长。

杨老太太生活很有规律，顺应天时不逾矩。春秋早起，夏冬多睡；冬吃萝卜夏吃姜，洗脚上床睡天亮；饭吃八分饱，吃杂吃鲜最重要；调味不过咸，不过油，不过辣，趁热吃；适当喝点酒，可以活筋血；细声说话存真气，成天带笑心底宽；无事别添事，无话别多话；以德护心，以乐护脑。

杨老太太认为"万事莫如为善乐"。对有困难者，她总是伸出援助之手。她为人正直，尊老爱幼，从不计较个人得失。她礼让待人，和蔼对人，见人笑眯眯，早晚问声好。谁家有难事，她都主动地上前帮忙。人们称赞她是"心地善良，热心肠"的老太婆。

杨老太太成天手脚停不住，搬柴、提水、扫地、洗衣等她都抢着干。村里搞环境卫生，她主动去拔草、护花。她说："运动就是健身，走走就是养生，劳动不止才好。"村里老年协会评价她："杨老太太过去是劳动能手，如今百岁仍是闲不住的勤劳好动！"

已经百岁的杨老太太头脑清晰，记性很好，反应灵敏，百年来从未住过医院。她常说："病从口入，环境育人。"她的养生经验概括起来就是"五洁"，即院中洁、屋里洁、床铺洁、身上洁、心里洁。

15．1月15日

饭后是否百步走 还要因人而有异

关于饭后行走是否利于健康，有两种说法：一种是说"饭后百步走，能活九十九"；另一种说法是"要想活到九十九，请你饭后不要走"。这两种互相对立的说法，使人们无所适从。其实饭后走与不走应因人而异，不应一概而论。

从消化功能而言，饭后胃正处于充盈状态，这时必须保证胃肠道有充足的血液供应，以便进行初步的食物消化。若饭后马上外出行走，甚至进行比较剧烈的活动，势必有一部分血液集中到运动系统，这样就会延缓消化液的分泌，阻碍胃的正常生理功能，容易诱发功能性消化不良。

中医学认为，胃主纳谷，脾主运化。进食是"胃主纳谷"阶段；消化是"脾主运化"阶段，两者相辅相成，共同完成消化、吸收、敷布气血精华的作用。"饭后百步走"对"脾主运化"并非有利。也就是说，"饭后百步走"并不适宜所有的人，只适宜那些平时活动少、整日伏案工作、脾的运化功能较差的人，以及形体肥胖者。这些人如果饭后散步30分钟左右，有助于胃肠道的蠕动，有助于胃肠消化液的分泌和食物的消化吸收，但应在饭后20分钟才可以外出行走，不可一吃完饭就外出散步。

提倡"饭后不要走"也不是没有道理。有些人饭后是不能走的，如体质虚弱、患有慢性胃溃疡或胃肠术后的病人，尤其是患有胃下垂的人。因为饭后胃液充盈，此时若进行直立性活动，就会增加胃肠负担，引起或加重胃下垂。特别是老年人，消化功能比较弱，如果饭后散步会使胃肠道血液供应不足，加重或诱发消化不良。

患有高血压或心脑血管病的老年人，更不宜饭后散步，否则会使胃肠道血流加快，而脑部的血流相应减少，从而加重心脑疾患。

16. 1月16日

感冒不用药物治 方法简单却有效

据统计，成年人一年中平均患感冒 5 次。医生建议，一般感冒最好不要用药物治疗，因为感冒是人体清除垃圾的自然过程。我们可以采取一些非药物疗法，同样能取得良好效果。

一、吸热气

英国皇家全科医生主席史蒂夫·菲尔德说："普通感冒多伴有打喷嚏、流鼻涕等症状。减轻的最好办法是保持鼻腔干燥。吸热气的效果不错。"方法是：将开水浸泡的毛巾放在头上，吸热气。如果再滴上几滴植物油，比如桉叶油，症状会减轻许多。也可以冲一个热水澡，或坐在蒸气房间，这对治疗儿童或老人感冒效果特别好。

二、喝热饮

一项研究发现，喝热果汁，对鼻腔气流、普通感冒、流感症状的积极效果非常满意。喝一些带有苦味的热饮也特别有效，也可以喝一些热茶。鸡汤的某些成分有抗病毒和消炎作用，可在一定程度上缓解感冒症状，可作为感冒的营养汤汁。

三、多休息

伦敦一位科学家说："要听身体的话，因为只有睡眠才能让人体得到修复。"又说："只要引发炎症的病毒存在，任何轻微活动都是有害的。"感冒时活动对消除症状不利，甚至会反复受到病毒的侵害，引发其他疾病。

四、多喝水

感冒后体内会缺水，多喝水有利于解热，也有利于恢复体力。有的人感冒了喜喝含糖的饮料，这对补充体内水分无益。喝水以凉白开为好，少量多次为宜，不建议一次饮大量的水，以免引起水中毒。

五、擤鼻子

经常擤鼻子比较好，这样黏液就不容易因为打喷嚏进入脑内。擤鼻子的方法是：按住一个鼻孔擤另一个鼻孔，这样鼻孔内的黏液就容易得到清理。

六、勤漱口

漱口可以缓解咽喉痛。方法是：在热水中加一点盐，每天漱口 4 次，要仰起头来漱口，这样效果更好。

17. 1 月 17 日

小女棒打一老翁　原来不服长寿药

相传很久以前，有一位年轻女子手举木棒在路上追打一位老人。许多人围观过来，责备这位年轻女子道："你这么年轻，为何要追打老人？"有人还严厉地数落她："你是他什么人？这样狠心地追打他！"女子见众人围观，便放下手中木棒道："他既不是我的长辈，也不是我的丈夫，他是我的儿子！"围观者惊讶地问："你青丝黑发，他已经白发苍苍，弯腰驼背，怎么会是你的孩子呢？"女子道："我已经100多岁了，天天服用祖传的药丸，所以越活越年轻。可是我这个儿子就是不听话，不服祖传的药丸，70多岁了，老态龙钟，须发早白，你说我能不生气吗？我追打他，就是想叫他服用这种药丸。"只见那女子面无皱纹，白中透红，步履矫健，年龄也就三十左右。再看那位老人，两目无神，满脸皱纹。

众人听罢方才醒悟，纷纷要求服用这种药丸。年轻女子毫不吝啬，将祖传药丸分于众人。众人服用后，果然效果不凡。有人将这种药丸叫"仙姑打老儿丸"，有人叫"神仙训儿丸"，还有人叫"不老还仙丹"。到了明代，张介宾将该方收载于《景岳全书》中，名谓"打老儿丸"。明末中原名医郭敬海服用此药，寿至103岁，被人们称为"长生不老人"。

那么打老儿丸是什么药呢？这在《景岳全书》"古方补阵"中有明确记载。其由15味中药组成，即熟地、山药、牛膝、巴戟天、楮实子、石菖蒲、枸杞、远志、茯苓、杜仲、山萸肉、小茴香、续断、肉苁蓉、五味子。上药按一定比例，制成水丸或蜜丸，如梧桐子大，每服五六十丸，午前临睡时服下。此方中熟地、山药、山萸肉补益肾精；辅以枸杞、五味子补肾敛精；巴戟天、杜仲、肉苁蓉、续断补助元阳，强壮筋骨；更以牛膝入肝肾，壮筋骨，利腰膝；远志、茯苓宁心安神，神安则精藏而不泄；石菖蒲开心解郁，可使神清气爽；楮实子健脾益气；小茴香理气和胃。诸药合用，具有滋阴扶阳、补肾健脾、强壮筋骨的作用。可用于身体虚弱、精神不振、不欲饮食、阳事不举、腰膝酸软、两脚冷麻、小便频数诸症。只是有实热者不宜服用。

18. 1月18日

"治未病"不可盲从　三个理念要认清

"治未病"是中医学的预防学，它包括"未病先防，已病早治，既病防变，病后防复"等内容。综合中医"治未病"的内容，分析其具体方法的内涵，可以触摸到它的基本理念是："天人相应"观、"形神合一"观和"动态平衡"观。

一、"天人相应"观

"天人相应"（即"天人合一"）的观点早在春秋时期已经形成。《素问·四气调神大论》云："夫四时阴阳者，万物之根本也。所以圣人春夏养阳，秋冬养阴，以从其根，故与万物浮沉于生长之门；逆其根则伐其本，坏其真矣。故阴阳四时者，万物之终始也，死生之本也。逆之则灾害生，从之则灾害不起，是谓得道。"这是告诉人们，四时阴阳的变化乃是自然界万物发生、成长、壮大、衰老、死亡的根本原因。违背四时阴阳变化的规律，就会出现异常灾害，人类就会发生疾病。《素问》还指出，一天之内阴阳的变化也有一定规律，即早晨阳气初生，日中阳气至盛，日西阳气渐衰，夜半阴尽阳生。疾病也会随着这种变化呈现出"旦慧、昼安、夕加、夜甚"的特点。

二、"形神合一"观

《黄帝内经》指出，只有"形与神俱"，才能"尽终其天年，度百岁乃去"。怎样才能使"形神合一"呢？这就要求把养精与调神有机地结合起来。精是构成形体的物质基础，人体脏腑经络的功能均赖精所化生的"气"而发挥能动作用，故常精气并称；精气充足则能养"神"，"神"则能统率精气的生成和敷布，使形体能发挥正常的生理功能。所以，"治未病"必须把形体锻炼与心理修养结合起来，懂得健康的真正含义。

三、动态平衡观

"治未病"的直接效应是机体达到动态平衡，即阴阳平衡、气血平衡和脏腑功能的相对平衡，以适应自然环境、社会环境与生活和工作的需要，正如《黄帝内经》所言："谨察阴阳所在而调之，以平为期。"阴阳平衡是机体健康长寿的前提，滋阴以和阳、扶阳以和阴是维持阴阳平衡的两大原则。但在疾病因素干扰情况下，祛邪也是维持阴阳平衡的积极措施，医生的职责则是"救其萌芽"。正如张仲景在《金匮要略》中所说："若人能养慎，不令邪风干忤经络；适中经络，未流传脏腑，即医治之。"这是"上工治未病"的具体步骤。

19. 1月19日

佛祖修行身羸弱　腊八吃粥布众生

每年农历十二月初八，即腊月初八，俗称"腊八"。

提起"腊八"，还要从释迦牟尼说起。

佛教的创始者释迦牟尼，原本是古印度北部迦毗罗卫国（今尼泊尔境内）净饭王的儿子。他见世间众生罹受生老病死等痛苦的折磨，又不满当时婆罗门的神权统治，便放弃王位，出家修道。初无收获，后经6年的苦行修炼，于腊月初八这一天，在菩提树下悟道成功。这样，"腊八"就成了"佛祖成道纪念日"。

传说佛祖修道成功后，身心非常疲惫。他想到河中沐浴，清醒一下头脑，谁知沐浴后身体羸弱，无力爬回岸上。这时牧女苏耶妲将他拉上岸，并给他一碗用米、粟等熬成的粥。佛祖吃后精力充沛，来到菩提树下幡然觉悟。佛门弟子将粥视为救苦之良药，每年腊月初八，在寺庙熬粥供佛，并向世人布施。这样腊八粥就成了"佛粥""福寿粥""福德粥"。东汉初期，佛教传入我国，"腊八"这一天，寺院熬粥供佛，谓之"腊八粥"。

至于"腊八粥"的起源，在我国民间还有许多传说，最广为流传的是明太祖朱元璋吃腊八粥的故事。传说朱元璋家境贫寒，自幼给地主老财放牛。有一次他挖到一个老鼠洞，发现洞里有许多杂粮，有大米、豆子、粟米、珍珠米、红枣等。朱元璋支起火来，煮了一锅香喷喷的粥。他觉得这顿粥的滋味比什么都香。后来他做了皇帝，就叫御膳房用杂粮熬了一锅甜粥，这一天正好是腊月初八，所以就叫"腊八粥"。

今天人们所食的"腊八粥"，多以糯米、赤小豆、红枣、桂圆、莲子、花生、白果、松子、胡萝卜等为原料，具有健脾、开胃、补气、益肾的功效，成为"腊八节"的必备保健食品。

旧时吃"腊八粥"是为了驱鬼邪，逐瘟疫，庆丰收，讨吉利。有的地方还将腊八粥涂到果树上，以期果树茂盛。俗语云："大树小树吃腊八，来年多结大疙瘩。"还有的地方不但大人、小孩吃"腊八粥"，就连猫儿、狗儿也吃，求其无灾无疾，平安无事。"腊八粥，喝几天，哩哩啦啦二十三。"现在腊八粥不仅仅是在腊月吃，将其做成方便食品，不仅保存的时间长，而且不变味，一年四季都可以吃到。

20. 1 月 20 日

大寒时节护阳气　金匮肾气丸相当

大寒多在农历十二月上旬，是二十四节气中第二十四个节气。

大寒天气冷至极，故名大寒。大寒为一年中最后一个节气，正处于四九和五九之间，我国长江流域一带平均气温在零下 2~4℃，最低气温在零下 15℃左右。

大寒时节，天气寒冷有雪。黄河中下游，大寒前后能下三场大雪，这对来年丰收非常重要。"麦盖三层被，能枕馍馍睡"。如果大寒时节，天气不寒反转温，出现"冬温"现象，不但会影响来年的收成，还会使人和牲畜发生多种疾病。所以民间谚语说："大寒不寒，人马不安。"而预防寒冷的方法是："大寒大寒，防风御寒，早喝黄芪人参酒，晚服金匮肾气丸。"

大寒时节，预防旧病的发作，要从以下几方面着手。

一、加强防寒保暖

患有肺气肿、慢性支气管炎、支气管哮喘、冠心病的人，要注意头暖、背暖、足暖。俗话说："寒从脚下起。""冬季带个帽，胜似穿棉袄。""背部暖，全身安。"冬季应穿松软、纯棉、轻便的保暖衣服，防止寒从外入，引起血管痉挛，发生意外。每遇大风、寒流来临，老年人要减少外出，室内也要加热保温。

二、坚持体育锻炼

冬季锻炼，要注意保护"阳气"，使阳气闭藏于内，不至外泄。老年人以散步、打太极拳、做保健操为宜。有的老年人很早就出门，大地昏蒙，空气中微尘还未散去，就匆匆外出，这时是不适宜锻炼的，最好在太阳出来后再外出。如果锻炼时间不够，可以在晚上补，但一天以不超过 1 个小时为宜。

三、重视调节饮食

冬季饮食应温肾补阳。多吃富含蛋白质食物，如蛋、鱼、肉、奶、豆类等。补充维生素，多吃胡萝卜、芹菜、韭菜、菠菜、包菜、豆芽等新鲜蔬菜，以及新鲜水果。多喝热汤、菜汤，以滋补内脏，以利于祛寒保温，增强体质。但要少吃油炸、烧烤类食品。

四、注意阴精保护

"秋冬养阴"，在注意保护阳气的同时，也要谨防阴精的损耗。中老年人要节制房事，还可以服用一些滋补阴精的中药，如地黄丸类中成药。其中金匮肾气丸最为合适，它既补阳气，又滋补阴精，可谓一举两得。

21、 1月21日

小儿厌食莫烦恼　请用饮食悉心调

小儿厌食症在临床上并不少见，这些小儿的父母总是希望用药物予以改善，其实食物是最好的选择。

厌食的小儿多有挑食的毛病，其中以不吃蔬菜、水果、豆制品、鸡蛋为多见。其实这些食物正是儿童生长发育的必需营养品。其中蛋白质、维生素以及微量元素含量都比较高。家长在烹调这些食物时，应注意色、香、味的互相调配，使小儿喜欢、爱吃，且容易消化。例如鸡蛋黄玉米粥、山药红枣粳米粥、胡萝卜泥蒸蛋糕、青菜炒肉末、鸡蛋素水饺、柠檬汁牛奶等。尽量不要让小儿吃腌菜、泡饭、烧烤食品。

小儿饮食应当多样化。动物食品偏酸性，如鱼、肉、禽、蛋类；植物食品偏碱性，如蔬菜、水果、豆类，以及牛奶等。这两种食物要互相搭配，不可有偏嗜，或不吃其中哪一类。

许多家长喜欢给自己的孩子吃蛋糕、巧克力，喝饮料，这些食品应尽量少吃，如果吃得多了，就会引起消化不良，食欲低下，久之就会形成厌食症。有的家长对孩子过于溺爱，孩子想吃什么就买什么，这是非常有害的，不是长成胖墩儿，就是消瘦不长，这样的小儿并不少见。

小儿厌食属于中医脾虚范畴，由于脾虚不能运化，致使胃呆不纳，食欲减退。因此对于小儿厌食症应健脾和胃，食疗应当是首选。

一、山药粳米粥

山药60克，粳米50克，煮粥食用，可少加红糖调味。每日1次，连用10～15天。

二、鸡内金焦饼

白面250克，鸡内金25克。将鸡内金研末，掺入白面中，和匀，加入适量水，烙成焦饼。以上用量，可供1个小儿吃7天。

三、茯苓芋头白面粥

茯苓30克，芋头15克，白面50克。茯苓研粉，芋头切片，先将芋头水煮片刻，加入茯苓粉，搅拌均匀，打入和好的面糊，煮片刻即成。

四、萝卜粳米粥

新鲜青萝卜，切成薄片，捣取汁100毫升，与粳米100克加水煮粥，温服。对小儿便秘比较适宜。

另外，中成药健脾资生丸、参苓白术散、香砂六君子丸、保和丸、大山楂丸、健胃消食片等，都是治疗小儿厌食症的良药，在医生指导下服用，多可获良效。

22. 1月22日

美味可口小坚果 滋补疗疾是良品

逢年过节，亲朋好友聚会时，总喜欢吃一些小坚果，诸如葵花子、西瓜子、南瓜子、花生、胡桃仁、松子、榛子等。这些小坚果虽不起眼，但在古代却被誉为滋补良品。

一、葵花子

有平肝祛风、清热利湿、益气消滞与驱蛲虫的作用。所含不饱和脂肪酸、维生素 E 丰富，可促进细胞再生，润肤抗衰，其中维生素 B_6 居食物之首。可防治高脂血症、血管硬化、脑血栓形成，有增强性功能的作用。

二、西瓜子

能清肺止咳，祛浊化痰，润肠通便。含有人体所需要的多种营养物质，其中蛋白质含量高达30%，可与大豆媲美。取西瓜子仁30克，捣烂加蜂蜜拌匀，加水炖半小时服用，连用数周，适用于产后、体虚和老年人的肠燥便秘。

三、南瓜子

能健脾益气，通下乳汁，润肤驱虫。含多种维生素、脂油、胡萝卜素，以及南瓜子氨酸，主要用于营养不良、脾虚水肿、咳嗽咽痛、百日咳等。南瓜子60克（炒熟），去壳吃仁，每日3次，可治疗百日咳。每天吃一把炒熟的南瓜子，可治疗前列腺肥大，并有预防前列腺癌的作用。

四、花生

可润肺止咳，润肠通便，止血通乳。所含蛋白质能降低胆固醇，防止动脉硬化；花生衣可缩短凝血时间，促进骨髓制造血小板。花生仁用醋浸泡1周，每日早、晚嚼食10粒，连续服用，可治疗高血压。

五、胡桃仁

具有补肾固精、温肺定喘、健胃养神、益血润肠的作用。其营养价值是鸡蛋的5倍、牛奶的9倍。胡桃仁2枚，生姜1片，每晚睡前放在口中慢慢嚼咽，可治疗肾虚所致的阳痿、遗精。

六、松子

味甘而性温，能滋补五脏，益气养血。取大米煮粥加松子仁，调入白糖少许，食用，可治疗噎嗝反胃。取松子仁、黑芝麻、枸杞子、杭菊花各10克，水煎服，每日1剂，可治疗肝肾不足而致的头晕眼花、耳鸣健忘。

七、榛子

味甘性平，能补气养胃，健脾明目，涩肠止泻，驱虫。炒熟食用，能增进食欲，益肝明目。取榛子仁30克，空腹嚼食，可治小儿蛔虫、蛲虫。

23、 1月23日

世上没有醒酒药　亡羊补牢也是方

小汪是一位年轻人，成天在外边跑业务，与人接触也多，有喝酒的嗜好。有个感冒发热什么的，常来门诊求治。这一天，他又来就诊。与过去不一样，这次是头痛脑胀。我看他脸红扑扑的，问他是否又喝酒了。他说："是！喝多了，一夜没有睡好觉。"我为他把脉开方，他却断断续续地说："有什么解酒药给我开一点。"我说："世上没有解酒药，只有醒酒方，缓解缓解症状！"接着我给他讲了醒酒的小偏方。

所谓醒酒方，不过是亡羊补牢的办法。醒酒的作用是保护胃黏膜，使体内代谢加快，从而减轻喝酒引起的头痛、呕吐、胸中懊恼等症状。

一、护胃防呕方

金石斛10克，淡竹叶10克，生姜6克。水煎取液，慢慢饮用。本品具有清热护胃、防止呕吐的作用。

二、清解头痛方

葛根15克，葛花15克，生甘草6克，水煎服。本品具有缓解血管痉挛、解除头痛头晕的作用。

三、和解胃痞方

苏叶10克（后下），黄连6克，砂仁皮5克，生姜5克。水煎取液，频频饮用。本品具有缓和胃痉挛、止痛止酸的作用。

四、养阴凉血方

绿豆50克，莲子心5克。水煎，代茶饮。本品具有清心解毒、除烦镇静的作用。

五、养胃阴汁

酒后喝一些果汁，有利于缓解酒精对胃黏膜的刺激。如苹果汁、梨汁、猕猴桃汁等，以鲜榨果汁为好。

有的人醉酒后，大量喝浓茶或醋，以图解酒。殊不知，浓茶是兴奋剂，对缓解醉酒不利；醋是收敛剂，对保护胃黏膜反而有害。真正感到口渴时，不如喝一些白开水。

酒精对肝脏损害最大，过量饮酒首先伤的是肝，且因酒精过量引起的肝硬化是难以逆转的。希望那些嗜酒的人，首先要戒酒或少量饮酒（每天不超过50毫升），这是防止醉酒的根本方法。

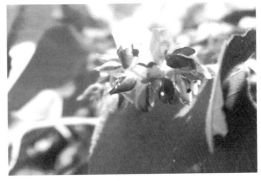

葛花

24 1月24日

薏米芡实赤小豆　健脾补肾抗肿瘤

利用药物预防肿瘤，这是人们美好的愿望，但至今还没有找到这类药物。倒是膳食预防比较实用，也较为简便。今天介绍三种大家所熟悉的药食两用食物，即薏米、芡实、赤小豆，让大家在品尝美味之时获得抗肿瘤的效果。

一、薏米

薏米即薏苡仁，有的地方叫米仁、药玉米。它性味甘淡而平，有健脾益肺补肾的作用，又是清热利湿的佳品。研究发现，薏米含有抗癌成分。对于肺癌病人，可以将薏米与猪肺或羊肺同煮食用。接受化疗或放疗的病人，常干咳、口干咽燥，可取薏米、麦冬，同煮当茶饮之。胃癌手术后会出现腹泻，可取薏米熬粥，加5枚大枣（不吃枣皮）同煮最好。肠癌病人出现大便脓血，可用薏米与山楂加点大米，同煮成粥。子宫癌患者可用薏米、山药与糯米煮粥。凡肿瘤出现下肢浮肿者，可用薏米、赤小豆、冬瓜皮与糯米同煮成粥。

二、芡实

芡实又名鸡头米、鸡头实、雁头等。其味甘涩，性平，可补肾健脾。凡肿瘤病人出现腹泻，或赤白带下，夜尿增多，可用芡实与大米同煮成粥，具有健脾补肾、止泻固带的作用。肿瘤病人身体虚弱，可仿苏东坡父子食芡实的方法：将芡实煮熟，一枚一枚地细细嚼咽，每天10~20粒，每次4~5粒，持之以恒，长年不辍。患神经痛、头痛、关节痛、腰腿痛等的肿瘤病人，用芡实与瘦肉同煮，对解除病痛有很大益处。还可取芡实60克，加入适量红糖熬成汤，具有易消化、营养高的特点，能调补气血，健胃补脾，对体虚的产妇、贫血者有良好疗效。

三、赤小豆

赤小豆是大家所熟悉的常用食品，具有淡渗利湿、解毒消肿的作用。肝硬化及肝癌病人常出现腹水，赤小豆炖鲤鱼就是一个很好的食疗方。取鲤鱼（或鲫鱼）一尾，去其内脏，将赤小豆装入鱼腹内，炖煮熟后，鱼、赤小豆、鱼汤一同食之。

若是下肢浮肿，可取赤小豆50克，冬瓜500克。将上两味加水两碗，煮沸20分钟即可。少加盐，每日服用2次，食瓜喝汤。此汤利小便，消水肿，解热毒。经常食用此粥，还可利湿减肥。食用此粥不宜加盐，否则其利湿作用就难以发挥。

25. 1月25日

睡眠不好心苦恼 不用安定用食疗

一个健康人，按每天睡8个小时计算，一生中有1/3的时间是在睡眠中度过的。可见，睡眠对于人的健康是多么重要。现在由于工作、生活节奏的加快，失眠的人越来越多。安定虽然有镇静安眠的作用，但副作用多。不如用一些食疗的方法，效果虽慢，但安全可靠。

一、莲子

莲子的养心安神作用比较突出。对于脾胃虚弱，如见大便溏薄、妇女白带较多、身体困倦之人，可用莲子（去心）、芡实各100克，加适量糯米，煮粥食用。如是心火偏盛、烦热失眠者，可用莲子心30粒，泡茶饮之。

二、小米

小米是少数几种显碱性的谷物之一，很易消化，并能调节血液胆固醇水平和保持骨骼健康。中医学认为，小米能安和胃气，因胃气不和引起的睡眠不安，可用小米15克，制半夏6克，水煎，睡前服下。

三、桂圆

桂圆又名龙眼、元肉，具有养心健脾、补气养血的作用。凡心脾虚弱、气血不足、白天心神不宁、夜间失眠健忘者，可用桂圆10颗，酸枣仁10克，生甘草3克，水煎，临睡前服。

四、牛奶

牛奶是治疗失眠的理想食物。临睡前喝上一杯，能起到安眠的效果。但喝牛奶的时候要慢慢喝，不要大口大口地喝，以免引起消化不良。

五、大枣

大枣具有益心润肺、养血安神、益智健脑的作用。神经衰弱者，可用大枣10枚（切片），小麦15克，甘草5克，水煎后，加入白糖少许，临睡前服下，有很好的安眠效果。

六、胡桃仁

胡桃仁中86%的脂肪为不饱和脂肪酸，对动脉硬化、高血压和冠心病人有益，具有温肺定喘、改善记忆力、延缓衰老、润泽皮肤的作用。神经衰弱的人，可用胡桃仁与黑芝麻等量，制成丸药，每丸10克，1日2次，1次1丸，白开水送服。

26. 1 月 26 日

幸福跟着健康走　财多并非是幸福

什么是幸福?《现代汉语词典》的解释是:使人心情舒畅的境遇和生活。用老百姓的话说,幸福就是身体倍棒,心里舒坦,家庭和睦,富不傲慢,穷不悲观。你看,幸福不是吃得好、穿得好,而是身体健康和心理平衡。

有钱就是幸福吗?《健康报》在 2011 年 2 月 9 日第 7 版刊登了一则真实的故事,说的是一位患癌症的病人,对去看他的朋友说:"老弟呀,你看我一生拼搏,有了千万家产,在别人看来一定很幸福吧。可是钱能治好绝症,挽回生命吗?不能,钱对我来说就是一堆废纸。珍惜健康的身体吧,这才是最大的幸福。"

社会上流传一种说法,若用数字来表示健康与财富、地位、功名,那么健康是 1,其他是 0,有了健康,那是 1000;如果没有了健康,财富再多,地位再高,功名再大,失去了基数 1,那就只剩 0 了。也就是说,没有了健康,钱就是一堆废纸,地位就是空设,功名也成了空中楼阁。

有的人,文化程度不高,家里也没有什么值钱的东西,但生活得很幸福,因为他们能坦然面对现实。他们日出而作,日落而息,吃自己种的五谷杂粮、蔬菜水果,不怕雨淋,不怕日晒,没有那么多的奢望,盼的就是孩子长大,有书读,有工作,虽然很忙碌,却总是乐乐呵呵、健健康康的。

有的人,患上了疑难杂症,身心十分痛苦,但他们明白生死规律是不可抗拒的,疾病可能会走向死亡,但也会化险为夷,走向好转。他们能面对疾病的缠绕,信任医生的安排,积极配合治疗,不悲观,不消沉。经过治疗和护理,奇迹出现了,病魔退却了,痛苦消失了,他们获得了幸福,这种幸福要比万贯家财的价值更高。

幸福的钥匙就掌握在自己的手中。作家们可以撰写出许多种幸福,但健康是第一位的。而健康的前提是心理平衡,"淡泊明志,宁静致远""问君何能尔,心远地自偏"。这是前人有关心存高远而不慕名利的经典语句。前人能做到,今人更能做到。有人将健康概括为三个内容,即心理平衡、合理饮食和适度运动,而且将其比喻成"铁三角"。心理平衡是一角,在最上面,起主导地位,其他两个在下面。如果没有心理平衡起主导作用,其他两个"角"也就不存在了。这个比喻比较恰当,也符合生活实际。

由此看来,健康与幸福是密不可分的。心理健康占主导地位,它虽然是无形的,却蕴藏着巨大的能量,可以帮助你战胜病魔,克服种种困难,获得的是幸福与快乐!

27． 1 月 27 日

能吃药就不打针　能打针就不输液

有人说，我国是用抗生素大国，是输液大国，一点儿不错。我国抗生素每年产量合计 14.7 万吨，其中 2.47 万吨用于出口；所有药品销售的前 10 位，抗生素几乎占据半壁江山。而我国的药物不良反应中有 1/3 是抗生素引起的，因此而死亡的人数每年超过 8 万。一半左右的耳聋患者是由抗生素造成的，常见的如庆大霉素等。滥用抗生素还会造成人体损害，导致过敏性休克，影响肝肾功能，引起再生障碍性贫血。

抗生素的毒副作用那么明显，为何国人喜欢用呢？理由是方便、快捷、起效快；价格嘛，肯定比中药贵得多。国内有位厅长夫人，在英国旅游时突然发热，诊为"病毒感染"。在这位夫人的要求下，医生为其静脉滴注了葡萄糖和生理盐水，但拒绝注射抗生素。这位夫人一气之下立即回国，在联合使用两种最新一代抗生素 3 天后，热终于退了。她发自内心地说："还是我国医生水平高。"如此盲目地信赖抗生素，是该反省的时候了。

在美国，孩子得了感冒，高热不退，咽喉红肿，医生一般先测一下咽部分泌物，看看是否为扁桃体炎。如果排除了扁桃体炎，再检查一下耳朵，看看是不是中耳炎。如果耳朵也没有问题，再听听肺部，看看是不是肺炎。如果肺部也没有问题，就会断定是病毒性感冒，抗生素是绝对不会轻易给的。如果家长坚持要用，那好，请家长签字，要写上"后果自负"之类的话。怎么治疗呢？还是多喝水，多休息。

"能吃药最好不打针，能打针最好不输液"，这是世界卫生组织提倡的用药原则。从口服药到打针到输液，对人体的危害是递增的。感冒分普通感冒和流行性感冒，90% 以上的感冒是由病毒引起的。而抗生素是用来对付细菌的，对病毒没有作用。在我国广大农村地区，不管是感冒、咳嗽还是拉肚子，一律用"三素一汤"，就是抗生素、激素、维生素加一瓶葡萄糖注射液，这在城市也可以见到。事实上，轻度感冒不用药也会好，多喝水，多休息即可。而用抗生素多了，抗病能力就会下降，感冒的概率更大。

那么，患了感冒用什么药好呢？中草药最好！治疗热感冒最好的中成药是桑菊感冒片与银翘解毒丸（或羚翘解毒丸）；用于暑湿感冒的有藿香正气丸、清暑益气丸等，还有柴胡饮、双黄连、清热解毒冲剂、板蓝根冲剂、清开灵口服液等。患了感冒发热，有点怕冷，咳嗽，咽痛，口干，舌苔发黄，脉搏快，这就是热感冒，服一些中药肯定能好。这些药几乎没有副作用和毒性。门诊上见到许多人，患感冒打了几天针不好，最后还是来找中医把脉治疗。

28. 1月28日

人之寿命是几何 一百二十为上限

人的寿命时限是多少？这是古今中外有关生命科学研究的主要课题。

为了长生不老，乃至不死，中国的、外国的皇帝、国王想尽了一切办法。炼丹术、辟谷术、房中术、求仙术、功法术等等，但结果没有一个人能逃脱死亡的规律。中外书籍也记载了不少长寿人的故事，说有的人活到了几百岁、上千岁。据《太平广记》"神仙"条下记载，有名有姓的就有活到700岁的。其实这只是个传说，但活到一百多岁的人却不在少数。

人们不禁要问，人到底能活多少岁？答曰：天年。

在中医学最早的经典著作《黄帝内经·灵枢》里有一篇名曰"天年"。所谓"天年"就是讲一个人应该活到的年龄。篇中说："百岁，五脏皆虚，神气皆去，形骸独居而终矣。"可见，"天年"就是"百岁"。《黄帝内经·素问》开篇写道："余闻上古之人，春秋皆度百岁，而动作不衰。"这里说的"百岁"就是120岁的概数。儒教经典之一的《尚书·洪范》中说："上寿，百二十岁也。"120岁就是人类生命的上限。

当代科学家研究发现，人体细胞分裂的极限为50次，分裂周期是2.4年，人类自然寿命＝细胞分裂次数×细胞分裂周期。这样算下来，人类自然寿命＝50×2.4，结果是120年。

其实120岁这个数字，在《易经》中就有了。《易经》共有六十四卦，除了乾坤两卦是两套生命独立存在的状态外，其余的六十二卦都是复卦。就是说，每一卦都由上下两卦组成。这样六十二卦实际上是由124个单卦组成的。如果每一个单卦象征一岁，六十二卦合起来就是124岁。而每一卦都由六爻组成。六爻代表着生命过程中的每一个自然阶段，即孕期、婴儿、少年、青年、中年、老年。每一个卦就是生命周期中的一年，这样算起来，人的生命极限应当是124岁了。如果养生得当，还会活到"九宫八卦"之数，即128岁。

120岁的上限，不但在中国古代经典中有记载，古印度、古埃及、古巴比伦的早期文明中也有这种说法。如《圣经》中说："人类既然属于肉体，我的灵魂就不能永远住在他们里面，他们的寿命只能到120多岁。"

知道了人的生命上限，即120岁，或128岁，我们就会正确对待人生，就不会在生命的旅途中迷失方向，也就不会再相信那些"长生不老"药的骗局。

29.　1 月 29 日

悦色润肤话美容　取来中药显奇功

日前，许多国家都在研究中药的美容作用。结果发现，人参、当归、芦荟等数十种中药具有美容作用。将其制成雪花膏、冷霜、蜜液、香波、发油、发乳、花露水、香水等不同剂型，颇受年轻人的青睐。中药美容在古代中医药书籍中就有记载，这里介绍几款用于美容的中药。

一、当归鲤鱼汤

当归 15 克，白芷 15 克，黄芪 15 克，枸杞子 10 克，大枣 5 枚（去核），鲤鱼 1 条（约 500 克，去肠杂）。锅内加清水，放入鲤鱼与药物，煮至鲤鱼熟，加入盐、味精调味。吃鱼喝汤。用于女性胸部发育不良。

二、人参美容方

人参 30 克，玉竹 30 克，黄精 30 克，何首乌 30 克，灵芝 30 克，枸杞子 30 克，黄酒 1500 毫升。将前 5 味药切片，与枸杞子一同放入黄酒中浸泡。密封，7 天后去除药渣，每次饮 20 ~ 30 毫升，1 日 2 次。用于头发枯黄、发无光泽。

三、美容不老方

生姜 500 克，大枣 250 克，食盐 60 克，甘草 60 克，丁香、沉香各 15 克，小茴香 120 克。上药共捣为细末（或切成细丝），调匀备用。每次 9 ~ 15 克，于清晨煎汤或泡茶饮用。令人容颜不老。

四、宫女八白散

白丁香、白僵蚕、白牵牛、白蒺藜、白及各 90 克，白芷 30 克，白附子 15 克，白茯苓 15 克，皂角（去皮核）9 克，绿豆少许。共研为细末，调匀，洗脸后涂之。具有润泽肌肤作用。

五、红枣桂圆山药粥

红枣 10 枚，桂圆 10 克，山药 15 克，糯米 100 克。加清水煮粥，稍加红糖调味，早晨食用。具有健脾、养心、补血的作用。

六、祛痘面膜

益母草研成粉，黄瓜取汁，在黄瓜汁内加入益母草粉，再加少许蜂蜜，调匀。晚上洗脸后敷于面部，干后洗去。

七、益母草粥

益母草 50 克，苏木、桃仁各 9 克。加水适量，煎煮 30 分钟，去渣取汁；将药汁内加入糯米 100 克，也可加适量水，煮粥食用，可加少许红糖调味。早、中、晚各 1 小碗，隔日 1 剂。主治粉刺。

30、 1 月 30 日

守度趋泰身无害　防微杜渐享天年

韩非（约前280—前233年），战国末期韩国贵族，哲学家，著有《韩非子》一书。秦始皇看了他的文章赞叹不已，极为敬慕。韩非与秦国李斯都是荀子的学生，但李斯自知才能不及韩非，便诬陷韩非致死。

《韩非子》一书中包含着富有哲理的养生理论，这些理论无太过无不及，主张"守度"以养生，也就是适合自己身体的养生方法。这种理论可概括为三点。

一、顺应自然，守度趋泰

韩非主张"谨修所事，待命于天，毋失其要，乃为圣人。"这里所说的"天"就是"自然"，将人委之于自然，谓之"天命"；将事委之于自然，谓之"天意"。人的养生也要委之于自然，即顺应自然，"天人合一"。韩非说："养生必须守度趋泰。倘若失度，任其纵横，必将损其身体乃至性命。""守度趋泰"，就是养生要适度。适度包括"食饮有节，起居有常，不忘作劳"，而不是"以酒为浆，以妄为常，醉以入房"。适度还包括清心寡欲，心静如水，"高下不相慕"。这种"守度趋泰"的理念在《素问·上古天真论》中阐述得非常详尽。

二、食饮有节，无损其精

韩非说："夫香美酥味，厚酒肥肉，甘口而疾形；曼理皓齿，悦情而损精。故去甚去泰，身乃无害。"美味佳肴虽然可口，但不可无度；膏粱肥厚、美酒糕点虽然香甜爽口，但多易形成积滞。所以只有远离过分享受和奢侈的生活，身体才不会受害。当记者问及一位年至耄耋的老中医有什么养生秘诀时，他说："大米、白面、萝卜、白菜最好！"另外，修饰、美容固然可以取悦于人，但也有个适度问题。每天油头粉面，貌似"悦情"，但妨碍了卫气"温分肉，肥腠理，充皮肤，司开合"的自然功能，也会导致"损精"。

三、淡泊名利，防微杜渐

韩非认为，"大必起于小""族必起于少"。凡做大事必从小事做起，大患也是从小患发展而来的。小病不治，必成大恙。韩非还举扁鹊见齐桓公的故事来说明有病须早治、防微杜渐的道理。有的人并不重视"小病""小恙"，整日追逐名利，把名利看得比健康更重要。韩非说："祸莫大于不知足。""故欲利甚于忧，忧则疾生，疾生而智慧衰，智慧衰则失度量，失度量则妄举动，妄举动则祸害至，祸害至而疾婴内，疾婴内则病祸薄外，病祸薄外则苦痛杂于肠胃之间，苦痛杂于肠胃之间则伤人也憯。憯则退而自咎，退而自咎也生于欲利。故曰：咎莫憯于欲利。"当人醒悟之后，感到"自咎"则为时晚矣。

31． 1月31日

低碳生活新概念　勤俭二字是关键

"低碳生活"是个新名词、新概念，但提出的却是世界可持续发展的老问题。它反映了人类因世界气候变化而对未来生活的担忧。

目前科学家的主流看法是，导致世界气候变化的主要因素是过量碳排放。这种过量碳排放是在生活和生产中出现的，因此要减少碳排放，就要相应地优化和约束消费与生产活动。

那么什么是低碳生活呢？可以概括为"适度吃、住、行、用，不浪费，多运动"。用中国传统的生活理念加以概括，就是"勤"与"俭"二字。

低碳生活最根本的要求，就是要改变人类的生产与生活方式。那种消费至上的消费文化，是导致过量碳排放的重要因素。

当前，世界的主流经济理论都是建立在消费至上、竞争优先的基础上的。它虽提高了社会生产的效率，却一度导致生产与消费领域不受控制的高碳排放。虽然高消费看起来是美好的生活，但以低碳生活的理念来看，它却是牺牲人类长远利益和整体利益的短视行为。要选择低碳生活，就必须拿出足够的勇气来进行一次资源与利益的再分配，而且我们还必须要有足够的能力，并准备相应的行动和手段来审视我们的消费习惯。

具体地讲，低碳生活就是要改变大鱼大肉的饮食习惯，多吃绿色蔬菜、水果；节约用水，不做污染水源的事；不穿皮革以及不环保的衣服；拒绝用塑料袋及其包装物；使用低耗能电器，节约用电；不吸烟，少饮酒；出门步行或骑自行车、乘公交车；节日放假，不要搞大会餐；节约各种生活与工作中的资源；对垃圾进行分类，以便回收再利用等等，还可以举出一些。

低碳生活向人类提出了前所未有的大问题。对此，我们唯一的选择就是创新生活模式，从我做起，从今天做起，保护地球家园，为人类的未来造福。

32. 2月1日

十种食物护心脏 八种食物却伤心

一、益心食物

1. 鱼类 鱼类比大多数肉类所含的脂肪和饱和脂肪酸都低。它能增加血液中的"好"胆固醇，协助清除"坏"胆固醇。食海鱼多的国家和民族中风的发病率较低。

2. 黄豆及其制品 含多种人体必需氨基酸和不饱和脂肪酸，能促进体内脂肪及胆固醇代谢，保持心血管通畅。可食用煮黄豆、豆浆、豆腐、豆豉、豆腐脑等。

3. 黑芝麻 黑芝麻含有丰富的维生素 E，还含有丰富的亚麻酸，能起到降压、防止血栓形成的作用。

4. 燕麦 燕麦含有丰富的亚油酸和 B 族维生素，可以防止动脉硬化斑块形成。此外，燕麦中含有水溶性纤维素，能降低血中胆固醇，能预防高血压与心脑血管疾病。

5. 菠菜与胡萝卜 菠菜富含叶酸。研究表明，服用叶酸可以降低 25% 罹患心脏病的风险。胡萝卜中的胡萝卜素可以转化为维生素 A，保持血管通畅，从而预防中风。

6. 黑木耳 黑木耳具有独特的止血与活血双向调节作用，所以有"天然抗凝剂"之称。对防治冠心病和脑血管疾病十分有益。黑木耳具有通便作用，大便溏泻者不宜食用。

7. 绿茶 绿茶中的茶多酚可以降低血液中胆固醇和甘油三酯的含量，具有预防动脉硬化、降低血压和血脂、防止血栓等作用。

8. 坚果 杏仁、花生、胡桃仁等坚果含有丰富的氨基酸和不饱和脂肪酸，能降低患心脏病的风险。需要注意的是，每天只吃一把（大约 42 克）即可，不可多吃。

9. 土豆 土豆含有丰富的维生素 C 和钠、钾、铁等，尤其钾含量最为丰富，常吃土豆，既可补钾，又可补糖类、蛋白质、矿物质、维生素等。

10. 椰菜 椰菜富含维生素 C、β 胡萝卜素、纤维素以及钙、钾等，具有降低脂肪、低能量的优点，也有助于降低血中胆固醇的含量。

二、"伤心"食物

"伤心"的食物有 8 种，即红烧肉、大闸蟹、淀粉类油炸食品、人造黄油、浓茶与咖啡、钠（我国食盐推荐量为 6 克/日）、罐头食品、酒等。

33．2月2日

跟着老大学养生　一二三四细细听

著名小品演员范伟主演的《老大的幸福》在央视播出之后，引发了一阵新的影视热潮。看着傅老大那坚实的步伐和憨厚的笑声，看着他那健康的体魄，大家在欢笑之余不禁要问："傅老大的养生方法真的管用吗？"请看傅老大的养生方法：第一节，走猫步；第二节，想美事；第三节，唱幸福；第四节，大声笑。让我们一一品味这四节养生方法的味道！

第一节，走猫步

所谓走猫步，就是在走路的时候，双眼平视前方，头部微仰，颈部正直，胸部自然挺起，腰部保持挺直，微收小腹，臀部略向后凸。在走路的时候，后蹬的着力点侧重在跖趾关节内侧。走猫步看起来比较好笑，好像有点儿扭秧歌的样子。其实走猫步可以改变不正确走路姿势所造成的脊柱弯曲，能缓解大脑的紧张压力，减少大脑的耗氧量，并能提高睡眠质量。

第二节，想美事

"我年轻，我漂亮，我心里老美了，我老幸福了！"傅老大经常这样想美事。想美事，人人都不例外。心里装着高兴事、快乐事，这对缓解精神压力、消除疲劳是十分必要的。如果一个人天天愁眉苦脸，心里老是想着那些倒霉的事、痛苦的事，整天生活在闷闷不乐之中，长期如此，很容易患上肝脏病、胃肠病，抑郁症也必然缠身。久而久之还会患上恶性疾病，这种例子并不少见。

第三节，唱幸福

唱幸福就是天天唱歌，歌唱美好的生活。唱歌不仅能够调节人的不良情绪，还可以调和血脉，颐养五脏。《史记·乐书》曰："音乐者，所以动荡血脉，通流精神而和正心也。"可见，唱歌可以改善循环，消除抑郁，振奋精神，启迪心灵。许多人认为，唱歌是艺术家的事，与自己无关。可傅老大不是这样。他认为，普通人也要天天唱歌。他每天都在唱，而且是大声地唱，以抒发自己的感情，把自己不愉快的事也唱出来，以此来舒心养肺，畅达血脉。

第四节，大声笑

傅老大天天在那里开口笑，给人一种非常快乐的感觉。大笑是消除精神压力、缓解心理焦虑的最好办法，也是最愉快的发泄方式。同时，大笑能够刺激呼吸系统与血液循环，缓解关节疼痛，还可以预防感冒。在现实生活中，还有一种笑，不是发自内心的笑，而是痛苦生活中勉强的笑，或者是附和他人的笑，这些笑都是不可取的，它不会让你感到幸福。要改变这种笑，就必须面对现实，积极应对困难，多与人交流思想，从中获得解决困难的办法，使自己从困境中解脱出来。用真诚的心去感受生活，这样就会发出幸福的笑声！

34. 2月3日

大鱼大肉何由荐　早春荠菜值千金

早春时节，在路旁空地到处都可见到叶子淡绿、微白的野菜，这就是人人爱吃的荠菜。

相传唐代开元、开宝年间，权贵一时的高力士获释，被充军发配到贵州。途中他看到山谷中的荠菜无人过问，甚为可惜，遂赋诗一首："两京作斤卖，五溪无人采；夷夏虽有殊，气味终不改。"一首顺口说出的话，说明早在唐代荠菜就登上了达官贵人的餐桌。

荠菜味道鲜美，不仅远胜马齿苋、苦菜之类，就连菠菜、青菜在它面前也要甘拜下风。大诗人苏东坡、陆游都是偏爱荠菜的美食家，他们为此留下了诸如"惟荠天所赐，青青被陵冈""长鱼大肉何由荐，冻荠此际值千金"等脍炙人口的诗句。

荠菜性平，味甘淡，富含胡萝卜素、维生素 B_1、维生素 B_2、维生素 C、烟酸、胆碱、类黄酮、植物纤维、钾、钙、铁、锌以及其他营养物质，具有健脾利水、解毒止血、消炎抗菌、抗病毒、预防冻伤、增强大肠蠕动、促进粪便排泄，以及降低胆固醇、甘油三酯和降压作用，是高血压、冠心病、高脂血症、糖尿病，以及肠癌、痔疮等病的鲜美蔬菜。

用荠菜熬粥、做饭，与猪肉调馅包饺子、做春卷、做馄饨，都是春季的美味佳肴。家常菜中还有荠菜炒鸡蛋、荠菜炒里脊、荠菜炖豆腐、荠菜炒冬笋、荠菜丸子等，操作方便，滋味独特，都是百姓喜爱的佳肴。用鲜荠菜煎汤或沸水泡茶，日日饮之，可帮助降低血压。

35. 2月4日

立春到来宜发陈　顺应天地养肝气

2月上旬，有一个节气是立春。立春是二十四节气中第一个节气，表示进入春季。

春季包括立春、雨水、惊蛰、春分、清明、谷雨六个节气，时间在农历一、二、三月，即阳历的2、3、4月，分别为孟春、仲春、季春。

立春是一年春季的开始，按照中国古代天文学划分季节的方法，"四立"作为四季的开始，即立春为春季的开始，立夏为夏季的开始，立秋为秋季的开始，立冬为冬季的开始。

立春是自然界阳气开始升发的季节，严寒的冬季就要过去，温煦的春季就要到来。在这风和日丽的日子里，人们怎样适应其变化呢？医学经典《黄帝内经》讲得非常好："春三月，此为发陈，天地俱生，万物以荣，夜卧早起，广步于庭，被发缓形，以使志生；生而勿杀，予而勿夺，赏而勿伐，此春气之应，养生之道也。逆之则伤肝，夏为寒变，奉长者少。"

这段话的意思是说：春季是人体阳气生发之时，大自然呈现生机勃勃的景象，万物生长发芽，这个时候要顺应自然界阳气生发的规律，要晚睡早起，充分接受阳气的温煦，可以到庭院里或户外散步，使自己的头发缓披于肩，以使志气生生不已；对于大地间的生物要爱护而不要杀灭，要多给予而不要夺取，要赏识不要戕伐，这就是春季的养生之道。违反了这个规律，就会伤害肝脏，肝脏（木）为心脏（火）之母，肝脏伤害了，不能正常地生发心火，夏季就会发生寒气的病变，影响心脏功能，长养之气自然会减少许多。

春季来临，阳气生发，顺应的肝气应当调达无碍，宜振奋精神，舒畅情志，时常到大自然中去锻炼，或散步或慢跑或打太极拳等，使机体的阳气生发，心情也要与大自然一样舒展愉快，不要把自己关在小屋子里，更忌沉闷忧郁。如果肝气不能正常的舒展生发，就会引起肾阴不足或心气郁结。所以春季要保持情绪欢愉，防止或避免动怒，及时消除蕴藏在内心的不良因素，使肝气条达，阳气升发，以利于身体的康复。

春季的正常气候是风和日丽，但又会变化无常。春季多风，又会有"倒春寒"，所以不宜马上脱去棉衣。老年人气血亏虚，骨质疏松，机体很容易被寒风侵袭；患慢性鼻炎或容易感冒的人，更要注意避寒就温，"避风如避箭"，衣服要一层一层减；青年女性不要过早地穿短裙，以免风寒伤及下肢；中老年人下身的衣服不可减得太多太快，腰以下肢体保温非常重要，以防引起风寒性筋骨疼痛。

36. 2月5日

天新地新空气新　养生五要须记真

春季是个天新、地新、空气新的季节。风和日丽，万物复苏，呈现出一派生机勃勃的活力。但也是细菌、病毒等致病因子活跃的时期，影响人们健康的传染病也会多起来。这个季节如何养生、保健、预防传染病的发生呢？

一、起居方面

要晚睡早起，到庭院中散步，披开头发，舒缓形体，使精神愉快，充满生机，像对待各种植物一样，只应让其生长，不可抑制。住室通风通气，每日接触阳光不少于半小时。违反这个规律，就会发生呼吸道疾病，也会损伤肝气，到夏天容易发生寒性疾病。

二、饮食方面

早春宜食温性食物，以助阳气，如红枣粥、韭菜饺子、山药粥等。晚春宜食微凉食物，以防阳亢，如首乌粥、芹菜粥、荠菜粥等。另外，春季宜食些酸味、甘味食品，也可少食些辛辣食物，以舒畅肝气。季节性食物与水果如小红萝卜、柑橘、笋、草莓、荠菜、豆制品、樱桃、青菜等，都是春季宜食之物。

三、衣着方面

春季衣着原则是早春下厚上薄，转暖后则渐渐脱减。早春气候比较寒冷，下肢保暖非常重要。"春捂秋冻"是有科学道理的。老年人春季衣服应谨慎减之，特别是下身衣服不宜脱减太多。否则，下肢受到寒冷空气侵袭，不但对下肢行走不利，还会对大脑与心脏产生危害。

四、锻炼方面

春季适宜户外活动，特别是到草木繁茂的野外，可以呼吸到较多的称为"空气维生素"的阴离子。这种离子对大脑神经有良好的调节作用，还能促进细胞代谢，提高免疫能力，预防疾病的发生。老年人到户外活动要量力而行，如散步、慢跑、练太极拳、骑自行车等，择宜而施。

五、药物方面

可适当服用预防流感的药物。

1. 体质强壮者，取板蓝根30克，水煎服，日1剂，连服3～5日。

2. 经常感冒者，服玉屏风散：生黄芪18克，白术12克，防风6克，水煎服，日1剂，连服7日。

3. 身体较弱者，服迎春汤：太子参3克，黄芪3克，当归6克，白芍6克，陈皮1.5克，神曲1.5克，甘草3克，水煎服，初春时开始服用，2日1剂，连服1个月（15剂）。此方为清代流传下来的保健方，有疏肝理气、益气健脾、御风防患之效。

37、 2月6日

正月吃粥御风寒　健脾和胃又养颜

正月里吃粥有讲究，以下粥方可供选择。

1. 地黄粥

用地黄煮汁，取地黄汁加水，再放入用布包好的花椒30粒，生姜1片，粳米适量，待粥熟时，取出布包，再加入熟羊肾数片，盐少许。此粥补肾御风。

2. 防风粥

取防风30克，放锅内，加水煮汤，取汤水，加入香米煮粥，食用。此粥可驱除四肢之风，并可祛除胃内秽浊之气，适用于手足不温、畏风怕冷、胃脘痞满者。

3. 苏叶粥

取苏叶15克，炒至微黄色、有香气时，加水煮汤，取汤水，煮米粥或面粥。此粥既可预防感冒，还有健胃醒脾作用。对于脾胃虚弱的人尤为适宜。

4. 桂枝粥

取桂枝10克，生姜5片，加水煮汤，取汤水，加入大米煮粥，食用。此粥由于桂枝、生姜的作用，粥性偏温，略有活血之性能，有预防春季风寒感冒的功效。

5. 山药粥

取山药30～50克，去皮，切成小块，与小米一同放入锅内，加水煮粥，食用。此粥有健脾和胃之功，对于脾胃虚弱、春季易闹胃病的人较为适宜。

6. 栗子粥

粳米250克，栗子50克（可以切成小块），水煮成粥。此粥具有养胃补肾、壮腰膝、强筋骨的作用，适用于肾虚腰膝酸软、腿足无力、中老年人多尿等。

7. 荠菜粥

新鲜荠菜250克，洗净切碎，粳米100克，加水煮粥。每日早、晚温热服用。此粥具有健脾、明目、止血的作用，可用于乳糜尿、老年浮肿、慢性肾炎等。

8. 葛根粥

葛根30克，水煎，去渣，取汁，加入粳米100克，熬粥食之。适用于感冒发热、头痛、颈项不舒等。

9. 胡萝卜大米粥

取胡萝卜150克切片，大米100克，煮粥食用。适用于消化不良引起的便秘、腹胀等。

10. 莲子桂圆山药粥

莲子50克，桂圆肉50克，山药粉100克。将莲子、桂圆肉文火煲汤，加山药粉煮成粥。每日两次服用。适用于脾肾两虚之习惯性流产，有助孕保胎作用。

38、 2月7日

老来读书心里乐　快乐讲给病人听

　　笔者退休近二十年，但身体轻健，没有什么病灾，每天上午为病人把脉看病，下午读书写字。有朋友问："退休了，还读什么书？"余曰："老来读书心里乐。"笔者退休后就把养生放在第一位，并出版了几本养生科普读物。

　　读书与写书是分不开的，其中乐趣不言而喻。第一，只有懂得养生知识，才能保养自己的身心健康，也能为家庭其他人提供有用的养生之道。第二，只有自己健康了，懂的养生知识多了，才能回答病人提出的各种问题，"三分治，七分养"才能落到实处。第三，知识面广了，心胸也就宽了；心胸宽了，气血畅通，抵抗力就会提高，患病的概率就自然下降了。所以有人问余，什么最快乐？答曰："读书最快乐！"

　　宋代文学家苏东坡平生有志，但屡遭贬斥，却泰然处之，是有名的长寿文人。这虽与其淡泊名利有关，但也跟他酷爱读书密不可分。"读书有味身忘老""病须书卷作良医"。他喜爱读书是人人皆知的。戏剧电影大师夏衍说："不爱动脑、不喜欢读书、不爱思考的人，很容易得老年痴呆症。"读书长寿的科学家、文学家不乏其人，如物理学家钱伟长44岁学俄语，58岁学电池知识，64岁学计算机，享年98岁。国学大师季羡林在"文革"期间，55岁翻译印度古代史诗《罗摩耶那》，94岁还在写作，享年98岁。巴金、冰心等在他们的人生道路上，都把读书视为养生之道。

　　余退休以来，坚持读书不辍，读书中所获得的乐趣自不待言。汉代刘向说："书犹药也，善读可以医愚。"读书不但可以获得新知，还可以解闷、消愁，解除自己的痛苦；他人的养生之理、养生之术，都可以在读书中获得；伟人的养生之道、百姓的养生经验，特别是中医学的养生论述都使我受益匪浅。

　　每天读书1～2次，每次1个小时左右，或低吟，或朗诵；在读专业书籍的间隙，可以读一些文学作品，如诗词、小说、散文；还可以浏览一下书法、绘画。读书可以使人内心平衡，可以使人节制食欲，可以使人自觉锻炼，可以使人改掉陋习。

　　总之，读书使人快乐，使人血脉畅通，自然可以健康长寿，何乐而不为呢！

39. 2月8日

春来健身放风筝　手脚并用两眼明

冬去春来，晴空碧净，草长莺飞，又到了放风筝的大好时节。此时，走出家门，来到空旷的广场，将风筝放飞于蓝天，不仅能锻炼身体，增进健康，而且可使人心旷神怡，扫去烦恼，给生活带来无限的乐趣。

风筝作为民间喜爱的运动方式，早在明清时期就已比较流行。据史料记载，曹雪芹于乾隆二十三年（1758年）在京城广武门外做过精彩的放风筝表演。只见风筝在空中上下翻转，如飞燕穿梭，趣味盎然，招来许多人驻足观赏。他的放风筝诗云："兔起鹘落似燕隼，上击下翻复盘旋。最是多情双飞燕，左扑右闪逗云间。"曹雪芹说这是"风筝疗法"，也有效地治愈了他的眼疾与失眠。

放风筝是一项全身性的体育运动，是一种肢体与眼、脑并用的运动。放线收线，跑前跑后，前顾后仰，张弛有序，动静之间，其乐融融。加之春暖花开，阳光明媚，空气清新，人在天地之间，忘情地嬉戏玩乐，任何顾虑与忧愁都置之度外。这个时候，头脑清晰，气血通畅，手脚灵活，放眼明朗，身体各个部位都得到了锻炼。

放风筝对人体有益。南宋《续博物志》中就有"引线向上，令小儿张口仰视，可泄内热"的记载。放风筝时，脚步轻快，不断地低头、仰头，既活动了颈椎，又有利于缓解腰部肌肉。同时，由于能尽情地呼吸新鲜空气，吐故纳新，可以促进人体的新陈代谢，改善血液循环。

中国有句古话："鸢者长寿。"鸢就是风筝，是说经常放风筝的人寿命长。放风筝是一项户外运动，在河滩上，在田野里，走进大自然，伴着阵阵清风，沐浴着明媚的阳光，时而向前，时而向后，时而急促，时而缓慢，使人心旷神怡，忘却烦恼，减轻压力。无怪乎国外称放风筝为"风筝康复疗法"。

据研究，"风筝康复疗法"在治疗神经衰弱、精神抑郁、失眠、健忘、食欲不振、高血脂、高血压、小儿发育不良、智力低下等方面，都有减轻症状、恢复健康的功效。同时，放风筝能调节眼部肌肉和神经，消除眼睛疲劳，达到保护和增强视力的目的，对防治近视眼、老花眼、视神经萎缩极为有利，也有利于防治颈椎病。

有位老人喜欢放风筝，颈椎病得到改善，头也不晕，眼也不花，挥毫写道：放风筝直上九天云霄，看老夫直追青春年少。

40. 2月9日

炎帝山野尝三宝　生姜大蒜白芷草

黄帝、炎帝均是华夏民族的祖先。

炎帝，又称赤帝、神农氏，一生为百姓做了许多好事。他教百姓耕作，百姓得以丰衣足食；为了百姓不受疾病之苦，到山野亲自尝试百草滋味，一日而遇七十毒。

传说有一天，神农氏来到位于洞庭湖附近的茶陵（属湖南省）。茶陵的生姜、大蒜、白芷质量上乘，味最香浓，远近闻名，但当地的百姓并不认识这三件宝贝。

这一天，炎帝在茶陵采药，误食了一种毒蘑菇，肚子痛得如刀割一般，吃了几种草药解毒都不管用。他迷迷糊糊地躺在一棵大树下，不觉一阵凉风吹来，闻到一股浓浓的香气。他顺着这股香气，走到一棵青草边，香气就是从这棵青草发出来的。他低下头，闻一闻，头也不昏了，胸也不闷了。炎帝惊喜地拔了一棵，慢慢地咀嚼，味道香辣又清凉，过了一阵，肚子咕咕噜噜地响，泻了一阵，肚子痛也全好了。炎帝想，这种草药真好，叫什么名字呢？炎帝姓姜，这种草药救了自己的生命，就叫生姜吧！从此，茶陵地区就开始种植生姜，这里的生姜就由此闻名天下。

有一天，炎帝在离云阳山不远的地方采药，忽然下起雨来。炎帝受了雨淋，全身发冷，头痛呕吐，坐在地上起不来。突然看见身边有一棵草，散发着浓烈的香气。拔出一看，像个小萝卜，把皮剥掉，肉又白又嫩，水汪汪的。这时他口渴得很，便把它吃掉了。不到半个时辰，他不再发冷发烧，头也不痛了，呕吐也停止了。他把这种又止吐又止痛的白嫩草根起名为"白止"，后来人们把这种草改为"白芷"。茶陵这个地方，从此代代种植白芷，白芷质量也最好。至今这里还流传着这样的俗语："城里（茶陵城内）白芷淀湖（茶陵城外）藕，不要还价拿着走。"

有一年夏天，赤松子跟着炎帝到茶陵露岭采药，当时正值酷暑，赤松子又患了痢疾，十分难受。炎帝找来一种草药，煎煮后让赤松子服下，服了两天，赤松子的病就好了。赤松子问炎帝这是什么药？炎帝说还没有来得及取名。赤松子拿来这个草药仔细端详，见尾巴上有个"脑"，箅子上也有个"脑"，就把这种药取名为"双脑"，后来写成大蒜脑，简称"大蒜"。至今这里的大蒜还很有名气。

41. 2月10日

爆竹声中一岁除 春风送暖入屠苏

农历正月初一为世界华人普天同庆的春节，是农历新年的开始。

宋代王安石《元旦》诗云："爆竹声中一岁除，春风送暖入屠苏。千门万户瞳瞳日，总把新桃换旧符。"这是一首描绘新年万象更新、热闹非凡的写景诗。诗中所言的"屠苏"乃是一种酒的名称。相传汉武帝时期，民间就有除夕夜半一家人饮用屠苏酒的风俗。到了南北朝时期，陈延之在《小品方》中说："屠苏酒，此华佗方。元旦饮之，辟疫疠一切不正之气。"可见，最早的屠苏酒是一种预防传染病的药酒。

"屠苏"二字有多种解释，真正含义应为"屠绝鬼气，苏醒人魂"。由此可知，春节时饮屠苏酒，是一种解毒防病的传统民俗。难怪苏东坡十分赞赏屠苏酒的养生健身功能。他在《除夜野宿常州城外》诗中说道："但把穷愁博长健，不辞醉后饮屠苏。"巧妙地运用了年长者醉后喝屠苏酒的典故，表明自己只要康健、不怕年老的想法。

据李时珍《本草纲目》记载，屠苏酒的药物组成有肉桂、防风、菝葜、蜀椒、桔梗、大黄、乌头、赤小豆。配制方法是将药物研成细末，放入红色的三角形布袋中，细密地缝好。在腊月三十日中午放入井中，正月初一子夜取出。然后，再将此药与酒、水按一定比例煎熬，经过四五天以后，屠苏酒就配制成了。到了清代，不但在春节时饮用，至端午节亦饮用，以驱虫、祛毒、逐邪、健身防病。

据史料记载，屠苏酒始于汉代，盛于唐宋，一直延续到20世纪40年代。每逢重要节日，特别是除夕，家家户户都要欢聚一堂，畅饮屠苏酒，以此寄托全家平安、吉祥如意和健康长寿。经商者也将屠苏酒视为财运酒，每逢店铺开张、祭祀财神，就会喝家中珍藏的屠苏酒，借以屠绝晦运，祈求财源广进，平安发财；身在仕途的人们视屠苏酒为好运酒，常饮屠苏酒以求仕途一帆风顺，平步青云。由此可见，屠苏酒不仅是一种健康酒、祛病酒，还是一种团圆酒、平安酒、好运酒、吉祥酒。

屠苏酒已经流传两千余年，至今已被多数人所淡忘。我们在市场上所见到的屠苏酒，其组成与原来的屠苏酒不尽相同，多是温经通络、除湿止痛之良剂。方中有肉桂、乌头、花椒、防风、菝葜、赤小豆、大黄、桔梗等。诸药合用，制成酒剂，借助酒力，其活血通络、祛风散寒之药力更大。凡风寒湿痹，或风寒感冒，症见肢节疼痛、肢冷恶寒者，均可选用屠苏酒治疗。但阴虚火旺、精血亏少、常有内热口干舌燥者，不宜饮用。

42. 2月11日

万物复苏阳光照 户外步行健身好

春天来了，它把阳光和温暖带到人间，使万物复苏，气象更新。人们都不由自主地到户外，去散步，去跑步，去锻炼。"一年之计在于春"，不仅是指生产和工作，也指养生与健身。

近年来，国外兴起跑步运动，新西兰成立了"为生命而跑步"俱乐部，法国建立了"要为健康而跑"的专门委员会。我国的大中城市以及农村也开展了许多步行、跑步的群众性体育活动，其中步行最受百姓欢迎。

步行时，下肢大肌肉群收缩，人不停地向前移动身体，给心脏增加了额外的负担。步行时间越长，速度越快，路面坡度越大，则心脏负担越重。心脏为了适应机体运动的需要，心肌就要加强收缩，从而心跳加快，心输出血量增加，血流加速，这对心脏是一个很好的锻炼。

根据测定，以每小时5公里的速度步行，脉搏可增至每分钟100次；以每小时6公里的速度步行，则脉搏可增至每分钟110次。这对肥胖症、慢性心脏病、感染性疾病引起的心力减弱都有一定的益处。

步行可以在一定程度上改善冠状动脉的血液循环。据报道，采用心电图对两组中年人进行检查和观察，一组坐汽车上班，另一组步行上班。结果表明，步行组心电图缺血性改变的发生率比坐车组约少1/3。

步行锻炼还有助于促进代谢正常。邓颖超在介绍自己战胜糖尿病的经验时指出：体育锻炼，每顿饭前走一千步，饭后走200步，每顿饭吃八九分饱。现代医学证实，步行能提高机体代谢率，中老年人以每小时3公里的速度步行1.5~2小时，代谢率可提高48%。糖的代谢也随之改善，糖尿病患者经过一天的徒步旅行，其血糖可降低60%。

长时间和快速的步行，还可以增加能量的消耗，促进体内多余脂肪的消耗。对那些坐着多、活动少的人，如果能坚持每天步行锻炼，并适当控制饮食，就可以避免发胖。

运动时间要求每天步行4~5公里，或慢跑20~30分钟，或骑自行车45分钟即可。步行还有助于神经官能症、抑郁症、失眠、高血压、肥胖症等病的改善与治疗。

世界卫生组织认为，步行是最安全、最佳的运动和减肥方式。

春天到了，请到户外锻炼吧！

43．2 月 12 日

割来韭菜气味香　温中下气扶肾阳

韭菜是我国传统食用蔬菜之一，在我国已有两千多年栽培历史。《说文解字》云："一种而久者，故谓之韭，象形在一之上一地也。"是说"韭"与久谐音，食用时间久。"韭"字下面一横为地面，中间两竖象形叶片向上，六小横为叶片张开之象。

韭菜一年四季均可食用，春香、夏辣、秋苦、冬甜，但以春季味道最为可口。

韭菜为药食两用的蔬菜。其性温，味甘辛，具有温肾壮阳、活血散瘀、理气降逆、健胃提神的作用，《药典》上有"起阳草"之称。韭菜叶与根有散瘀、活血、止血、止泻、助肝通络等功效。中医习惯用韭菜子治疗男性性功能低下。凡肾阳虚弱导致的阳痿、早泄、梦遗、腰酸、小便频数、小儿遗尿、妇女白带等症都可食用韭菜。李时珍《本草纲目》中称"韭乃肝之菜也"，意为韭菜对肝最有益。中医学认为，春与肝相应，春天肝气旺盛，吃韭菜可以疏通肝气，有利于脾胃的运化。

韭菜的营养价值很高，每 100 克可食用部分含蛋白质 2～2.85 克，脂肪 0.2～0.5克，膳食纤维 3.3 克，并含有大量维生素；此外，还含有钙、磷、铁等矿物质。韭黄除硒的含量比韭菜高外，其他营养成分含量均低于韭菜。

综合韭菜的功效为：增强肠胃蠕动，对预防肠癌有极好的效果，能降低血脂与血糖，所以食用韭菜对高脂血症、糖尿病并发冠心病患者颇有好处；还可辅助治疗夜盲症、皮肤粗糙以及便秘等症。

韭菜可以清炒，也可以与鸡蛋、肉丝、豆芽同炒，还常用作水饺、春卷的馅料。形体虚寒、皮肤粗糙、便秘、痔疮及肠癌患者可以多食，每次 50 克。选择韭菜时，以叶直、鲜嫩、翠绿者为佳，这样的韭菜营养价值高。储存韭菜时，可用细绳捆好，根部朝下放在清水盆中；或者将韭菜捆好，用大白菜叶包裹，放在阴凉处。

韭菜性温，多食易上火，且不易消化。因此，阴虚火旺者、有眼疾或胃肠虚弱者不宜多吃。此外，隔夜的熟韭菜叶也不宜吃。

44. 2月13日

春日梳头升阳气　健脑开窍增智力

"老太后（指慈禧太后）是有刚强脾气的，绝不会让底下人看到她蓬头垢面。这时梳头刘太监早在寝宫门外恭候着呢……刘进屋后磕完头，打开黄云龙套包袱，拿出梳头的篦子、梳子等工具，开始梳头。"这是《宫女谈往录》中描述太监给慈禧梳头的情景。

梳头健身，在我国古代医学著作中早有记载。如隋代大医学家巢元方在其所著的《诸病源候论》中说道："栉头理发，欲得多过，通流血脉，散风湿，数易栉，更番用之。"这里的"栉"是木梳、篦子之类的统称，有梳头理发之意。

梳头理发，首先要选择一个好梳子，最好用牛角或桃木质地的。梳齿宜较稀疏而秃短，梳齿太尖，易伤及头皮。

怎样梳头？应当从额前开始，向后梳，一直梳到头枕部（后脑勺下）。为什么要从前向后梳呢？这是因为足三阳经脉的起始部位是在眼睛的周围，从上而下，直达涌泉。梳头一定要使梳齿紧贴头皮，着力适中，不紧不慢，以2分钟梳理100下为一回。每天早晨梳头3～5回，使头皮有热、胀、麻的感觉；下午还可以再梳1次；但晚上不易梳头。

中医学认为，"头为诸阳之会"。前额有印堂，头顶有百会、四神聪、上星，鬓有太阳、率谷，枕有风池、风府、哑门、翳风等，所以梳头有疏通百脉、祛风明目、健脑开窍等功效。

现代医学认为，梳头时由于梳齿与头皮不断地接触与摩擦，可产生电感应，刺激头皮末梢神经和毛细血管，使神经得到舒展与松弛。同时，梳头也可促进头部的血液循环，使头皮的营养及氧气的供应得到改善，促使新陈代谢更加旺盛，从而缓解头痛、头晕，也会使头发分叉、早白、脱落得到改善。一些慢性疾病，如高血压、神经衰弱、动脉硬化、神经性头痛等，亦可用梳头疗法使症状得到缓解。

除了用梳子梳头外，在工作、劳动之余，还可以用手指来梳头。以双手十指自额部上发际开始，由前向后梳，动作要缓慢柔和，边梳边掐揉，时间以五六分钟为宜；在梳头过程中，十指尖的十宣穴也得到刺激，"十指连心"，使得心脏也有所受益，这对于长期以坐姿工作的人较为适宜。

梳头健身，不可一曝十寒，贵在坚持。希望这种简单有效的健身法能得到认同与推广。

45. 2月14日

乾隆喜吃八珍糕 弥留之际忘不了

历代皇帝中，乾隆皇帝是最善于养生的。他享年89岁，是我国历代皇帝中寿命最长的。他不但注重运动，还特别注重药膳调理。乾隆皇帝的临终医案里有着这样的记载："皇上圣脉安和，惟气弱脾虚，议用参莲饮：人参一钱五分，建莲三钱，老米一钱（炒），水煎服。而寿终正寝，尽享天年。"可以说，乾隆皇帝是无疾而终的。

乾隆皇帝最爱喝的酒是龟龄集酒，最爱吃的药膳则是八珍糕。龟龄集酒偏于补肾壮阳益先天，八珍糕则健脾和胃益后天。

考八珍糕是清代医学家陈实功的家传秘方，载于其《外科正宗》一书，后经传抄，其组成略有出入，但功效基本是一样的。

乾隆皇帝所服用的八珍糕，其组成与做法是：人参、茯苓、白术、薏苡仁、白扁豆、芡实、莲子、怀山药各等份，与白米粉、白糖和匀，上笼蒸成糕状，即可食用。乾隆皇帝到了晚年，每日茶毕，均要进4~6块八珍糕，始终未曾间断。

八珍糕何以受到皇帝的青睐呢？这主要与其功效有关。

八珍糕中的八种药材多数具有药食两用的功效。其中人参、茯苓、白术是古方四君子汤的主要药物（另一味药是甘草）。四君子汤是补益脾胃的主要方剂，它的功效可归纳为益气补中，健脾和胃，主要用于由脾胃气虚引起的食欲不振、泄泻、气短、乏力、日渐消瘦、体重减轻等，可用于治疗慢性胃炎、胃肠功能紊乱、神经衰弱、白细胞减少症、慢性肠炎、慢性肝炎、慢性胆囊炎、慢性肾炎、低血压等。怀山药与薏苡仁是珠玉二宝粥（见《医学衷中参西录》）的主要成分。此粥有健脾养肺的功效，主治饮食懒进、虚劳咳嗽、气短声怯等。芡实是补益脾肾的良药，在《神农本草经》中被列为上品，有"益精气，强志，令耳目聪明，久服轻身，不饥耐老"之功效。莲子为百姓喜欢食用的保健药食，具有健脾止泻、养心安神、涩精止带的功效。白扁豆可以健运脾胃，用于治疗胃气胀痛、腹泻、腹胀等。乾隆皇帝弥留之际所吃的参莲饮，也是由八珍糕里的主要药材组成的。可见，他对八珍糕是多么的喜爱。

综上所述，八珍糕是老少咸宜的补益良药，它可以作为食品而食用。但它的功效是缓慢的，只有经常食用，才会显出效果。需要注意的是，感冒发热期患者，请不要食用。

46. 2 月 15 日

上班常喝三种茶　补肾养胃又美容

上班族每天坐在办公桌前，对着电脑，目不转睛，手指不闲，脑子不停地在思考。下了班，疲惫劳累，吃饭无味，睡觉不香，多数人呈现"亚健康"状态。怎样才能改变这种状态呢？除了安排好自己的作息起居时间外，常喝三种茶，可以缓解"亚健康"状态。

一、黑米茶

黑米滋阴补肾，强身暖胃，明目活血，故又称"长寿米"，在古代是专供内廷食用的"贡米"。黑米最适于孕妇、产妇等补血之用，故又称"月米""补血米"。历代帝王都将它作为宫廷养生的"贡米"。为了避免黑米中所含的色素在浸泡中溶于水，泡之前可用冷水轻轻淘洗，不要揉搓。能煎煮几分钟最好。慢慢品饮，清香可口。如果黑米与红枣一起煮茶饮用，更是味美香甜，人们称之为"黑红双绝"。

二、糙米茶

糙米就是没有精加工的大米，它保留了大米胚芽中的营养。每百克糙米中含有蛋白质 6.7 克，脂肪 0.9 克，碳水化合物 77.6 克，粗纤维 0.3 克，另外还有钙、多种维生素等营养物质。糙米具有健脾养胃、除烦、止渴、止泻等作用，对提高人体免疫力、加速肠道蠕动、防止便秘有显著效果，而且可以有效地治疗糖尿病、肥胖症。在繁忙的工作之余，泡上一杯糙米茶，可以补充体力，振作精神。

三、薏米茶

薏米，又名薏苡仁、药玉米等，是药食两用的食物，具有健脾渗湿、清热排毒、利水消肿等功效。其主要成分为蛋白质、维生素 B_1、B_2 等，可以使皮肤光滑，减少皱纹，消除色素斑点，滋润皮肤。对面部粉刺及粗糙皮肤有明显美容效果，同时还对紫外线有吸收作用。如果与粳米同煮食用，可以解除风湿麻木之苦。

怎样自制薏米茶呢？办法如下。

将薏米洗净后晾干，然后放在锅里用小火翻炒，将米粒中的水分炒干，再放在密封的容器内保存。喝的时候取出一勺，用开水冲泡即可。

这些茶不仅有营养价值，而且美味可口，上班族不妨一试。

47. 2月16日

膳食指南要牢记　粗细搭配莫精细

我国在20世纪80年代就提出了"每日膳食中营养素供给量"，用来指导百姓日常食物的摄入。我国的膳食结构是根据我国居民的身体状况与饮食习惯拟定的。为此，中国营养学会推出了《中国居民膳食指南》，引导居民合理饮食，合理消费。

这本《指南》提出了饮食结构的基本原则，即食物多样，以谷类为主；多吃蔬菜、水果与薯类；常吃奶类、豆类或豆制品；经常吃适量的鱼、禽、蛋、瘦肉，少吃肥肉和荤油；要吃清淡少盐的食品；限制酒量；不吃不卫生的食品和变质的食物。

具体地说，食物分五类。

第1类为谷类及薯类：谷类包括米、面、杂粮，薯类包括土豆、甘薯、木薯等，主要提供碳水化合物、蛋白质、膳食纤维及B族维生素。

第2类为动物性食物：包括肉类、禽、鱼、奶、蛋等，主要提供蛋白质、脂肪、矿物质、维生素A和B族维生素。

第3类为豆类及其制品：包括大豆及其他干豆类，主要提供蛋白质、脂肪、膳食纤维、矿物质和B族维生素。

第4类为蔬菜水果类：包括鲜豆、根茎、叶菜、茄果等，主要提供膳食纤维、矿物质、维生素C和胡萝卜素。

第5类为纯热能食物：包括动物油、淀粉、食用糖和酒类，主要提供能量。植物油还可提供维生素E和必需脂肪酸。

另外，食物要注意粗细搭配，经常吃一些粗粮、杂粮等。稻米、小麦不要碾磨太细、太精，否则谷粒表层所含的维生素、矿物质等营养素和纤维就会大部分流失到糠麸之中。

清淡饮食对健康也非常重要。目前我国城市居民油脂的摄入量较高，摄入食盐量也高于世界卫生组织建议值的两倍（世界卫生组织建议食盐每日用量为6克），这对健康非常不利。应从幼年养成少盐膳食的习惯。

对于食物的选择和搭配，还要根据民族的生活习惯、个人的消化能力、体质特点等，合理地进行调整。但三餐分配要合理，一般早、中、晚餐的能量分别占总能量的30%、40%、30%，用百姓的话说，就是早上吃好，中午吃饱，晚上吃少。

有人根据《中国居民膳食指南》对老年人的饮食编了四句口诀，即：一两鱼一两肉，一个鸡蛋一把豆；一袋奶一斤菜，水果充足防老衰；二两粗三两细，主食搭配要合理；食用油吃半两，食盐六克保健康（一把豆指黄豆，约一两左右；一袋奶即纯牛奶或酸奶，约250克；水果约5两左右）。

48. 2 月 17 日

乙肝病毒携带者　自我保健要重视

什么是慢性乙肝病毒携带者？凡血清中乙肝表面抗原（HBsAg）持续阳性 6 个月以上而无任何症状、体征，并且肝功能正常者，称为慢性乙肝病毒表面抗原携带者。我国这类人群很多，大部分携带病毒时间长，有的还会转化为肝炎，所以自我保健显得非常重要。这类人群应当注意以下几个问题。

一、正确认识自己

乙肝病毒携带者并非真正的乙型肝炎，这种状态对健康无大损害，更不会发展成肝硬化与肝癌，可以正常地工作、生活和与人交流。

二、一定要戒酒

饮酒引起的肝损伤并不少见，乙肝病毒携带者如果饮酒，很容易引起肝损伤，会由携带状态转变为肝炎，乃至肝硬化，这是难以逆转的。

三、加强体育锻炼，提高免疫功能

依据自己的身体状况，制定符合自身的锻炼方式，如走步、打太极拳、游泳、做健美操、练气功等，不要整日卧床休息，但也不主张进行剧烈的活动。

四、营养要均衡

肝细胞对营养的缺乏非常敏感，尤其是蛋白质与维生素的缺乏，会引起肝细胞的损伤。因此，在日常生活中要多吃富含蛋白质的瘦肉、鱼类、蛋类、乳类，还要多吃些大豆制品、冬菇、猴头菇、灵芝等食物，以帮助肝脏解毒，同时可提高机体免疫功能。但不要吃太多的糖，以免诱发糖尿病、高脂血症或动脉硬化。

五、用药不盲从

目前尚没有对乙肝病毒有特效的药物，那些所谓"根治""转阴"的祖传秘方，都是没有科学依据的，也是不可相信的。即使抗病毒治疗，也是正在研究观察中，也要在医生的指导下服用。

六、防止各种肝炎病毒重复感染

禁止肝炎病毒携带者献血，杜绝性生活混乱。

七、预防为主，定期复查

复查间隔时间为 3 ~ 6 个月。

八、多食富硒食物

硒元素可以呵护肝脏，可以增强免疫功能，稳定肝病病情，预防肝纤维化，降低肝癌发病率。蘑菇中所含硒元素较多，乙肝病毒携带者多吃点蘑菇，可以减轻肝脏的负担。另外，海产品中硒元素含量也十分丰富，如海参、鲜贝、螃蟹等。

49. 2月18日

雨水到来天气新　黄芪柴胡防传染

立春之后是雨水。雨水是二十四节气中的第二个节气。

进入雨水，冰雪融化，空气湿润，雨水增多。俗话说："雨水有雨庄稼好，大春小春一片宝。""立春天气暖，雨水送肥忙。"雨水之后，草木发芽，地气上腾，大地渐渐呈现出一派欣欣向荣的景象。

雨水过后，我国大部分地区气温回升到0℃以上，黄淮平原平均气温可达3℃左右，江南平均气温在5℃上下，而华北地区平均气温仍在0℃以下。这时天气还没有完全脱离冬天的寒意，而且不时会有"倒春寒"的现象。俗话所说的"倒春寒，冻死牛"一点也不夸张。这个时候感冒也多了起来，风寒感冒与风热感冒都会有。因此，雨水季节，群众性的爱国卫生运动应当坚持下去。

雨水时节也是多风的日子，常会出现皮肤干燥、嘴唇干裂，甚至鼻腔干燥的现象，所以应当多吃新鲜蔬菜、多汁水果以补充身体中的水分，如山药、莲藕、荸荠、甘蔗、百合、茼蒿、春笋、芋头、萝卜、豌豆苗、柚子、银耳、大枣等。应少食油腻之物，以免阳气外泄。否则肝木升发太过，就会克伐脾土。

进入春季，民间有"春捂"之说，指的是不要突然减衣。也就是说，冬季所穿的棉绒衣服要慢慢地减，以使身体逐渐适应天气的变化。特别是那些患有关节炎的人，助阳保暖还是非常重要的，应适当按摩患部，加强局部血液流通，以预防天气的突然变化所带来的痛苦。

雨水时节也是预防传染病的关键时期。体质偏寒的人可以服用玉屏风散（中成药，由黄芪、白术、防风组成），或单味黄芪茶；体质偏热的人可以服用小柴胡颗粒（中成药），或柴芩颗粒。这些中成药可以增强人的抗病能力，预防传染病的发生。

唐代医学家孙思邈提出的农历正月的药膳调养方有三：一是地黄粳米粥，可以补肾；二是防风粥，可祛四肢之风；三是紫苏粥，可以健脾胃。另外，还可以选用西洋参、北沙参、白菊花、决明子、枸杞子等中药，以沸水泡茶，清肝保肝，且可防止肝气升发太过。

"一年之计在于春"。雨水时节要走出户外，多到湖泊、树林、花园处活动，伸展肢体，扩胸挺腰，健步快走，加深呼吸，调节情志，吐故纳新，使自己的百脉通畅，为新的一年的身心健康打下良好基础。

50、 2月19日

独持练气六字诀　五脏六腑气血通

六字练气诀是一种练气为主的静功。练气者分别作出嘘、呵、呼、呬、吹、嘻六种不同的发音口型，呼气时通过唇、舌、齿、喉不同位置变化，使胸中产生不同的气流和气压，从而达到调节脏腑功能与气血周流的目的。

古代医学家通过长期的临床观察发现，嘘、呵、呼、呬、吹、嘻六种不同口型，分别影响肝、心、脾、肺、肾与三焦等脏腑的功能，从而提示：六字练气诀具有调和脏腑、疏通经络、平衡阴阳的作用。唐代医学家孙思邈曾说，人的气息有序，百病不生；若气息失宜，则诸疴竞起；善养生者，调气即可疗众人之病。

一、嘘

嘘字主肝，肝联系着目，肝火盛则目赤。发"嘘"音，可以清肝火。

二、呵

呵字主心，心联系着舌，心热则舌干燥。发"呵"音，可以清心火。

三、呼

呼字主脾，脾联系着唇，脾热则唇干裂。发"呼"音，可以清脾热。

四、呬

呬字主肺，肺联系着鼻，肺热则鼻塞。发"呬"音，可以清肺热。

五、吹

吹字主肾，肾联系着耳，肾热则耳鸣。发"吹"音，可以清肾火。

六、嘻

嘻字主三焦，三焦联系着水道，三焦热则水道不通。发"嘻"音，可以清三焦热。

另外，六字诀还联系着四季。其歌诀谓：春嘘明目夏呵心，秋呬冬吹肺肾宁。四季常呼脾化食，三焦嘻出热难停。

总之，六字诀对肝郁或肝火上亢所致的目疾、头痛以及肝风内动引起的面肌痉挛、口眼㖞斜；心脏气阴两虚的心神不宁、心悸怔忡、失眠多梦；脾气虚弱或脾虚下陷的消化不良、食欲不振；肺气失肃的咳嗽、喘息、短气；肾虚的早泄、滑精；三焦气机失调所出现的耳鸣、腋下肿痛、齿痛、喉病等都具有一定的调节和缓解作用。

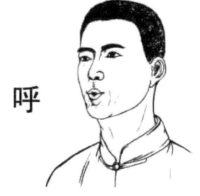

呼

六字练气诀——"呼"字诀

51. 2 月 20 日

滋补肝肾地黄丸 加味不同功有异

地黄丸有多种，如知柏地黄丸、杞菊地黄丸、麦味地黄丸、桂附地黄丸、归芍地黄丸等，这些地黄丸是在六味地黄丸的组方上加了几味中药而制成的。看起来名称相似，但其作用是有所不同的。

一、六味地黄丸

六味地黄丸由地黄、山药、山萸肉、茯苓、泽泻、牡丹皮六味药组成，具有滋补肾阴、壮腰健脑、清泻相火（一种虚火）的作用。凡高血压、糖尿病、高脂血症、脑中风等所出现的头晕、头痛、耳鸣、视物昏花、口干舌燥、舌苔少而薄、脉象细数均可用此药治疗。

二、知柏地黄丸

知柏地黄丸即六味地黄丸加知母、黄柏，出自明代张景岳《景岳全书》。知母滋阴，黄柏泻火，故本药重在滋阴泻火，如出现虚火症状，见全身潮热、夜间盗汗、五心烦热、男子梦中遗精、女子月经提前等，可用知柏地黄丸治疗。

三、杞菊地黄丸

杞菊地黄丸即六味地黄丸加枸杞、菊花，出自清代《医级宝鉴》。枸杞补肾填精，养肝明目；菊花清利头目，宣散风热，故本药以滋补肝肾、清头明目为主要功效。如见头晕目眩、视物昏花、耳鸣如蝉、记忆力减退者，可用杞菊地黄丸治疗。

四、麦味地黄丸

麦味地黄丸即六味地黄丸加麦冬、五味子。麦冬滋心肺之阴，五味子敛阴安神，故其主要功效为滋养心肺及肾阴，如见心悸、失眠、咽干口渴、咳嗽喘逆、眩晕耳鸣、盗汗烦热等，用麦味地黄丸最为合适。

五、桂附地黄丸

桂附地黄丸又名金匮肾气丸，出自张仲景《金匮要略》，为地黄丸之祖方，六味地黄丸就是由此方化裁而来的。桂枝、附子是扶阳药物，重在温补肾阳，凡出现肾阳虚症状，如形寒肢冷、腰膝酸软、精神萎靡、阳痿不举、气短而喘等，可取桂附地黄丸治疗。

六、归芍地黄丸

归芍地黄丸即六味地黄丸加当归、白芍，出自《景岳全书》。当归与白芍都有养血柔肝的作用，也是治疗妇科病的良药。凡妇女出现血虚头痛、月经淋沥不断，如围绝经期综合征、功能性子宫出血、慢性迁延性肝炎、慢性肾盂肾炎等都可考虑用此药治疗。男性出现相关病证也可用此药治之。

52. 2 月 21 日

讳疾忌医不可取　无病先防是正道

　　战国时期有一位名医，由于他到过许多国家去治病，飞来飞去的，好像报喜的雀鸟一样，得到众多百姓的爱戴，百姓就给他取名叫"扁鹊"，而他的真名却被人们忘记了。

　　扁鹊，真名为秦越人，战国渤海郡郑人。学医于长桑君，精通临床各科。其医术随俗而变，到了邯郸，即为带下医（妇科医生）；过洛阳，为耳目痹医（耳鼻喉科医生）；入咸阳，则为小儿医。他长于脉诊，治病多奇验，名闻天下。司马迁说："至今天下言脉者，由扁鹊也。"

　　有一次扁鹊去见蔡桓侯，扁鹊在旁边站了一会儿，对蔡桓侯说："你有病了，现在病还在皮肤里，若不赶快医治，病情就会逐渐加重！"蔡桓侯对大臣们说："这些医生就喜欢医治没有病的人，以此来炫耀自己的本领。"过了十天，扁鹊又去见蔡桓侯，说他的病已经发展到肌肉里了，如果不治，还会加重。蔡桓侯不理睬扁鹊，扁鹊无奈地走了。又过了十天，扁鹊又去见蔡桓侯，说他的病已经转到肠胃里了，再不从速治疗，就会更加严重了。蔡桓侯还是不理睬。又过了十天，扁鹊再一次去见蔡桓侯，对他望了望，转身就走。

　　蔡桓侯觉得很奇怪，于是派使者去问扁鹊。扁鹊对使者说："病在皮肤、肌肉、肠胃，不论是针灸、服药，都还可以医治；病若到了骨髓里，还有什么办法呢？现在蔡桓侯的病已经深入骨髓，我也无法给他医治了。"过了五天，蔡桓侯浑身疼痛，赶忙派人去请扁鹊，扁鹊已经逃到秦国了。蔡桓侯不久就死了。

　　这个故事说明，有了小毛病，就应该赶快医治。蔡桓侯讳疾忌医，一误再误，以至病已深入骨髓，变成了不治之症。病情的变化是不以个人意志为转移的。只有未病先防，将疾病控制在萌芽状态，才能使身心保持健康。若像蔡桓侯那样，不关爱自己的身体，不听医生的劝告，有了病也不积极去治疗，那样小病也会变成大病，轻病会变成重病。到那时，悔之晚也。

53． 2 月 22 日

欲问何药延缓衰老 十味中药不可少

一、何首乌

何首乌可以补肝肾，养精血，是预防和治疗动脉硬化的良药。凡头晕、失眠、腰膝酸软、头发脱落或早白，均可取用何首乌。

二、大黄

大黄作为一种抗衰老药物有点不可思议。它的补益作用是通过排除体内毒素而获得的。小剂量可以健胃，中剂量可以缓泻，大剂量则可泻下。

三、山药

山药具有益肺、健脾、补肾功效，既补气又滋阴，对于消化不良尤为适宜。另外，它还有预防脂肪沉积、避免出现肥胖、滋养肌肤的功效。

四、刺五加

刺五加是健脑、强壮、轻身、耐老之良药，可增强机体免疫力，抗疲劳，抗辐射，调节血压，增加冠状动脉血流量等。

五、绞股蓝

绞股蓝具有抗疲劳、抗衰老、降低胆固醇、预防肿瘤的作用，可抗动脉粥样硬化，抗血栓形成；增强心肌收缩力，保护心肌细胞；增强人体免疫力。

六、黄芪

黄芪具有补气升阳、固表止汗、托疮生肌、利水消肿的功效；可以调节胃肠运动，促进代谢，兴奋子宫，增强心肌收缩力，降低血糖，调节血压，抗肿瘤等。

七、枸杞子

枸杞子是一味药食两用的佳品，适用于肝肾阴虚、精血不足引起的头晕目眩、腰膝酸软、遗精滑泄、视力减退、牙齿松动、耳鸣耳聋、须发早白、失眠多梦、潮热盗汗，或未老先衰、精神不振者。

八、灵芝

灵芝具有补气养血、止咳平喘、宁心安神的功效。凡身体虚弱，病后正气未复，或化疗、放疗后体力不支，或产后气血亏虚等，均可考虑用灵芝调补之。

九、三七

三七的主要功效可用八个字概括，即"止血、散瘀、消肿、止痛"。民间有"止血金不换"之称。

十、茯苓

茯苓具有健脾和胃、补脑健身、利水渗湿、宁心安神的功效。可以抗病毒、抗肿瘤，减轻放疗与化疗的副作用，且具有保肝降酶、延缓衰老、美容养颜等作用。

54. 2月23日

春捂防病有讲究　上薄下厚护腰肾

民间谚语谓："春捂秋冻。"春季气温逐渐回升，但在初春3、4月间，天气午暖还寒，寒温气流交汇，气压很不稳定。上午春意暖暖，下午却寒气袭人。如果过早地减去棉毛衣服，寒气就会乘虚而入，伤及人的阳气，伤风、感冒、气管炎等呼吸道疾病会缠身难愈。那么怎样做到"春捂"防病呢？

其一，不忙减衣

初春到来，气温回升，由冬季平均气温10℃左右上升到15～18℃，这需要一个回升的过程。气温会忽高忽低，天气会忽冷忽热，而人们往往难以预测这种变化。如果气温回升就减衣服，遇到气温突然下降衣服还没有加上，就会患感冒、气管炎等，也会使原来的疾病加重。所以不要过早地脱掉棉毛衣服，以防风寒侵入而致病。

其二，上薄下厚

人的阳气根于肾，春季随着阳气的回升，肾中的阳气也会逐渐升发。肾居腰府，阳气由此向全身布散。一旦有风寒入侵，阳气就会被困于下，使腰以下的血液循环受到阻碍，出现腰膝酸软、疼痛麻木等症。因此，初春时节，下身的裤子、袜子、鞋子宁要穿得厚点、暖和点，而不要换得太快、脱得太早。

其三，积极保护

春季是常见病多发季节，也是过敏性疾病的高发时段。特别是患有慢性支气管炎、哮喘、类风湿关节炎、皮肤病的人，一遇到气温突变，或花絮拂面，或粉尘飞扬，旧疾就会复发，甚至加重。此类病人，出门要戴口罩，少到公共场合去；患关节疼痛的人，要保护好自己的关节；患有心脑血管疾病的人，更不可忽视"倒春寒"的影响，"避风如避箭"这句话要时刻记在心上。

其四，饮食防护

饮食防护也是预防春季多发病的重要措施。阳气虚的人，可以用黄芪、党参、大枣适量，煮成茶水饮用，以补气护卫，提高机体免疫力。患有呼吸道疾病的人，可以喝一些姜糖枣茶，即取生姜10克，大枣10枚，加水煎煮成茶，少加红糖，日日饮用；患有关节疼痛的人，生姜是不可缺少的，可以生吃，亦可以到超市买姜糖片食用。此类病人，不可食用寒冷食物，亦不可过量食用辛辣温热之品，以防出汗过多，腠理开泄，诱发感冒等疾患。

55． 2月24日

正月十五吃元宵　健康提示不可少

农历正月十五是元宵节，元宵节起于何时，民间说法不一。

一说是春秋末，楚昭王复国归途中经过长江，见江面浮有红如胭脂的果瓤，品之味道甜美，众人都不知道此为何物，昭王便派人去问孔子。孔子说："此浮果也，得之者主复兴之兆。"而这一天正好是正月十五。以后，每逢此日，昭王就命手下人仿制此果，并用山楂做成红色的馅，煮熟食之。另一说法是：汉武帝时，宫中有一位女子，名叫元宵，她做的汤圆十分香甜可口，受到宫中人的喜爱，从此宫中就把汤圆改叫元宵。

元宵作为欢度元宵节的应时食品是从宋代开始的。当时称元宵为浮圆子、圆子、糖元等，因为元宵节必吃圆子，所以人们便用元宵来命名。民国时期，袁世凯做了大总统，还想当皇帝，因美梦不成，终日闷闷不乐。这一天，他的姨太太想吃元宵，话刚出口，就被袁世凯打了一个耳光，因"元宵"与"袁消"谐音，从此袁世凯手下的人再也不敢说"元宵"二字，只能说"汤圆"。后人就此事写了一首打油诗："诗吟圆子溯前朝，蒸化煮时水上漂；洪宪当年传禁令，沿街不许喊元宵。"

元宵是用糯米粉做成的圆形食品，带馅的有甜、咸之分。甜馅一般有豆沙、芝麻、枣泥、果仁、麻蓉、杏仁、白果、山楂、胡桃仁等；咸馅有肉丁、火腿、虾米等。我国南北方的元宵有很大差别，北方甜味元宵较多，南方则咸味元宵较多。元宵的吃法亦有多种，可水煮、油炸、上笼蒸等。

吃元宵含有团团圆圆的意思，盼的是家庭和睦，社会安宁。南方民间有民谣流传："上灯元宵落灯面，吃了以后望明年。"这种期盼是美好的、向前看的。

元宵是高热量食品，含有过多的糖分及油脂，过量摄入，对身体健康会带来一定损害。做元宵用的是糯米，糯米含淀粉多，黏性高，不易消化，对于胃肠功能欠佳的人，尤其是小孩、老人，应慢慢食用，以免烫伤嘴和食道。另外，患有高脂血症、高血糖、高血压的"三高"患者，体重超重者，应尽量少吃元宵。在食用元宵的时候，可以多吃一些蔬菜，这样就不容易引起食积不化，也可避免烫伤。

56. 2 月 25 日

小儿感冒要慎重　不可急用退热药

严寒冬季，走进各大医院的儿科门诊，因感冒就诊的患儿比以往要多，只听一位年轻人说："大夫，俺儿子感冒发热，赶快给俺打针吧！"大夫在那里反复解释，年轻人好像不大理解。

其实，发热是感冒的常见症状，是机体一种防御性的反应，既有利于歼灭入侵的细菌，又有利于儿童的生长发育。儿童感冒发热，父母亲认为会损害脑子。其实发热本身是不会使"脑筋变坏，智力变差"的。发热可以使小儿的防御能力大大加强，为消灭病原微生物，并消除炎症创造有利条件，有利于小儿的正常发育。只有脑炎、脑膜炎等发热才会伤及大脑智力。

既然发热是小儿对致病因素的正常反应，那就不要急于用退热药或者是抗生素。因为抗生素只对细菌性感冒有效，对病毒性感冒是无效的。严格来说，对于病毒性感冒并没有什么特效药物，只有对症治疗。

那么小儿感冒发热用什么药呢？低热患儿多喝开水，多休息，不用药也会好的；也可用热毛巾擦额头、腋窝、大腿窝、腘窝、手足等，以加速散热。发热不严重的可以喝生姜红糖水，饮后盖被使患儿微微出汗，效果更好。发热在38℃左右，可以选择一些中药退热，如冬季感冒发热，风寒型的可以用桂枝合剂，肺热型的可以用麻杏石甘合剂，寒热兼有的可以用小柴胡颗粒或柴芩颗粒，胃肠型的可以用藿香正气口服液，伴有咳嗽者可以用鲜竹沥口服液与小柴胡颗粒合用等。发热38.5℃以上，可用小儿退热栓，每次半粒到1粒，塞入肛门，1日不超过3次；或泰诺林等。

值得注意的是，不可使用成人服用的药去治疗小儿感冒，如速效伤风胶囊、感冒通、安痛定等。这些药物对小儿骨髓造血系统可产生抑制作用，会影响小儿血细胞的生成与生长，易导致白细胞减少及粒细胞缺乏，降低小儿免疫力。成人常用的复方阿司匹林更不能用于小儿。小儿感冒发热是常见病证，家长不要急于退热，而忽视小儿体质因素；切不可自己购买药物治疗，以免引起严重的后果。

57、　2 月 26 日

预防疾病保健康　免疫功能要增强

人的免疫功能是保护健康、抵御疾病侵袭的屏障和"作战部队"。一个身心健康的人，他的免疫功能必然是正常的。反之，免疫功能低下的人必然是易患疾病的。有一部分中老年人，因为免疫功能较差，经常感冒、发热和出现各种炎症。有的还会患上严重疾病，乃至危及生命。怎样保护自己的免疫功能，从而增强体质、预防疾病呢？以下分五个小题进行回答。

一、坚持体育锻炼，增强体质

中老年人要坚持体育锻炼，如坚持走步、慢跑、游泳、打太极拳、做广播操、做瑜伽等，重在参与，这对增强免疫功能非常重要。

二、保证充足睡眠，劳逸结合

保证充足睡眠是增强免疫功能的重要措施之一。睡眠充足，人体血液中的 T 淋巴细胞和 B 淋巴细胞都会显著上升，而这些淋巴细胞是人体免疫力的主力军。经常熬夜的人，其免疫功能自然比常人要低，感冒、咳嗽、发热的患病率也会明显增加。

三、避免有害因素，保护环境

现在环境中的致病因子非常多，如空气污染、烟雾、污水、农药残留、强光照射等，应当尽量少接触这些致病因子，常到树林、河边、绿地活动，避免污染物进入体内。

四、合理安排饮食，科学搭配

饮食应以素食为主，注意荤素搭配。适当增加贝类、鱼类、菌类、豆类、海藻类食物。维生素的主要来源是蔬菜与水果。其他如蘑菇、番茄、大葱、大蒜、洋葱、大豆等，都有益于增强人体的免疫功能。

五、饭前吃点水果，有益健康

据专家观察，饭前吃一点水果，能够消除因吃熟食所造成的不良刺激，保护免疫系统功能。只是饭前吃水果不要过量，以保证正常饮食量的摄入。

58. 2 月 27 日

防微杜渐治未病　滋阴助阳抗衰老

张仲景不但是一位伟大的临床医学家，而且也是一位深得《内经》之旨的养生学家。他利用药疗、食疗、体疗、针疗等方法来扶正祛邪，促进康复，对中医养生学的发展起到了重要的指导作用。

一、防微杜渐治未病

张仲景把"导引吐纳"放在养生首位，这不是偶然的。导引是以肢体运动、自摩自捏、伸缩手足为特点的一种医疗体育方法。吐纳，《庄子·刻意篇》说是"吐故纳新"，实际是调整呼吸的一种养生祛病方法，类似现行的气功。"导引吐纳"就是防病抗老的运动，它简便易行，而且能收到意想不到的效果，所以人们乐于接受。

另外，张仲景还善于用针灸来防止疾病的传变。例如当太阳病"欲作再经者，针足阳明，使经不传则愈"。又如太阳病不解，"先刺风池、风府，却与桂枝汤则愈"。现在，我们常用针刺风池、风府来预防和治疗感冒，很可能与仲景的治疗经验有关。

二、调养元气健脾胃

张仲景非常重视食物的疗养作用。考仲景之方，有不少食品药物，如生姜、大枣、小麦、大麦、粳米、薏苡仁、赤小豆、鸡子黄、山药、百合、蜂蜜、饴糖、羊肉、酒等，这些食物对五脏具有不同程度的补养作用，特别是对脾胃的调养功能尤著。但饮食须有节制，应当注意卫生，以及相宜、禁忌等。

张仲景在《伤寒论》中设"瘥后劳复证治"，为热病后巩固疗效、预防复发、养胃复原树立了规范。方药论治概括起来为：调中助胃清热的枳实栀子豉汤、解热和胃的小柴胡汤、温中健脾的理中丸、利水解脾肾之困的牡蛎泽泻散、生津养胃清热的竹叶石膏汤等。后人将这些方法推而广之，应用到内伤杂病中去，常收到健脾胃、扶元气、生津液之效。

三、滋阴助阳抗衰老

张仲景为我们留下了不少燮理阴阳、抗衰老的方剂。如肾气丸，《金匮要略》中凡见四处，具有滋阴助阳的作用。滋阴之虚可以生气，助阳之弱可以生水。肾气振发，气化复原，则病可去，衰可复。后世补肾阴的六味地黄丸方都是由肾气丸化裁而成的。肾气丸能提高机体抗病能力，增加血液循环，改善肾功能，具有护肝、降压、降血脂、强心、利尿等作用。用于治疗老年常见病，如高血压、糖尿病、前列腺肥大、肾炎、心脏病等常获良效。

59、 2 月 28 日

动静结合互为根　　练习太极需认真

在《陈氏太极拳图说》中有这么几首诗，对于理解太极拳非常有益。一首为"动则生阳静生阴，一动一静互为根，果然识得环中趣，辗转随意见天真。"一首为"一阵清来一阵迷，连环阖辟赖斯提，理经三昧方才亮，灵境一片是玻璃。"前一首说的是太极拳的意理，它根于阴阳学说，一动一静、一上一下、一左一右、一开一合、一刚一柔、一前一后都讲的是阴阳转化。学习太极拳，首先要明白阴阳，明白阴阳的动静、开合、刚柔，就能理解太极拳的内涵。后一首说的是理解了还远远不够，必须真正去练，在练中细心体验，在体验中去认真地练。"三昧"，即事物的精要、真谛。真正理解太极拳中的精要不是那么容易的，真是要"一阵清来一阵迷"，就是不断地理解、不断地体会，有收获也会有挫折，坚持不懈，十几年、几十年地练习，就能体会到它的内涵就像玻璃那样透明，没有杂尘。

太极拳是中国武术的奇葩，具有强身健体和延年益寿的功效。坚持练习，对心血管、神经、呼吸、消化、骨骼、关节及肌肉等各器官都有良好的保健作用。自改革开放以来，太极拳走出国门，受到世界人民的青睐。现在，走到我国的城市或农村，到处都可看到太极拳爱好者，那种高度集中、眼随手转、步随身换、动作圆润、呼吸吐纳等等一连串的动作，使年轻人刚中有柔，老年人柔中有刚，患病者渐入佳境，颓废者精神振作，外国人看了目不转睛，连声称赞道：东方太极好！

打太极拳采用的是腹式呼吸，每次呼吸的肺活量都很大，所以应选择环境幽静、地面平坦、空气清新的地方。首先要调整好呼吸，稳定心态，目不外视，耳不旁听，使身心进入比较安静的状态，这样才能收到应有的效果。

打太极拳要掌握要领。有人说：打太极就是"画圆"，这话说得有一定道理。太极拳的练功原则是：既不能过于柔软，又不能偏于刚强；既不可把肢体抻得太直，又不可过于弯曲；刚柔参半，阴阳中和；"两手转环东复西，两足横行步法奇"；身架高低自如，动作快慢有序；切不可挺胸、收腹、翘臀。否则，元气就会逆行，达不到练拳的效果。

60、 3月1日

科学解释寿字谜　老者点头言有理

寿谜是一种对"寿"的表达形式，常常在文艺活动中作为猜谜语的项目而营造气氛。寿谜的内容没有特别的规则，但与祝寿有关，谜面与谜底不能有不祥的字眼。这里有一则关于寿谜的趣事，读起来还颇有文化的趣味。

1978年初，我国著名科学家郭沫若在北京医院住院。有一次在与数学家华罗庚谈话时，提到古人对高寿之人给予的美称。

华老说："常说七十岁为'古稀'，八九十岁为'耄耋'，百岁为'期颐'。如果未到整数，只有七十七岁、八十八岁、九十九岁，怎么称呼呢？"

郭老说道："有人把七十七岁称为'喜寿'，八十八岁称为'米寿'，九十九岁称为'白寿'。"

华罗庚问："为什么这样称呼呢？"

郭老风趣地说道："解决这个问题就要求助于数学家和文学家了。这是三个字谜，'喜寿'可猜为七十七岁，因为'喜'字的'草体'便是由'七十七'三个字组成的；'米寿'一看形体就知道上、中、下为八十八，'米寿'表示吃米，即粗茶淡饭就能活到八十八；'白寿'可猜为九十九岁，因为白字是'百'字缺一，即九十九。"郭老解释完寿谜，华罗庚感叹道："言之有理！"说罢，两个人哈哈大笑起来。

在我国闽南、台湾等地，向亲朋好友祝寿，在礼品中必须有两包茶叶。因为"茶"字是由双"十"字构成草字头，即二十；中部是"八"，再往下是"十"与"八"组成的"木"字。也就是说，"茶"的中下部是"八十八"，加上上部的"二十"，合起来就是"一百零八"，说的是喝茶就能长寿。因此，祝寿送茶，表示祝愿长寿。

61. 3月2日

长寿之乡有妙诀 家庭和睦食杂淡

世界上有六大长寿之乡，一是我国广西巴马，二是我国新疆和田，三是巴基斯坦罕萨，四是格鲁吉亚外高加索，五是厄瓜多尔比尔卡班巴，六是我国江苏如皋。这些地区多是山区、乡村、高原等地，远离工业化的城市，有着优美的环境、优良的水源和安静的田野。

以江苏如皋为例，最近国际自然医学会"世界长寿乡"调查组对如皋长寿现象进行考察，确认如皋符合"世界长寿乡"认证资格条件，成为世界第六长寿乡。

如皋市位于江苏省东部，濒江临海，经济发达，文化底蕴丰厚，有着丰富多彩的长寿风情。在全市141万人口中，百岁以上老人265人，90岁以上老人9000多人，80岁以上老人5.8万多人，百岁以上老人居全国县（市）之首，占比达1.89人/万。

在六个长寿之乡中，唯如皋为经济发达地区，其长寿的因素有着特殊的个性。据调查，如皋百岁老人中，有94%都与子女、孙女、重孙子女生活在一起。四世乃至五世同堂是如皋人长寿的重要因素。在饮食上，如皋长寿老人讲究淡、杂、鲜、野。所谓"淡"，就是喜吃粗茶淡饭，拒绝大鱼大肉，暴饮暴食；所谓"杂"，他们吃饭大多不挑食，既吃细粮大米、白面，也吃粗粮玉米、大麦，喝的粥也是粳米、玉米面与蔬菜、水果、花生搭配；所谓"鲜"，肉要当天宰的，鱼要活蹦乱跳的，蔬菜要带露水的，豇豆要早上摘的，豆腐要当天做的；什么是"野"呢？当地人有句俗语：如皋人，生的怪，有菜不吃吃野菜。在如皋人家的菜桌上一年四季都有野菜佐餐，春天有香椿头、枸杞头、榆树头、马齿菜，夏天有芦笋、紫果，秋冬有芥菜、毛老虎、鹅儿头、紫花菜、家灰条等。你看如皋人的生活既简单，又丰富。在这样的环境里，吃的是无公害的五谷杂粮、水果蔬菜；喝的是家乡水和自己酿造的酒。家庭和睦，社会和谐，人与自然协调统一，大环境安静，小环境快乐，人们的心里总是欢欢乐乐，怎能不健康长寿呢！

人们把六个长寿之乡的基因概括为：巴马长寿基因为负氧离子＋终身吃粥；和田长寿基因为光脚走路＋家庭和睦；罕萨长寿基因为常吃杏＋易满足；外高加索长寿基因为扁豆＋蜂蜜＋乐观；比尔卡班巴长寿基因为矿物质水＋无金钱概念；如皋长寿基因为四世同堂＋鲜食＋野菜。

62. 3 月 3 日

提肛运动好处多　乾隆皇帝偏爱之

在中国历代皇帝中，乾隆为长寿之冠，享年89岁。据清宫医案记载，乾隆87岁时还能外出打猎，临终前尚能读书写字。在封建社会，皇帝的生活是纳妾选妃，声色犬马，过着纵欲无度的糜烂生活，因而长寿者甚少。为何乾隆皇帝能年至耄耋？医学家认为，这与乾隆皇帝坚持提肛运动有一定关系。

肛门是消化道在会阴部的开口，其主要功能是排便，未被吸收的食物残渣以粪便的形式从肛门排出体外。该处最容易患的疾病是痔疮、肛瘘以及便秘等。而提肛，则是最简易、有效的一种健身方法。做起来很简单，就是有节律地收缩肛门周围的肌肉，它能改善会阴局部的血液循环，增强盆底肌肉和韧带的强度，对维持正常人的性功能非常有益。

对于男性来说，有节律地收缩肛门，对前列腺是一种有效的温柔按摩，可以促进会阴部的静脉血回流，使前列腺充血减轻、炎症消退，对预防与治疗前列腺疾病有很大的帮助。

对于女性来说，提肛运动可以使阴道收缩有力，增强女性对性生活的愉快感觉；还可以改善女性尿频症状。

有的老年人在大笑或咳嗽时会出现尿裤现象，这在医学上叫"尿失禁"。若能经常做提肛运动，便能使"尿失禁"得到缓解。

练习提肛，对于中老年人的痔疮、肛裂、脱肛、便秘、慢性结肠炎等，均有较好的防治效果。

提肛运动不受时间、场地限制。练习时，首先是用力收缩肛门，然后放松，这样使肛门一紧一松，每次持续10秒钟，反复做20次，每日做2～3遍。最好尽可能久地收缩肌肉，慢慢地增加锻炼时间与次数。坚持1个月，可以增强肛门括约肌的力量，改善肛门的血液循环，防止脱肛和肛门松弛，使人精力充沛，排尿顺利。

在做这项运动时，不可紧绷腹部、臀部及腿部肌肉。否则，会影响提肛效果。

63. 3月4日

酒为水谷之精气　炮制药酒有宜忌

俗话说，"酒为水谷之精气"，适量饮酒有活血化瘀、通经活络、祛风散寒的作用。明代《本草纲目》辑录各类药酒配方200余种。我国还有节日饮酒的习俗，如除夕饮屠苏酒、端午饮艾叶酒、重阳饮菊花酒等。

药酒的炮制，一般是将植物的根、茎、枝、叶、花、子等，或动物的内脏或整体，或矿物成分，按一定比例浸泡在一定度数的白酒或黄酒内，使药物有效成分溶于酒内。经过一段时间的浸泡，除去药渣，取出酒液即成。

药酒大致分为治病药酒和补益药酒两类。治病药酒多具有祛风散寒、活血化瘀、通络止痛功效，主要用于颈肩腰腿痛、风湿痹痛，或跌打损伤等；补益药酒多具有补肾壮阳、补气养血、美容养颜等作用，主要用于肝肾亏损、气血虚弱、亚健康状态者。

药酒炮制最为常用的是冷浸法。一般白酒用50°～60°者较好，时间以15～30天为宜；黄酒可以更长一点。浸泡期间最好每天将器皿摇动几次，以利于药物有效成分浸出。浸泡动物药或矿物药多，就要多浸泡数日，其他还有热浸法、煎煮法、酿酒法等。

药酒的饮用以温服为好，一般每次10～30毫升，早、晚各1次。补益药酒可以较长时间饮用，治病药酒在病愈后则不宜再饮。下面介绍几款药酒方。

1. 三两半药酒

当归10克，蜜炙黄芪10克，牛膝10克，防风5克，白酒240毫升，黄酒800毫升，蔗糖84克。将前4味药压成粗粉置容器内，加入白酒或黄酒，浸泡48小时后，以每分钟3～5毫升的速度渗滤，在滤液中加入蔗糖，搅拌后静置，滤过即得。此酒有益气活血、祛风通络功效。每次30～50毫升，每日3次。

2. 三藤酒

鸡血藤、络石藤、海风藤、桑寄生各90克，木瓜60克，白酒1500毫升，按法炮制。此酒有祛风散湿、舒筋活络功效，主治风湿性关节炎及关节痛。每次30毫升，每日2次，以空腹饮用为宜。

3. 美髯酒

何首乌300克，旱莲草90克，桑椹子60克，黑豆皮90克，女贞子60克，熟地210克，侧柏叶60克，黑芝麻100克，白酒7000毫升。将药物粉碎，装入布袋，置容器中，加入白酒密封，隔水加热90分钟，取出候冷，埋于土中7天，取出后去渣，取液即成。此酒补益肝肾，清热凉血。适用于须发早白、脱发、头晕、腰酸等。

64. 3月5日

惊蛰春雷惊天地　气候回暖防疾病

惊蛰多在农历正月下旬，是二十四节气中第三个节气。

一些冬眠的虫类，如蛇、蝎子、蜈蚣、青蛙等，一冬蛰伏在地下，到了惊蛰就会从地下惊醒出于地面，所以这个节气叫"惊蛰"。惊蛰是一个重要的节气，一声春雷，不但惊醒了地下的？虫，而且也使整个大地苏醒过来，呈现出一派生机勃勃的景象。

惊蛰时节，我国有些地区已经是桃花红、梨花白、黄莺鸣叫燕飞来了，大部分地区进入了春耕大忙季节。这个时节，虽然春暖花开，但也是疾病多发之时，千忙万忙，预防疾病应当放到议事日程上来。

一是要预防感冒与流感。普通感冒与流行性感冒均源于病毒，症状以上呼吸道感染为主，可见发热、鼻塞流涕、全身酸软乏力，严重者可引起气管炎、肺炎、肾炎、心肌炎等，因此不可轻视。如何预防呢？首先是保持室内空气流通，增减衣服要适应天气变化，老人与儿童和体弱者尽量少去公共场所，多晒太阳，要有充足的睡眠，每天早晚用淡盐水漱口，寒性体质者可喝一些生姜红糖水，以增强防寒能力。

二是预防传染病的发生。惊蛰前后是流行性出血热的发病时期。此病的特点是突然怕冷，继之高热、面红、颈红、胸背部红，貌似醉酒，伴有头痛、眼眶痛、腰痛和皮肤黏膜出血点。此病早发现、早诊断、早治疗，及时抢救，对降低死亡率十分关键。另外，入春以后，也是流行性脑脊髓膜炎的发病季节，儿童患病较多。一旦发病，会出现突然高热、头痛、喷射样呕吐、惊厥和皮肤黏膜出血，应及时抢救。

三是预防皮肤病。惊蛰前后，风疹、麻疹、水痘和皮炎等皮肤病发病率很高。风疹以幼儿发病为多，怀孕妇女得了风疹病容易引起胎儿畸形。所以孕妇尽可能少去拥挤的公共场所，外出时应戴上口罩。

随着计划免疫的普及，小儿麻疹越来越少。麻疹病毒在阳光照射下，暴露在流动的空气中20分钟即会失去致病力。因此，集体宿舍、教室、家庭等人口密集的房间，要经常开窗通风。

水痘的预防，先是要隔离患儿。患儿要勤换衣服，需将其衣服洗净后煮沸30分钟，房间可以阳光照射或紫外线消毒。

这个时候出现的皮炎又叫"桃花癣"，易发于18～30岁女性，预防的方法是尽量不用化妆品，少晒太阳，多吃新鲜蔬菜、水果，对易致过敏的虾、蟹应禁食。

四是预防花粉过敏症。花粉过敏症易发于春暖花开的季节，症状为鼻子奇痒难忍，不断地打喷嚏、流清涕、流眼泪，有的人还会出现头痛、胸闷、哮喘等。对花粉过敏的人应尽量减少外出，尤其要少接触各类花粉。即使外出，也要戴上口罩、墨镜等，必要时可带上防止过敏的药物，如扑尔敏、赛庚啶等。

65、 3 月 6 日

看手观面知疾患 预先明白早预防

《黄帝内经》说道，五脏六腑的精气皆上注于面，所以内脏的疾病在面部都会有一定的表现。另外，脏腑的经气也反映在手上。因此，看手观面可以了解内脏疾病的概况。

1. 眼角鱼尾纹

眼角的皱纹简称鱼尾纹，从中医学角度来看，它可反映出肝脾功能的状况。女子 35 岁以后，男子 40 岁以后，衰老的信号最早出现的就是鱼尾纹。

2. 黑眼圈

黑眼圈可反映肾与膀胱的问题。黑眼圈的出现是肾虚的征兆，女子会有月经不调，男子会有性功能早衰；白领出现黑眼圈是神经衰弱的表现；学生若见黑眼圈会有健忘、失眠症状。地黄丸类方（中成药）是防治黑眼圈的有效药物。

3. 头发枯荣

中医学认为，"发为血之余"，头发的枯与荣可反映气血的盛衰。过早脱发与白发是肾虚的表现。这时候就要用一些补肾药或养血药，如杞菊地黄丸、左归丸、复方阿胶浆、当归补血片等。

4. 手指甲白月牙

女子喜欢看自己的指甲，看看是不是有白色的小月牙。一般小月牙占指甲的五分之一左右，如果小月牙太大，是内热的表现；若小月牙过小或没有，说明体质偏于虚寒。指甲发白表明贫血，指甲发紫表明缺氧，指甲条纹多表明动脉硬化，指甲上白点多是消化不良或缺钙缺锌（看指甲月牙另有专篇叙述）的表现。

5. 眼下丘状颗粒

眼下丘状颗粒即下眼睑出现小丘状颗粒，这是血脂高或血黏度增高的表现。颗粒越大表明血脂越高，多见于中老年人或喜食膏粱肥厚之人。注意节制饮食，远离酒、肉以及腌制品等食物对缓解症状有帮助。

6. 耳垂冠状沟

耳垂出现斜向或直线的沟纹是冠状动脉缺血的信号。特别是体形肥胖的人，或有"三高"（即高血压、高血糖、高血脂）的人，要及早到医院做相关检查，以便进行早期的防治。

66. 3月7日

九大长寿保健穴　滋阴温阳健脾胃

1. 足三里

足三里位于膝关节下，为足阳明经之穴。具有健脾胃、助消化、通经活络、扶正祛邪、提高人体免疫功能的作用。"肚腹三里留"，主治消化系统疾病和过敏性疾患，平时可以作为保健穴进行按摩、拍打、温灸、拔罐等，长期坚持，必有效果。

2. 关元

关元位于脐下，为一身元气之所在。主男子藏精，女子藏血，主生殖，主元气。具有温肾固精、补气回阳、调理冲任、清理瘀血的作用，是防治泌尿、生殖系统疾病的主要穴位。

3. 气海

气海位于脐下，是强身保健要穴，为男女精气汇聚之处。具有益肾固精、升阳补气、调理冲任、通经散瘀的作用，以主治妇科疾患及虚劳、阳痿、不孕、不育等见长。

4. 合谷

合谷位于大拇指与食指之间，是治疗头面疾患的主穴。具有醒脑开窍、清热疏风、宣肺通窍、镇静安神的作用。"面口合谷收"，不仅能治疗头面诸多疾患，还能预防脑中风及老年痴呆。另外，合谷穴止痛效果好，是针刺麻醉最常用的穴位。

5. 内关

内关位于手腕内侧横纹后三寸，是心包络经穴。对心血管功能有明显调节作用，可以防治多种心血管疾病，是治疗冠心病的主穴。

6. 大椎

大椎位于第七颈椎与第一胸椎之间，是督脉重要穴位，主一身之阳气。具有解表清热、疏风散寒、通调督脉、息风止痉的作用，是治疗脑血管病及颈椎病的首选要穴。

7. 肾俞

肾俞位于腰脊旁，是肾脏的腧穴。激发肾俞穴，可以滋阴精，壮阳气，补肾之精气，聪耳通窍，利水消肿，对防治肾炎、阳痿、月经不调、腰肌劳损等有很好的效果。

8. 三阴交

三阴交位于踝关节内侧上三寸，是足三阴经交汇点。具有健脾和胃、补益肝肾、滋阴生血、疏通经络的作用。特别是男女生殖系统的健康有重要保健作用。三阴交还可以防治高血压、性功能减退、慢性肠炎以及月经不调、失眠、遗尿等疾患。

9. 涌泉

涌泉位于足底前纹交叉处，是常用的保健穴位。具有开窍宁神、导热下行、补肾固精、水火交济的作用。另外，涌泉穴是老少咸宜的保健穴，可以防治高血压、神经衰弱、失眠、头痛、健忘、前列腺肥大、便秘等疾患。

67． 3月8日

肝郁脾虚思虑多　逍遥能使病痛却

"逍遥"二字，最早见于《庄子·逍遥游》，是指悠然自得的样子。"逍遥游"就是自由自在、没有任何约束的活动。人不能逍遥，病在"有为"，又是为功，又是为名，又是为己，这样就不可能逍遥。

人若思虑不遂，郁气在胸，就会肝郁，这是影响身心健康的重要因素。对于这种病，"解铃须是系铃人"，心情放松、自我解脱是必要的，但用药物解郁也是必不可少的。逍遥丸（散）就是解肝郁、疏肝气的首选中成药。

逍遥散出自宋代《太平惠民和剂局方》。本方名曰逍遥，乃指方中柴胡疏肝解郁，以顺其调达之性，使肝气发挥正常作用；当归、白芍养血柔肝，补肝体而和肝用；白术、茯苓健脾益气，脾强则不受肝侮；炙甘草缓肝急以止痛；薄荷助柴胡疏肝解郁。诸药合用，肝脾同治，气血兼顾，实为疏肝扶脾的良方。

后世医家将逍遥散的应用指征归纳为：胃脘胀满，食欲不振，胸闷气促，两胁胀痛，善太息，咽部异物感；或往来寒热，头晕目眩，口干咽燥；或经前乳房胀痛；或痛经，舌质偏暗，苔薄白，脉弦或滑。其常见于消化、神经、内分泌、血液等系统疾病，以及五官、妇科等疾病。对妇女疾病的疗效尤为突出，清代叶天士称赞该药为"女科圣药"。当代名医秦伯未先生治疗肝硬化，最基本的用方也是逍遥散。

1. 逍遥助孕汤

逍遥散加香附、郁金、合欢皮、娑罗子、路路通、陈皮。主治肝气郁滞型不孕症。

2. 逍遥降糖饮

逍遥散加生地、知母、枸杞子、香附、川芎。主治肝郁气滞型糖尿病。

3. 变通逍遥散

逍遥散加香附、佛手、煨姜。主治肝郁脾虚之痛经、经期失序。

4. 丹栀逍遥散

逍遥散加牡丹皮、栀子。主治怒气伤肝，内火时起，心烦急躁，血少目痛，经期提前。丹栀逍遥散加旱莲草，主治乳头溢液症；加木瓜，主治髋关节暂时性滑膜炎；加丹参，主治功能性低热或经期低热；加菊花、石菖蒲，主治肝郁型急性视神经炎；加生地、菖蒲、桃仁，主治肝郁脾热型萎缩性鼻炎。

5. 加减逍遥散

加减逍遥散即丹栀逍遥散去薄荷、生姜，加白芥子、半夏，用于肝气郁结、手足酸痛、胸胁瘀胀等。

68、 3月9日

预防感冒非小事　请君选用玉屏风

自2003年"非典"肆虐以后，人们对疾病的预防意识明显增强。但如何选用预防药物，仍有不少盲目性。例如，提到预防感冒，人们会不由自主地去选用清热解毒的板蓝根、柴胡等制剂，而忽略扶正祛邪药物。《黄帝内经》云："正气存内，邪不可干。""盖无虚，邪不能独伤人。"只有提高机体自身抗病能力，才能有效地抵御外邪侵袭。而玉屏风散乃为医家推崇的扶正祛邪、预防感冒的首选方剂。

玉屏风散出自元·危亦林《世医得效方》，由黄芪、白术、防风三味药物组成。原为自汗不止、气虚表弱、易感风寒而设。方中黄芪益气固表为君，白术补气健脾为臣，佐以防风走表而散风。且黄芪得防风，固表而不致留邪；防风得黄芪，祛邪而不伤正气。三味合用，能使卫气振奋，腠理固密，如得屏风之护围，故以"玉屏风"名之。研究还表明，玉屏风散能明显降低感冒、流感发病率，防止慢性支气管炎发作，促进体内IgA、IgG升高，提高机体免疫力。还有人将玉屏风散用于经前感冒，服药前测量脾虚、肺虚组患者的IgA、IgG值，均见降低，而治疗后不仅症状改善，且IgA、IgG值上升。反复感冒，亦是风心病、心力衰竭、肺结核、气管炎、慢性肾病等疾病的发作诱因之一。应用玉屏风散可扶正祛邪，有效防止上述疾病的发作，控制病情，提高机体的抗病能力。

当代名医蒲辅周善于用玉屏风散治疗表虚自汗，经常感冒者，方取生黄芪120克，白术180克，防风60克。三味共为粗末，每服9克，早、晚各煎服1次。坚持服用，反复感冒者可愈，表虚自汗者可止。本方性味甘温，作用缓和，用于扶正祛邪，需少量久服，方能收到预期效果。即所谓"补药无近功，久服自有益"。

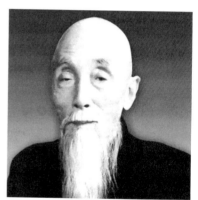

著名中医学家蒲辅周
（1888—1975年）

69. 3月10日

薯蓣篱高牛膝茂　隔岸开遍地黄花

清代乾隆年间，沁阳籍进士范照黎写了一首诗，是称赞四大怀药的。诗云："乡村药物是生涯，药圃都将地道夸，薯蓣篱高牛膝茂，隔岸开遍地黄花。"诗中的"薯蓣"就是怀山药；"篱"是借用陶渊明的"采菊东篱下，悠然见南山"的诗句，乃指怀菊花；牛膝、地黄都是直呼其名。

"四大怀药"出自河南省焦作地区。据史料记载，明朝这一地区属怀庆府管辖，辖八个县，故称所产的山药、地黄、牛膝、菊花为"四大怀药"。其实，早在夏商之前，焦作一带就被称为覃怀之地，以后又称为怀州、怀孟、怀庆等。在沁阳境内的神农山附近，至今还保留有山药沟、地黄坡、牛膝川、菊花岭等自然地名。

"四大怀药"在国际上被称为"华药"，在华侨中被称为"国药"。1914年在美国旧金山和南洋马尼拉举办的万国商品会上，"四大怀药"作为"国药"展出，经国际专家认可，"华药"一举扬名海外。

我国最早的药学经典《神农本草经》就把焦作（古称覃怀地）所产的地黄、山药、牛膝、菊花列为"上品"之药。在后来的长期临床实践中，这四种药物与其他地方所产的药效差别逐渐显露出来，并被医学家所认可，于是"道地药材"的理论就自然而然地产生了。

"四大怀药"的功效是不可替代的。晋代道教医学家陶弘景曾云游怀庆之地，并写了一首《山中诗》来表达他的感受。诗云："山中何所有，岭上白云多。只可自怡悦，不堪持寄君。"据说，他还把亲自采来的"四大怀药"放在青石板上，一一品赏。品赏之后，他的头不由自主地轻轻摇动，身心欲神若仙，五脏六腑，熨帖通泰。他的目光停留之处，都飘逸着一朵怡悦的白云。之后，他在审定《名医别录》时，在山药、地黄、牛膝、菊花条目里，特赋予他对"四大怀药"的诗情感受。

综合"四大怀药"的特性，它们具有滋阴补阳、益气养血、生精填髓、清头明目、强筋壮骨、健脾祛湿等多种功效。为什么这里所产的药材有如此功效呢？据史料记载，自古以来，焦作地区就是一个多条河流交汇、湖泊沼泽遍地的冲积平原，黄河、济水、丹河、沁河等水系，像拧麻花一样在这里滚来滚去，将各种土壤汇聚于此。土厚、水肥、人慧，加上地理环境的特殊，"头枕太行山，脚踏黄河滩，中间加个牛角川"，为出产"四大怀药"创造了独特的自然环境。有许多人试着把"四大怀药"移植到他们那里，结果都失败了。这时他们才明白，"地道药材"离开当地的土质、气候、生态条件就会变质变性。这也正是"橘生淮南则为橘，生于淮北则为枳"的缘由。

70、 3月11日

心痛发作莫惊慌　速用救心除病恙

提起救心丸，人们就会想起速效救心丸。其实救心丸类药是指由川芎、麝香、丹参、三七、冰片等不同药物组成的一系列急救中成药。它包括速效救心丸、复方丹参滴丸、麝香保心丸、冠心苏合丸等。

提起救心丸的来由，还要从日本生产的救心丹说起。

20世纪80年代初期，日本的救心丹风靡中国，被称为"救心神药"。许多人托人到香港或日本去购买。为什么日本的救心丹如此受人青睐？葫芦里到底卖的是什么药？我国科学家经过研究发现，此药原来是我国"六神丸"的翻版。

一、六神丸的来历

六神丸出自清代中叶的《雷允上诵芬堂方》，是一种治疗咽喉肿痛的良药。它由六味药物组成，除有明显的抗菌、消炎作用外，还有镇痛、抗惊厥、强心等功效，而且老一代中医专家常用来治疗心绞痛。经过研究，专家们很快研制出一批心脏急救中成药，如速效救心丸、复方丹参滴丸、麝香保心丸等。这些药的显效时间、维持时间、缓解症状的效应都等于或超过日本的救心丹，价格却比较便宜，日本的救心丹很快退出中国市场。

二、救心丸的区别

救心丸大致分为两类，一是活血化瘀类药，一是芳香温通类药。速效救心丸、复方丹参滴丸属于活血化瘀类药，麝香保心丸、冠心苏合丸属于芳香温通类药。活血化瘀药具有降低血黏度、抑制血小板聚集、防止血栓形成甚至溶栓作用，也就是主要对"血瘀"起作用。芳香温通药具有保护血管内皮、抑制动脉硬化进展、稳定血管斑块等作用。近年来发现，芳香温通药能促进缺血心肌的血管再生（通俗称药物搭桥）。

三、怎样服用救心丸

服用救心丸应注意几个问题：①心绞痛发作时，立即服用速效救心丸10～15粒，或复方丹参滴丸6～8粒，或麝香保心丸2～4粒。②含服10分钟后仍不起效，可酌情再服1次。如果仍不起效，应立即到医院抢救，不能再服用此类药。③急救时，不要吞服，因为吞服后经肠胃吸收，起效慢且药效降低。④含服药物时，应采取坐位，站立服会使血压下降，引起头晕、目眩，甚至晕厥。躺着服会使大量血液回流到心脏，使心脏负担加重，病情不易缓解。⑤低血压的病人，慎用救心丸类药，以免降低血压。

救心丸类药，因具有活血化瘀、扩张血管的作用，所以还可缓解头痛、胃痛、心动过速等。有高血压冠心病的人，应随身携带，以备不时之需。

71、 3 月 12 日

春来香椿香齿牙　　开胃散寒飘万家

提起香椿，在我国的南方、北方可以说是家喻户晓，人人都知道。

香椿原产于我国，主要分布于黄河与长江流域，著名的有安徽太和香椿、山东西牟香椿、河南焦作红香椿等，现在世界上许多国家都有栽培。古代曾作为贡品进献皇帝。唐宋以后，香椿被加工成美味佳肴为百姓所喜爱，现在香椿细菜已远销海外。

香椿是多年生落叶乔木，树木可高达 10 米左右。幼叶紫红色，成年叶绿色，叶被红棕色，叶柄红色。其嫩叶、嫩芽、叶柄，质脆柔软，鲜美芳香。其营养成分非常丰富，每 100 克香椿中含蛋白质 9.8 克，居蔬菜之冠；另外还含有钙、磷、铁、维生素 C、维生素 B_1 和 B_2、胡萝卜素、碳水化合物、脂肪等。

俗话说："三月八，吃椿芽。"中医学认为，香椿芽性凉，味苦而甘，无毒，有清热解毒、泻火杀虫、止泻止利的功效，可用于肠风痢疾、疔疮痈疽等。香椿果实即香铃子，性温味辛，有散风祛寒、通痹除湿的作用，可治疗风寒感冒、胃肠不和、风湿性关节炎等。香椿嫩芽、嫩叶有开胃进食、除口中秽气、利咽开音的功效。

香椿的食用方法很多，如香椿炸豆腐、香椿炒鸡蛋、香椿煎饼、香椿蒜泥等。今介绍三款食用偏方。

1. 香椿拌豆腐

嫩豆腐 300 克，香椿头 50 克，香油 10 毫升，精盐、鸡精少许。将豆腐用开水烫一下，沥去水分，切成长条或方块，上撒精盐，稍等片刻，使水分沥尽。将香椿嫩芽、嫩叶用开水焯一下，将其挤干，切成碎末，撒在豆腐上，加香油与味精，拌匀即成。有健脾开胃的功效。

2. 凉拌香椿头

新鲜香椿、红辣椒丝。锅中加水，并加少许盐，烧开后，放入香椿，待香椿变成绿色，捞出，沥干水分，放入碗中，加味精、少许红糖，与红辣椒丝拌匀食用。有增进食欲的作用。

3. 香椿茶

取香椿叶泡水，代茶饮之，具有醒脑利湿、除春困的功效。

百姓有"香椿为发物"之说，患慢性皮肤病、淋巴结核、恶性肿瘤的病人不宜食用。

72. 3月13日

历经三世老中医　养生秘诀有真谛

听说有一位历经清朝、民国、新中国三个世纪，114岁时仍然为人治病的老寿星，记者想探究一下他是怎样养生的，他是谁呢？他就是四川省绵竹县远近闻名的老中医罗明山。

罗老生于1886年，家境贫寒，从小就在劳动之余跟人学习拳艺；青壮年时拜师学医，行医采药，游历过北京、陕西等地，跋山涉水，出入深山老林，自幼练就了吃苦耐劳的本领，这也为他后来能健康长寿打下了坚实的基础。

总结罗老的长寿秘诀，有以下五个方面。

一是胸怀开朗：罗老一生经历了几个大的历史时期，道路曲折，饱受辛苦，但他性格开朗，爱说爱笑，有话便说，有气便发，从不愁眉苦脸，从不郁郁寡欢。他说："人生不怕难，就怕愁莫展，能求苦中乐，难中得锻炼。"他认为，一个人肚量要大才好，遇事要想得开，做到喜事不过于高兴，悲事不过于伤心，这样才有利于身体健康。

二是讲究饮食：罗老有句口头禅，叫作"饮食不怕杂，玉米青菜佳"。他的一生以玉米为主食，一年到头青菜、萝卜不断，豆腐常咽。一日三餐定时定量，早上喝稀饭，中午吃干饭，晚上吃面食；不偏食，不忌嘴；既吃素，又吃荤，但总是多吃素，少吃荤。他说："要得一身安，清淡赛灵丹。"还说："常吃萝卜与青菜，一身轻松又愉快，若是顿顿都吃肉，心胃必定又遭灾。"

三是注意休息：多年来，罗老养成了"与日月共阴阳"的睡眠习惯。他天黑入睡，黎明即起，从不睡午觉，而是静坐闭目养神。即使在饭前，他也要休息一会儿才就餐。由于他思想开朗，少杂念，又注意休息，所以身体保健得当，机体代谢正常。

四是坚持锻炼：罗老一生爱劳动，爱运动。他在青壮年时就学会了拳术与气功。平时坚持打拳练武，多年来天天如此。他常说："水臭因不流，命衰在不动，要想得长生，活动筋血骨。"

五是节制房事：对于房事，罗老主张"青壮适节欲，到老宜分居"。他十分强调"肾精人之宝，不可能放跑；惜精即惜命，固精人得寿"。一生中，他总是定期与妻子同房，从来不破生活惯例。

73. 3 月 14 日

上善若水不争名　适度运动延寿命

一位国内闻名的老中医，年逾八旬还在为病人把脉看病，他的信条是：活到老，学到老，干到老。而只有学到老，才能活到老，干到老！之所以有这样的自信，是因为他有一套养生经验，那就是：上善若水，淡泊名利；节食护胃，适度运动。以下是他的养生体会。

一、上善若水，淡泊名利

老子《道德经》中有"上善若水""厚德载物"句，这是我们做人做事应当遵循的座右铭。具体地说，可以归纳为宽容、无争、和气、助人。

1. 宽容

宽容是长寿的重要因素。马寅初先生的一生，大起大落，曾受到蒋介石的迫害，后来又受到不公正的批判，但他宠辱不惊，淡泊处之，在这样的处境下，竟然享年一百岁，可谓人生奇迹。

2. 无争

老子说："夫唯不争者，故天下莫能与之争。"意思是说，属于你的不必去争，不属于你的争也争不来，争来了也会失去。

3. 和气

俗话说："和气生财"，这是从经济观点上讲；若从做学问上讲，可以改为"和气生才"，这里的"才"指"才华"。只有与人和气相处，才能获得更多的知识。

4. 助人

乐于助人是中华民族的美德。俗语说：赠人玫瑰，手留余香。在助人的时候，我们自己也得到了宁静与愉快。

二、节食增寿，适度运动

老中医说：我是什么都吃，但什么都少吃。节食，晚餐是关键。晚餐吃得多了，就会增加胃肠的负担。"要想长生，肠中常清。"老年人要保持肠管、气管、血管通畅，肠管通很重要，肠管通了，气管才能通，血管才能通。这几个管子都通畅，人才能活得健康、长寿。

老中医非常重视运动，他喜欢骑自行车、打太极拳、踢毽子，有时还抖抖空竹。而走步是他的主要锻炼方法，他的走步是以竞走方式为主，这样自然会挺胸、平视、收腹、翘臀，保持身体的挺拔，不驼背，不塌腰。

许多人看到这位老中医精神矍铄，满面红光，颇像六十几岁的人。问及他的养生经验，他总是笑呵呵地说，"就那么几句话，关键在于坚持，坚持就是胜利！"

74、 3 月 15 日

小不忍则乱大谋 小不治则闹大病

这是两句不同含义的话。前者是古代政治术语，是说要想做成大事，就必须忍耐一下当前的痛苦；后一句话是说，有了小病不去治疗，则会酿成大病，甚至危及生命。如若不信，请看以下几例。

一、泻：忍一忍，阿米巴侵入肝脏

小王有腹泻的毛病，中医说是脾虚，西医说是胃肠功能紊乱，小王也没在意。两个月前小王的大便出现了异常，带有黏液，甚至像米糊状。小王觉得自己能吃能喝，于是买了一点黄连素片，心想吃完就会好的。谁知病不见好，反而加重，还出现发热、肝区疼痛。到医院一检查，医生说是肝脓肿，经穿刺排脓，抽出 350 毫升的脓液，脓液中检查出阿米巴滋养体。

阿米巴肠病是一种常见病，表现为大便中有脓血黏液，且呈果酱状，民间称为"赤痢"。阿米巴原虫会穿过肠壁或溃疡面进入门静脉而抵达肝脏，引起阿米巴肝炎及肝脓肿。所以，若腹泻迁延不愈，或粪便异常，就要到医院就诊。认为自己"能吃能喝，吃一点黄连素片就会好的"的做法是非常错误的。

二、痛：忍一忍，胃穿孔

小吴 30 多岁，却是个老胃病患者。经常胃脘痛，痛时就去买点吗丁啉、木香顺气丸吃一吃。今年夏季，朋友聚会，喝了几杯酒，突然腹痛如刀绞，大汗淋漓。朋友将他送到医院，医生检查后说是胃穿孔，经过胃切除术和药物治疗，1 个多月后小吴才痊愈。

小吴的病是胃溃疡引起的胃穿孔，严重者可危及生命。小吴在手术前对此完全不知，竟然还放任地喝酒。这就加重了溃疡面积，导致穿孔。小吴若是及早治疗，也不会至于胃穿孔而手术。

三、血：忍一忍，肠癌的先兆

患过痔疮的人常会有大便带血，这就要到医院检查和治疗。但崔先生认为，大便带血过去就有，买点痔疮膏药涂一涂就可以了。邻居老张建议他到医院检查一下。到了肛肠科，经过详细检查，最后确诊为直肠癌。虽住院治疗，但为时已晚，失去了手术的最佳时机，只得保守治疗。由于病情恶化，虽经积极治疗，还是未见好转，月余后，崔先生离开人世。

便血在临床上并不少见，但要警惕大肠癌的可能。以下几种情况就是危险信号：①经常便秘，或便秘与腹泻交替出现。②大便习惯突然改变，或排便时有里急后重感。③便血时有黏液，或黏液与脓血夹杂在一起，呈果酱状。④出现肠梗阻症状，或便血者在腹部可以摸到硬块等。⑤老年人出现便血尤要注意。

75、 3月16日

不觅仙方觅睡方　养生妙招枕中藏

一、药枕方与功效

1. 绿豆枕

绿豆性寒，有清热解毒、解暑止渴、利尿消肿等功效。取绿豆煮之，将绿豆皮晒干，再将绿豆与绿豆皮装枕即成。民间将此绿豆枕称"明目枕"。

2. 菊花枕

菊花性寒味甘，有清热明目、降压泻火功效。将干菊花装入布袋中作枕，亦可加入干槐花，或加入干霜桑叶，其清肝火和大肠火的作用更强。

3. 小米枕

小米性平和，凉热适中，有温经祛风作用，尤其适合小儿枕用，可以提高其免疫力，预防外感疾病的发生。

4. 茶叶枕

将喝过的茶叶晒干，加一些茉莉花拌匀装入枕头，可清热解毒，降压泻火，利尿消暑。

5. 清肝枕

杭菊花500克，冬桑叶500克，野菊花500克，薄荷200克，红花100克，冰片50克。上药除冰片外，共研细末，再和入冰片，装入枕芯，做成药枕。3个月为1个疗程，每日不少于6小时。此枕可治疗高血压引起的头部不适、颈项酸困、正偏头痛、斑秃、急慢性鼻炎、咽喉炎、面部毛囊炎、神经衰弱等。

6. 活络通经枕

当归、羌活、藁本、制川乌、黑附子、川芎、赤芍、红花、地龙、血竭、石菖蒲、灯心草、细辛、桂枝、丹参、防风、莱菔子、威灵仙各300克，乳香、没药各200克，冰片20克。上药除冰片外共研细末，和入冰片，搅匀，装入枕芯，做成药枕，垫于头项下。每日使用6小时以上，3个月为1个疗程。具有祛风散寒、活血化瘀、通络止痛的功效。主要用于颈椎病。

二、注意事项

1. 缝制药枕要用棉布，不要用尼龙、化纤制品。

2. 药枕用于慢性疾患，急性病不宜使用。

3. 药枕不用时应用袋子装起来，以防芳香挥发类药物散发，影响疗效。

76. 3 月 17 日

若无闲事挂心头　便是人间好时节

这里说的是百岁老人张学良自解的"长寿秘密"。

张学良在 90 周岁时，台湾一些记者利用他赴美探亲而在中正机场公开露面时，纷纷前去追踪访问，询问他长寿秘诀，想揭开他的"健康之谜"。

张学良笑着说："我的一生大家都知道，作为'刁民'过的是漫长漂泊生活，移居台湾 45 年过的是幽禁生活，这就是我的'养生之道'。所以，不必对我做什么宣传了。"后来新华社驻美记者问及张学良的养生秘诀，他笑道："怎么说呢，我只不过在过简单生活。""什么都不放在心上。"

这就是他的"养生密码"。仔细想来，"什么都不放在心上"这八个字，正是他人生总结的真谛。他从 1936 年 12 月 12 日发动"西安事变"后，先后被蒋介石囚禁于江苏南京、浙江奉化、贵州麒麟洞、安徽黄山、江西萍乡、湖南沅陵凤凰山、重庆歌乐山等地达 10 年之久。他认为自己所做的事是正义的，所以毫无忏悔之意。1946 年抗日战争胜利后，他被国民党高等军事法庭判以 10 年有期徒刑，后来蒋介石将他秘密押往台湾新竹进行"管束"。

1962 年，蒋经国以交朋友的方式邀张学良夫妇观看美国溜冰团演出，后来虽然他获准可以在台北市区自由走动，但总有一辆小汽车跟随着他。后来他对前来看他的宋美龄说："关我的鸟笼是如此大的一个城市，可至今除台北外，我不清楚台湾其他任何一个地方是什么样子，看来蒋先生对我是'关怀备至'。"

后来蒋经国接管台湾政权，张学良先生认为自己的人生已过大半，剩下的时间就要避开"政治漩涡""什么事都不放在心上"，过那种读书、写字、炼身、研究历史、养花种草的日子。

这种生活就是"无门慧开"禅师所说的"春有百花秋有月，夏有凉风冬有雪，若无闲事挂心头，便是人间好时节"。

77． 3 月 18 日

老人护眼吃什么　请来专家支招儿

老年人视物昏花是常见的事，有的人认为，老了凑合着算啦。别！别这样悲观，老年人只要注意眼睛保健，昏花的眼睛还是可以缓解的。那就听听专家的妙招吧！

一、中国中医科学院眼科主任谢立科支招儿：枸杞子、山药、菟丝子

老年人常见的眼病是白内障、黄斑变性、视物模糊、眼睛干涩等。这是肝肾阴虚所引起的。专家建议食用枸杞山药菟丝子粥：取枸杞子 30 克，怀山药 20 克，菟丝子 15 克，粳米 100 克。放在一起煮粥，还可加一点生姜末，起锅后调味即可食用。此粥补益肝肾，健脾养胃，性味平和，可以长期食用。

二、北京电力医院营养科主任崔军支招儿：护眼首推维生素 A

老年人患高血压的比较多，患病久了，眼底就会有损伤。必须调节血脂，降低血压，补充维生素 A。向大家推荐一道素什锦。三大主力为黑木耳、胡萝卜、山药。黑木耳降压、降脂；胡萝卜素可以转化为维生素 A；山药补肾。三大主力，黑色、红色、白色，再加一点荷兰豆，是绿色的，入锅用油一炒，是很好的老年护眼菜。

三、清华大学第一附属医院营养科主任王玉梅支招儿：菊花、枸杞子、红枣

专家建议食用菊花粥：取红枣 5 枚，枸杞子 15 克，菊花 12 朵，粳米 100 克，一起煮成粥即可。红枣富含维生素 C，有营养视网膜的作用；枸杞子富含叶黄素，能帮助吸收紫外线；菊花清头明目，平肝祛风。

最后需要说明的是，老年人不要吃太多刺激性食物，如辣椒、火锅、烧烤食品，要戒烟限酒。多吃一点清蒸鱼（鲈鱼、武昌鱼等），对保护眼睛有益。

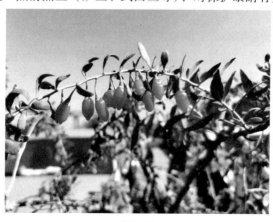

枸杞子

78、 3月19日

白岩松健康公式　管住嘴与多动腿

最近，中央电视台著名播音主持白岩松深度解读了自己的健康公式，即1+1=11。

1+1是指管住嘴、多动腿。这两个看似具体的行为加在一起，意味着对生命的支持和鼓励，就可以达到11。11像人的两条腿，也像一双筷子，加在一起正好是管住嘴、迈开腿。从这个意义上讲，去掉任何一个1，1+1的效果就会减去10。

1+1也指"饿加汗"。鼓励人们保持必要的饥饿感，每周出几次汗。通过"饿加汗"发出更健康的信号，铸造健康的生活。

白岩松的解读，是鼓励人们以最简单、最基础的活动方式"走"，走到大自然中，走到社会中，走出健康来。白岩松说："我平时经常步行，尽管昨天腿痛，但还是忍着走了走。"

怎样才能坚持走动起来呢？白岩松认为，如果将步行枯燥化，人很难坚持下来。有一句话叫"我们要活出健康"。首先要"活"，要让生活有滋有味，让人们乐于步行，并且心情愉悦。所以步行时要把心情调动起来，增加一点生活乐趣，步行才能坚持，并养成习惯。

白岩松极不赞成用减肥药代替运动去减肥。他说，减肥药是处方药，用处方药减肥是一种用反健康的方式追求健康，其实是一种不健康。"健康体重"很重要的一点就是不能过胖，也不能过瘦，这就是中国文化中的"平衡"。"平衡"是健康的精髓。

在白岩松看来，大家不妨把散步、走路变成很好地跟自己对话的时间。找各种机会去步行，这样会感到心情愉悦。

散步是身心健康的一部分，应该成为这个时代，尤其是年轻人的时尚。因为很多年轻人的生活方式并不健康。另外，年轻人越是工作压力大，越要运动。不管是步行或是其他的"吃动平衡"，都要从年轻时做起。

散步是身体活动的主要方式，它可以维持能量平衡，对预防肥胖、高血压、糖尿病等有重要意义。现在许多国家把"动"写入了"吃"的指南，可见，管住嘴和迈开腿是缺一不可的两部分。每天爬爬楼梯，散散步，动动胳膊，动动腿，再适当减少饮食量，坚持下去，则受益无穷。

79. 3月20日

春分天气时寒温　葱豉萝卜防传染

到了三月中下旬，会遇到农历二十四节气中的第四个节气，即春分。

春分是春季90天的中分点，这一天南北两半球昼夜相等，所以叫春分。春分之后，太阳直射位置向北偏移，北半球昼长夜短，我国大部分地区越冬作物进入春季生长阶段。这个时期的平均气温在10℃左右，雨量较少，而蒸发量增多，所以有"十年九春旱"之说。

春分时节也是传染病多发时期。为了保护我们自己的身体健康，注意环境卫生也是非常重要的。环境卫生包括公共场所卫生、室内卫生，特别是那些不起眼的角落，更应该清扫干净。家庭要保持干净和空气流通，餐具要天天清洗，餐前最好用开水将碗筷冲洗一下。厨房、卫生间是重点清洁区，要保持通风，及时排除秽浊之气。

春分时节，阳气从地面上升，人的肝气应之。肝气的升发与舒张有利于气血的运行。中医学认为，"动则生阳静生阴"。因此，到户外活动，如散步、慢跑、打太极拳等，可以助阳养肝，增强体质，预防气血的郁滞。

随着春分节气的到来，春季温病如流行性脑膜炎、流行性感冒、疟腮、百日咳、风疹、麻疹、流行性腮腺炎等流行起来，这里介绍几款非药物性的食疗方，供朋友们参考使用。

1. 葱豉汤

葱白3根，豆豉10克。加两杯凉水，用小火慢煮，煎至一杯药液止火，待稍凉后服用。用于预防并治疗风寒感冒。

2. 参苏饮

党参15克，苏叶15克，生姜3片，大枣3枚（切），水煎服。用于风寒感冒初期。

3. 萝卜葱白饮

白萝卜5片，葱白3根。水煎，去渣当茶饮之。早、晚各1次。预防流行性感冒、百日咳效果好。

4. 绿豆白菜汤

绿豆60克，白菜心3个。先将绿豆煮烂，再加入白菜心，煮至熟。喝汤吃绿豆、白菜心。用于预防流行性腮腺炎。

5. 小儿水痘方

芦根9克，桑叶5克，蝉衣3克，薄荷1克，淡豆豉5克，栀子2克，金银花6克，连翘6克，紫花地丁6克。水煎服。用于3岁以下儿童，症见水痘初期发热、微痒。若水痘周围紫红，可酌加板蓝根、蒲公英、生地等。

80、 3 月 21 日

品茗喝茶话茶道　饮品宜忌须记牢

"茗"，茶芽也；"品茗"即品茶之意。

喝茶要讲"茶道"。"茶道"也是一门学问，就是讲喝茶的艺术、喝茶的程序、喝茶的技巧、喝茶的宜忌等。喝茶可以使人健康，使人长寿。我国古代"茶圣"陆羽活到72岁，"茶僧"皎然终年81岁，"不可一日无茶"的乾隆皇帝寿至89岁，"尝遍天下之茶"的袁枚享年82岁。随着物质生活与文化生活水平的提高，现代喝茶的人越来越多，茶已成为仅次于水的主要饮料。

但不少人不大懂得饮茶的学问，他们是"随大流"，盲目地喝，对茶中之"道"不了解，对喝茶之"道"也不了解。所以有必要对"茶道"做一介绍。

1. 茶的成分

茶的主要成分是咖啡因、单宁酸、钾、镁、精油、酶、酚类化合物，以及少量茶碱和可可碱等。茶中的生物碱（咖啡因、茶碱）可以使人精神兴奋，消除疲劳，扩张冠状动脉，改善血液循环，并能抑制肾小管的再吸收，具有强心利尿的作用。茶中的鞣酸可以帮助消化。茶叶中还含有调节人体新陈代谢的有益成分。另外，茶能抗癌、延缓衰老的养生功效已被现代科学所证实。

2. 茶的种类

茶叶经过加工，可以制成不同种类的茶。绿茶是未发酵茶，乌龙茶是半发酵茶，红茶是发酵茶。绿茶性凉，可消脂去腻，清热解毒，利尿排毒，坚固牙齿，提神醒脑，减肥健美，著名的绿茶有西湖龙井、黄山毛峰、洞庭碧螺春等。乌龙茶性平，介于绿茶与红茶之间，主产于我国福建。红茶偏温，具有温胃提神、消除疲劳、抗菌止泻、增强免疫力的功效。我国红茶的主要品种有祁红、滇红、苏红、川红、吴红等，以祁门红茶最为著名。

3. 饮茶方法

普通的茶用沸水冲泡，第1次冲泡，有80%有效成分被浸出，第2次冲泡，有95%以上有效成分被浸出，所以茶的冲泡以2～3次为宜。冲泡次数过多不如喝白开水。体质好、内热大的人，以喝绿茶为宜；脾胃虚寒、体质弱的人，以喝红茶为宜。一般上午喝第一遍茶，下午喝第二遍茶，到了晚上最好不再喝茶。

4. 饮茶禁忌

老年人忌喝浓茶；隔夜茶不宜喝；忌用茶水醒酒；不要在空腹的时候喝大量的茶水；老年人夜间不要喝茶；脾胃虚寒的人不宜喝凉茶；亦不可用茶水送服药物。

81. 3月22日

家家户户种紫苏　人人能活一百岁

最近在日本和我国广西巴马地区种植紫苏成为热门，说紫苏可以预防感冒，防止海鲜品的毒副作用，可以防治胃肠道疾病，提高机体免疫能力等。宣传语写道："家家户户种紫苏，人人能活一百岁。"果真是这样吗？这要从紫苏的药性说起。

紫苏是一味常用的中药，它列为解表剂，味道有点辛辣，药性比较温和，是肺经（呼吸系统）、脾经（消化系统）的常用药。对于肺经的疾病，它可以散寒祛风，止咳平喘；对于脾经的疾病，它可以和胃化湿，理气醒脾；它还可以止痛安胎。紫苏所含的营养成分有滋润皮肤、促进肌肤血液循环及保湿作用。苏子油含有丰富的脂肪，且脂肪多为亚麻酸、亚油酸、油酸，对心血管疾病大有裨益。另外，紫苏有很强的防腐能力，可以防止因食用鱼、蟹、贝类而引起的食物中毒。

传说东汉末年，华佗在镇上见到几位少年比赛吃蟹，华佗想：螃蟹性寒，吃多了会伤脾胃的。过了一个时辰，那几位少年果然肚子痛了起来。华佗赶紧让徒弟采来紫叶草，熬成汤药给他们喝下去，很快症状好转了。这种药草是紫色的，吃下去很舒服，所以华佗就取名为"紫舒"。其实"紫舒"就是紫苏。

紫苏全身都是宝，它的叶叫"苏叶"，是解表除风的要药；它的茎叫"苏梗"，有理气宽中、止痛安胎的功效；它的子叫"苏子"，有化痰降气、平喘润肠的作用；如果从头到脚都入药，叫"全苏"，为治疗胃肠型感冒的常用药。

1. 紫苏生姜红枣汤

鲜紫苏10克（切丝），生姜3片，红枣10枚。一同放入砂锅内，加水大火煮沸，后用文火煮30分钟即成。此汤具有温胃散寒、行气消食的作用，是寒湿型慢性胃炎的良好汤品。

2. 紫苏老鸭汤

老鸭半只（切块），紫苏叶15克，老姜10克，白萝卜适量（切块）。先用少量油爆炒鸭块，待鸭肉收紧后，倒入半瓶啤酒，去腥味。煮沸后改放高压锅内，加入老姜，加水煮20分钟。之后放入紫苏叶、白萝卜，调味后再煮10分钟即可。此汤对老年慢性支气管炎、支气管哮喘最为适宜。

3. 苏叶陈皮粥

苏叶15克，陈皮15克，粳米60克。先将粳米煮粥，待熟时加入苏叶、陈皮，盖紧锅盖焖5～10分钟即可。此粥有开胃健脾作用，用于脾胃虚弱、患有慢性胃炎的人，有增进食欲、帮助消化、预防感冒的功效。

紫苏可谓药食两用，喜欢吃海鲜的人，备一些紫苏十分必要。

82. 3月23日

阳痿不举莫叹息 请饮千杯一口酒

阳痿不举是男性一种常见病，但又是一种难以治疗的疾患。虽然它不是五脏六腑虚损大恙，可是治疗起来却不那么容易。今天给朋友们介绍一种酒剂，或可解除难言之困。

这种酒的名字叫"千口一杯酒"，载于清代鲍相璈《验方新编》。药物组成与制法如下：

高丽参、熟地黄、枸杞子各15克，沙苑子、淫羊藿、母丁香各10克，远志、沉香各3克，荔枝肉七个。浸泡好酒二斤，三日后，蒸三炷香时间，起火，浸于冷水中，拔出火气，过二十一日，饮之。具有生精养血、益气安神功效。专治阳痿不举。一杯作两三百口饮之。

这里所说的"蒸三炷香时间，起火"，是将泡酒容器放在笼里蒸，大约45分钟时间，然后从笼里拿出，放于冷水中，以去火气。21天后，即可饮用。"一杯作两三百口饮之"，这里说的"一杯"，约为50毫升（现在的一两），为一日饮用量。

此方高丽参为大补元阳之品，熟地、枸杞、沙苑子、荔枝肉为补肾生精之物；这里所说的母丁香与公丁香均为丁香树所取，丁香的花蕾为公丁香，其成熟果实为母丁香。两物功效相似，均有温阳补肾、降逆温胃的作用。唯母丁香可使精神振奋，兴阳起痿，故取用之。远志宁心安神，又可祛湿化痰，这对于阳痿不举之人，也是一种安慰剂。沉香一味，为温肾纳气之药，它的香气可振奋精神，但又不会引起狂躁。淫羊藿，又名仙灵脾，是一味温阳补肾要品。据闻，羊吃了这种植物后，就会增加性交次数，故名"淫羊藿"，是一种常用壮阳药。这里用的酒，应当是高度白酒，这种酒有利于药物的溶解，充分发挥其补肾兴阳功效。

这种酒对高血压、糖尿病者，不宜饮用。也不利于频频早泄的人。饮用期间，如果出现心跳加快、头晕头痛等不适，应立即停饮。

83. 3 月 24 日

小平同志谈养生 乐观主义加运动

小平同志的长寿秘诀是什么？这是许多外国领导人与新闻记者询问的问题。小平同志对此是这样答复的。

"我一向乐观，天塌下来，我也不怕，因为高个子首先顶着。"这是 1984 年 10 月 11 日小平同志对德国总理请教"长寿秘诀"的答复。小平同志无论处于顺境还是逆境，都能保持乐观主义精神。他说："我是三上三下的人，对什么都持乐观的态度，相信自己的信念总会实现。如果没有这样的信念，我是活不到今天的。"医学科学认为，乐观是健康的第一要素。性格开朗，精神乐观，不在困难面前悲观、颓丧，这是维护健康的首要条件。

"我能游泳，特别喜欢在大海中游泳，证明我的身体还行。""游泳后，我的腿劲明显增强了。"游泳能使人的精力集中，全身肌肉都在活动，血液循环相对加快，这对增强肌肉的收缩力、提高心脏功能及抗疲劳能力都是非常有益的。

"我打桥牌，证明我脑筋还清楚。"打桥牌可以增强人的智慧和记忆，调节脑的功能。小平同志认为，打桥牌时什么也不想，唯独在桥牌上，头脑能充分休息。

"我 10 年来还没得过一次感冒。我每年夏季都到海滨游泳。我身体好的原因是每天早晨都洗冷水澡。"这是小平同志接见新西兰总理时说的。冷水浴或冷水冲身，可提高身体对寒冷刺激的适应能力，可以预防感冒、支气管炎。其道理是皮肤神经受到冷水刺激，通过反射作用，使皮肤血管迅速收缩后扩张。其能促进血液循环，改善各器官组织的功能，达到防病的目的。

游泳与打桥牌是小平同志的两大业余爱好。1983 年 7 月，在对华东、华北数千里的考察中，小平同志仍然没有忘记这两项运动。在黄海之滨的棒棰岛，长途跋涉之后的小平同志，7 天之中有 6 天都是投入大海的怀抱，每次游 90 分钟，真正是"不管风吹浪打，胜似闲庭信步。"

小平同志的养生保健方法有许多，他爱好足球、台球、登山，还喜欢读书。他常年坚持散步，到田间劳动。还特别喜欢家乡的菜肴，能做出地道的浓辣川菜。邓朴方说："我父亲的烹调手艺比母亲还高呢。"

84、 3 月 25 日

有效控制高血压　合理使用降压药

在 2010 年度国家科技进步二等奖中，有一项由中国医科大学孙英贤等人历时 9 年完成的有关高血压的科研项目，名为"我国农村高血压流行趋势及低成本综合干预预防脑卒中研究"。这项研究调查了我国辽宁省 4.5 万农村居民，其中高血压患病率高达 37.8%，高血压年发病率明显高于 20 世纪 90 年代。35 岁以上人群达 2560/10 万，相比以往呈明显增高趋势。

这项研究进一步表明，造成脑卒中的主要原因是高血压，而目前我国农村高血压控制率仅为 1.1%。研究提示，必须提高高血压控制率，否则在不久的将来，其并发症——脑卒中患病人数将会骤增，成为农村严重的社会问题。

按照目前高血压治疗模式，人均每年医疗费用超过千元，而控制率仅为 6.1%。为此，该项目提出了一套适合我国北方农村实际情况的控制高血压、预防脑卒中的治疗及管理措施。

该研究选用双氢克尿噻和尼群地平及卡托普利等国产药物，通过良好的管理，高血压控制率已达到 86%，脑卒中发病率下降 60%。

该研究在实施过程中，对 20 余万农村 35 岁以上居民包括部分高血压患者进行了系统的健康教育。经过跟踪随访，高血压人群的血压明显下降，高血压控制率显著提高。

我每年都随队到农村为农民治病，遇到许多高血压患者。大多数高血压患者没有得到有效控制，原因是吃药不正规，自己购药治疗是普遍现象，吃吃停停也比较常见，经常换药者也不少。加之农村医生的水平不及时更新，所以高血压控制率比较低。如果能将孙英贤教授的科研成果进行推广，使之成为维系农民健康的保健措施落实下来，其社会效益与经济效益将是不可估量的。

至于选用何类药物降压，以及用量如何，还是要医生说了算，不能自作主张。

85. 3 月 26 日

眼肌疲劳吃什么　请来专家支妙招

坐在办公室的人，眼睛一直在盯着电脑，时间久了就会有眼睛干涩、疲劳、视物模糊等不适感。吃什么好呢，请专家来说一说吧。

一、北京协和医院眼科副主任医师闵寒毅

眼睛疲劳是角膜表面的"水分"耗干了。这时要吃些水分多的蔬菜、水果，如苹果、梨、胡萝卜、芹菜等。眼睛疲劳的另一个原因是控制视物清晰度的睫状肌一直处于紧张状态，不妨尝试多咀嚼，如在上午 10 点左右，或下午 4 点左右嚼些胡桃仁、花生、大枣等干果，既可放松肌肉，又可补充营养。在工作中可以主动地眨一眨眼，近距离看东西 1 小时后，抬头向远处眺望一会儿，以使眼睛得到休息。

二、原北京军区总医院高级营养配餐师于仁文

他在补养上推荐芦笋煎鹅肝，但一定要用橄榄油煎制。芦笋含的维生素 C 是苹果的 10 倍，鹅肝维生素 A 含量高达 6100 毫克/百克。另外，鸡蛋和红色、橙色、深绿的蔬菜都是眼睛保健的营养来源，在主食中加入玉米也很不错。

三、江苏省中医院膳食科主任刘泽萱

他推荐决明子炒鸡肝，方法是：半斤鸡肝，两钱决明子（烘干研粉），加点黄瓜、胡萝卜，一起炒。决明子是眼科要药，有清肝明目的作用；鸡肝养肝明目，配上清热解毒的黄瓜和补肝明目的胡萝卜，便是养肝护眼的食疗妙方。对视物昏花、眼睛干涩等有很好效果，对眼睛发红肿胀也有缓解作用。

86、 3 月 27 日

草腥因以呼鱼腥 治疗肺痈效最灵

鱼腥草，又名蕺菜、侧耳根、猪鼻拱等，鱼腥草味辛而性寒，具有清热解毒、消痈排脓、利尿通淋的作用。民间有一道传统佳肴——凉拌鱼腥草，具有清肺热、治咳嗽的功效。

如何食用鱼腥草呢？以下介绍几款简易有效的验方，供大家参考。

1. 肺脓疡吐脓血

鱼腥草 250 克，捣烂取汁，每日分 3 次服，连服 3 天，即可排脓止血。

2. 肺结核

鱼腥草 120 克，装入猪肚内炖汤，以喝汤为主。每日 1 剂，连用 3 天，即可见效。

3. 风热咳嗽

鱼腥草 50 克，沸水浸泡十几分钟，加入白糖，频频饮之。治疗热性咳嗽效果好；亦治红眼病。

4. 阴囊湿疹

先将 1000 毫升的水烧开，加入鱼腥草 100 克，煎沸 5 分钟。待稍凉后，用干净纱布蘸药液洗患部，每日早、晚各 1 次，连洗 5 天，即可告愈；亦治女性外阴瘙痒。

5. 鼻窦炎

新鲜鱼腥草捣烂取汁，每日滴鼻 3 次，每次四五滴。对慢性鼻窦炎及萎缩性鼻炎均有效。

6. 泌尿系感染

鱼腥草 30 克，车前草 30 克，白茅根 30 克。水煎，取药液，当茶饮之，有清热除湿、利尿通淋功效。

7. 胃热口臭

鱼腥草 250 克，加盐、醋、味精、香油，凉拌食用。对于胃热口臭，以及胃热引起的消化不良有效。

8. 痈疽疔疮

鱼腥草研末，用蜂蜜调和外敷患处。用于痈疽肿毒，已成脓者可排脓；新鲜鱼腥草捣烂，外敷可治疗疔疮作痛。

9. 鱼腥草茶

鱼腥草 5 克，绿茶 3 克。沸水冲泡，代茶饮之。有清热、利尿、解毒的作用。夏秋季饮用，可以预防泌尿系感染，对上呼吸道亦有清热消炎作用。

87、 3月28日

莫把怪方当药方　生吃泥鳅为哪般

前几年，养生书籍层出不穷，绿豆养生"大师"露出原形，吃泥鳅的怪方也在流传。《不生病的智慧》一书说生吃泥鳅可以治许多疾病。由此不少病人问及这个问题，"生吃泥鳅能治病吗？"这要首先说一说泥鳅的性味与功效。

泥鳅，味甘，性平，有补益中气、益肾生精、祛除湿邪、解毒化痔、保肝利尿的作用。主要用于传染性肝炎、性功能减退、消渴、痔疮、疥癣等的治疗。此外，泥鳅皮肤中分泌的黏液即所谓"泥鳅滑液"，有较好的抗菌、消炎作用，可以治疗小便不通、热淋便血、痈肿、中耳炎等。

泥鳅有"水中人参"之称，这与其营养价值有关。泥鳅富含蛋白质、脂肪、碳水化合物和磷、钙、铁等矿物质，还有大量的维生素，其中维生素 B_1 的含量比鲫鱼、黄鱼、虾高出 3~4 倍。维生素 A、维生素 C 和铁的含量也比其他鱼类要高。

泥鳅肉质细嫩松软，易消化吸收，是肿瘤病人理想的抗癌食品；其所含的脂肪成分较低，胆固醇更少，属高蛋白、低脂肪食品，且含一种不饱和脂肪酸，有益于老年人及心血管病人。同时，泥鳅能够醒酒，可以减轻酒精对肝脏的损害，常喝酒的人吃泥鳅是有益的。

虽然泥鳅有较高的营养价值，但必须经过烹调才能食用。生吃泥鳅，古代医籍上没有记载，现代人也没有食用过。个别人生吃泥鳅没出问题，这只能说是侥幸，不能说下一次吃不会有问题，也不能说所有人都可以生吃泥鳅。生吃泥鳅是会导致寄生虫病的！这种不分青红皂白的宣传，对人体的健康是有害的。

这里介绍两款泥鳅膳食。

1. 泥鳅炖豆腐

泥鳅、豆腐、食盐、葱、姜、黄酒若干。将泥鳅去鳃与内脏，洗净后入锅，放入豆腐、食盐、葱、姜、黄酒，加入清水，武火煮沸后改为文火，炖熟食用。可作为慢性肝炎的辅助饮食。

2. 泥鳅大蒜汤

泥鳅100克（去肠杂），大蒜头2个。一同煮汤食用，每日1~2次。用于营养性水肿。

88. 3 月 29 日

心脏病人用人参　滋阴补气又安神

　　人参味甘微苦，生用偏凉，熟用偏温，具有大补元气、滋阴生津、宁心安神、健脾养肺的功效。野山参香浓厚，大补真元之气。生晒参气香味苦，既可补气又能养阴，适用于气阴两虚者。红参气香微苦，补气之中兼有振奋阳气的作用。白干参性味平和，具有健脾养肺之功。高丽参气香浓厚，味甘微苦，与红参作用相似，但远比红参温补力大。西洋参乃补气滋阴之品，适用于气阴两虚者。

　　人参的服用方法很多，如研粉服、嚼服、水煎服、隔水炖服、膏剂服、茶剂服、与其他食物共炖服等。

1. 独参汤

　　人参 30 克，急煎服，用于心衰与休克。

2. 生脉散

　　人参 30 克，麦冬 30 克，五味子 10 克。有强心复脉作用，是治疗各种心脏病的主方。

3. 参附汤

　　人参 30 克，炮附子 10 克。具有强心、改善血液循环作用，是治疗心衰的主方。

4. 参竹丸

　　人参、玉竹各等份，研粉为丸。每服 3 克，1 日 3 次。用于风心病、冠心病与肺心病引起的心衰，具有显著改善心肌缺血与降血脂的作用。

5. 参蛤散

　　人参、蛤蚧各等份，研末，冲服，每次 3 克，1 日 3 次。主治肺气肿、肺心病。

6. 保元汤

　　人参 6 克，黄芪 12 克，肉桂 6 克，炙甘草 6 克，生姜 5 片。水煎服。主治老年气虚心绞痛，或心肌炎易患感冒者，有益气强心、固表保肺作用。

7. 人参三七琥珀散

　　人参粉 1.5 克，三七粉 1.5 克，琥珀粉 1.0 克，混匀，分 2 次冲服。用于气虚血瘀之心绞痛。

8. 抗休克合剂

　　红参、麦冬、五味子、炮附子、干姜、炙甘草各 9 克，肉桂 6 克，水煎服。有回阳救逆、益气养阴之功，用于四肢厥逆、心悸气短、汗出不止、脉象细数、血压过低的休克症。

89. 3月30日

草莓营养价值高　生津润肺补血痨

一提到草莓，大人、小孩都知道，它是一种鲜红、甘甜的水果。随着农村大棚的出现，栽培草莓的农户越来越多，在城市的大街小巷都可以看到它那鲜红的颜色。

草莓原产于南美，我国各地均有栽培。世界卫生组织推出了十大健康食品，草莓是其中之一。

草莓果肉多汁，味甘甜鲜美，香味浓郁，或带有特殊的香味，是难得的色、香、味俱佳的水果，为世界七大水果之一。

草莓含有丰富的维生素C，还有蛋白质、柠檬酸、苹果酸、氨基酸、水杨酸，以及钙、磷、钾、锌、铬等。其中所含的胡萝卜素是合成维生素A的重要物质，具有养肝明目作用。

草莓还有很好的药用价值。它的功效为生津润肺、养血润燥、健脾、解酒、降血压、降血脂等。可以用于干咳无痰、咽喉肿痛、声音嘶哑、烦热干渴、食积不化、小便混浊、饮酒过多等。由于草莓中的果胶与维生素含量多，还可治疗便秘、痔疮、高胆固醇血症等。对白血病、再生障碍性贫血等血液病也有辅助治疗作用。还可用于鼻咽癌、肺癌、扁桃体癌、喉癌等。

草莓有2000多个品种，可以直接吃，或拌白糖、酸奶、牛奶吃；也可以制成果酒、果酱食用。草莓表面粗糙，不易洗净，用淡盐水或高锰酸钾水浸泡10分钟，既可杀菌又较易洗净。

牙龈出血者，可用鲜草莓捣烂，冷开水冲服，每日3次。若食欲不振、口味秽浊者，取草莓洗净，绞汁饮用。

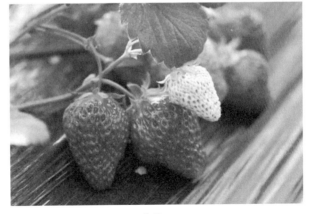

草莓

草莓中含有较多的草酸钙，患尿路结石者不宜食用。草莓性寒凉，脾胃虚弱、腹痛腹泻者忌食。

90、 3 月 31 日

曹操头风是何因 多疑杀佗遗憾今

罗贯中在《三国演义》中花了很多笔墨描写曹操患头风的情况。特别是第七十八回"治风疾神医身死，传遗命奸雄数终"，描述了曹操受惊吓后，头风复发而杀害华佗的故事。

建安二十四年，曹操自埋葬关羽后，每夜合眼便见关公，故此甚为惊恐。为了行宫安宁，避免"旧殿多妖"，决定砍伐一株大梨树重建新宫。谁知"梨树锯解不开，斧砍不入"。曹操不信，也不听老人劝告，便亲自砍之。谁知一斧砍下去，竟然是"铮然有声，血溅满身"。曹操大惊，当夜二更，睡眠不安，坐于殿中，昏昏而睡。结果被噩梦惊醒。"头脑疼痛不可忍"，星夜急请华佗前来诊治。

华佗为三国时"三大名医"之一（"三大名医"为张仲景、华佗、董奉）。他为曹操诊脉后说："大王头脑疼痛，因患风而起。病根在脑袋中，风涎不能出，枉服汤药，不可治疗。某有一法，先饮麻沸汤，然后用利斧砍开脑袋，取出风涎，方可根除。"曹操大怒，认为华佗"与关公情热，乘此机会，欲报仇耳"。遂将华佗下狱拷问。旬日之后，华佗死于狱中。

头风系指头痛经久难愈为主要表现的一种疑难疾病。多因风寒侵入脑络，或痰涎风火阻络犯脑，导致脑络闭塞所发。其中情绪骤变是本病发作的主要因素。头风与现代医学相对照，应当包括偏头痛、青光眼、脑部肿瘤、脑梗死等。曹操所患头风时间较长，从建安五年到建安二十四年，将近20年，偏头痛的可能性较大，但也不排除脑部肿瘤的可能性。

若以偏头痛而言，曹操的头风是可以治愈的。最常用的方法就是针灸。针灸可以疏通经络，祛风散寒，开窍醒脑，也可以用中药治疗，这些治疗方法都是华佗擅长的。但这次曹操的头风，针灸不可及，药物不可治，只有开刀取其瘀阻之物，才可以治愈。曹操的性格是"怀疑一切"，疑心重重。这种怀疑之心，不但害了华佗，也害了曹操自己。建安二十五年春，曹操深夜三更，"觉头目昏眩"，待安排后事毕，长叹一声，气绝而死。

从曹操头风的发作到气绝而死，是情绪激动、疑心重重，导致他走上了不归路。如果曹操是一位心胸坦荡荡的人，遇事不激动、不烦恼，头风发作，相信华佗，那就是另外一种结果了。但愿我们从这则故事中能学得一点宽容和大度。

91、 4月1日

道地药材品效优　产地特殊是根由

徐经理看罢病问道："你们医院有两个药房，哪个药房的药好呢？"我说："精品药房的药好。"又问道："为什么？"我说："因为它配制的大多是道地药材！"接着又问："什么是道地药材？"我说："这话说起来长了。"待他从精品药房取了药，我就简明扼要地给他讲了道地药材的来历与相关知识。

道地药材，又叫地道药材，是药物中的上品。"道地"是指药物的出产地而言。药物的产地就是它的"身份"。"身份"不一样，价格不一样，药效也不一样，说明产地决定了药物的疗效与价格。

徐经理药方中有这么几味药，一味叫川芎，这个"川"就是四川。凡以"川"字开头的药材均出产于四川，如川芎、川黄连、川贝母、川楝子、川大黄、川续断、川乌、川附子等，这些都是道地药材。

还有一味杭菊花，即出产于浙江的菊花。凡冠以"杭""浙"字者，即是出产于浙江的药物，如杭白芍、杭麦冬、浙贝母、天台乌药（浙江天台）、於术（浙江於潜）等。

另有一味广木香，即出产于广东的木香，他如广豆根、广地龙、广藿香、广防己等；还有出产于广东阳春的阳春砂仁、出产于广东高州的高良姜、出产于广东化州的化橘红等。

此外，还有一味怀山药，即出产于河南古代怀庆府（焦作市所属的县市）的山药。说起"怀药"，有闻名于世的"四大怀药"，即怀山药、怀牛膝、怀菊花、怀地黄。

接着，我又跟徐经理说，出产于云南的药材以"云"字当头，如云茯苓、云木香、云琥珀、云白芍等；出产于陕甘地区的以"秦"字当头，如秦艽、秦当归、秦皮、秦椒等；其他还有产自山西潞安的党参为潞党参，产自安徽亳州的白芍为亳白芍，产自江苏吴地的茱萸为吴茱萸，产自福建的神曲为福神曲（或叫建神曲），产自山东东阿县的阿胶为东阿胶。

有一些药物虽然没有标明产地，但都与它的来源有关，如冠以"羌"字的药即来源于西部羌族之地，冠以"胡""番"字的药材即来源于西域各国，如胡桃、胡椒、胡麻，以及番泻叶、番石榴、番桃等。

有的则直接冠以外国出产地，如西洋参，又名花旗参，乃指出产于美国、加拿大的人参；高丽参指出产于朝鲜半岛的人参；南海沉香指来自于南洋群岛的沉香；这样以出产地命名的药物还可以举出一些。

徐经理听了我的讲解，伸出大拇指说："中医中药真是博大精深，我这门外汉听了都感到神奇，道地药材真是国宝啊！"

92、 4 月 2 日

中药药引作用多　引经增效解毒药

中药药引，又称药引子、引经药。它在中医处方中虽然不是主要药物，但却有引药入经、缓和药性、增强药效、解除毒性的作用。

1. 生姜

生姜具有发散风寒、温胃止呕、解毒止痛的作用。常用于风寒感冒、胃气不和、呕吐、腹痛等病证。常用量为 3～10 克，或 3～5 片。

2. 葱白

葱白具有温阳解表、通窍祛风的作用。常用于风寒感冒之头痛、鼻塞，寒性腹痛以及四肢不温等病证。常用量为 5～10 克，或 3 寸～1 根。

3. 大枣

大枣具有补益中气、养血安神、缓和药性的作用。常用于脾胃气虚之倦怠无力、中气不接，血虚之头晕、心悸、面色萎黄、月经色淡，心血失养之失眠、健忘等。

4. 红糖

红糖性温，具有活血化瘀、补血养肝的作用。常用于妇女血虚引起的月经不调、产后体虚，以及脾胃虚寒之腹痛等。常用量为 10～15 克。

5. 黄酒

黄酒具有舒筋活血、促进胃肠吸收、抗衰老以及美容作用。凡风寒湿型的颈肩腰腿痛、手足麻木等，黄酒为必用引经药。

6. 蜂蜜

蜂蜜有丰富的营养，既可补虚养血，又有润肠通便、止咳美容功效。蜂蜜是配制药丸的主要原料。作为药引，还有缓和药性、调和口味的作用。

7. 米醋

米醋具有活血化瘀、解毒止血、安蛔止痛的作用。凡因瘀血引起的崩漏，以及便血、赤白带下、鼻出血、虫积腹痛等。常用作药引，用量为 30～50 毫升。

8. 饴糖

饴糖为米、麦、粟或玉蜀黍等粮食经过发酵糖化而成。性温，味甘，具有补益脾胃、缓急止痛、润肺止咳、解诸药毒的功效，如用附子、乌头时，常配饴糖以缓其毒性。饴糖有软、硬两种，软者为胶饴，硬者为白饴糖，入药以胶饴为主。

9. 食盐

食盐味咸，性温，引药入肾是其独特功效。其他还有清火凉血、润肠通便的作用。常用于肾虚引起的腰膝酸软、阳痿、遗精、脱发等。

10. 米汤

米汤即浮在汤面上没有米粒的汤汁。具有补中益气、健脾开胃的作用。米汤作为药引，而是在服用汤药之后饮用，目的是扶助胃气，助药力发挥更好的作用。

93. 4 月 3 日

子推避世火焚身　寒食四海第一人

每年冬至后一百五十日为寒食，寒食后为清明。也就是说，清明节前一日为寒食节。

"寒食"是讲一个人的故事。说的是晋代大臣介子推跟随晋公子重耳流亡。流亡途中，历尽艰辛，介子推还曾割股肉（大腿上的肉）供重耳充饥。重耳回国执政后，遍赏跟随他流亡的大臣，唯独忘了赏赐介子推。介子推也不诉说自己的功劳，便和母亲在绵山（在山西省介休市，介休即介子推休于此而得名）隐居起来。晋文公重耳听从大臣的建议，放火烧山，想把介子推逼出来。谁知介子推和他的母亲宁可被烧死，也不出山。介子推的行为赢得了许多人的赞扬。晋文公为悼念他，将绵山改为介山，下令介子推忌日（冬至后一百五十日）禁火寒食（不准生火，吃寒冷食物），故成寒食节。

寒食节这一天，家家禁止生火，都吃冷食，以追思先人。这一天还要家家折柳插门，原为怀念介子推追求政治清明之意。人们都要郊外踏青。野外无烟，空气清新，景物幽美，是倍思亲人的好日子。荡秋千也是这一天的游乐项目。到了唐代，蹴球（就是踢足球）盛行，从宫廷到民间，寒食节这一天踢足球成了一项必做的体育游戏。

为了纪念介子推，古代诗人写了不少"寒食"诗篇。如唐代的卢象、王维、韦应物，宋代的张先、杨万里等。本文的题目就是引用卢象的诗《寒食》："子推言避世，山火连焚身。四海同寒食，千秋为一人……"诗中还形容介子推的灵魂感天动地："魂魄山河气，风雷御宇神。"杨万里则写道："绵山恨骨已灰冷，尽禁厨烟肯更回？老病不禁馊食冷，杏花饧粥汤将来！"意思是说，我的身体不好，不能吃冷食，快把杏花糖粥热粥拿来吧！关于这一点，前人对介子推的品格予以充分肯定，但不赞成吃冷食。三国时期，曹操就命令取消这个习惯。

93

94. 4月4日

清明时节雨纷纷　滋养肝肾调心身

寒食节后是清明，清明是二十四节气中第五个节气。

清明的含义是气候温和、草木萌发、杏桃花开，大地给人以清新明朗的感觉。清明在农业生产中是一个重要的节气，"清明谷雨两相连，浸地耕田莫迟延"。"清明前后，种瓜点豆"。在城市，也有"植树造林，莫过清明"之说。

清明还有许多民俗，清明节的前一天是寒食节，家家要吃冷饭，以纪念晋代贤臣介子推。清明节门前插柳，有迎接燕子归来之意。此外，荡秋千、蹴球（最早的足球运动）、踏青（春游）、放风筝、植树等都与环境卫生、预防疾病、身体健康有关。

清明时节气温回升，不再会有寒流出现。这个时节，肝气主令。肝属木，木生火，肝气有余，会使木复生火，而火为心所主，所以此时会出现心火旺盛。心火旺盛会导致血压升高，对此应高度重视。血压持续升高会引起心、脑、肾等脏腑组织的损伤，出现一系列临床综合征。肝气有余，还会伤害肺金。肺金受伤，会出现呼吸系统疾患。所以清明时节多见呼吸系统过敏症状，如鼻痒、咽痒、咳嗽、打喷嚏，甚至耳道、眼睛也会有瘙痒感。

怎样才不肝火旺盛呢？肝为刚脏，体阴用阳，受到人的情绪影响，如善怒、好发脾气的人，肝火易旺盛。所以调节情绪，不过喜、不过怒，是保持肝气平和、防止肝火旺盛的前提。另外，中医常常用滋阴补肾的方药来抑制肝火的旺盛，这种方法叫"滋水涵木"法。"滋水"就是补益肾阴，"涵木"就是涵养肝木，不使肝气、肝阳过盛，保持其阴阳之平衡。中成药的六味地黄丸、知柏地黄丸、杞菊地黄丸、大补阴丸等都是滋阴补肾的良药。肝火旺盛的人，自立春前的大寒之日起就应开始服用地黄丸，以使肾水充足。这样到了清明节前后，"肝火"的暴躁之性就会减少许多，这对高血压、高血脂的人是一种"不治已病治未病"的良策。

饮食方面，有许多滋养肝肾之阴的食物，如银耳、黑木耳、奶类、蛋类、豆类、蔬菜、水果，以及药食两用的黑芝麻、大枣、桑椹、胡桃仁、蜂蜜、花生、山药、百合、鲤鱼、团鱼、乌龟肉等。少食过咸、过辣、过腻的食物。上班族喝一些菊花茶、枸杞茶、乌龙茶、生地茶、金银花茶、罗汉果茶等，可以起到滋肝肾、清头目、泄肝火的作用。

95. 4月5日

服用中药有学问 时间冷热要认真

不少朋友看罢病，取了药，总要问"这药怎么服？"有的人不按照医嘱服用，结果出现了不良反应。那么怎样服用才正确呢？这与药物的性能与疾病的性质有关。

1. 饭前服

一般在饭前30～60分钟服药。这类药一般以治下焦肝肾和肠胃病为主。在胃肠空虚状态下，药物容易下行，直达病所，起到应有的药效。

2. 饭后服

一般在饭后30分钟左右服。用于心肺胸膈、胃脘以上的病证。或对消化道刺激较大的药物，或有毒性的药物也宜在饭后服，以免毒性药物直接刺激胃黏膜。

3. 早晨空腹服

凡滋补类药物宜在早晨空腹服，以便使药物能够得到充分吸收，发挥其应有的作用。他如治疗四肢疾病、驱虫以及攻下类的药物也宜在早晨空腹服。

4. 睡前服

一般在睡前30～60分钟服用，如安神药、镇静药、补气宁心药等。

5. 隔夜服

隔夜服主要是指驱虫类药物，睡前服1次，第二天早晨起来再服1次。

6. 温服

凡药性平和的补益类药，宜温服。

7. 热服

凡解表类药，宜热服，以便达到发汗解表的作用。还有一些寒性疾患，如风湿、类风湿疾病也应热服，以达到祛寒散湿的作用。

8. 顿服

顿服就是将药1次服完，使其迅速发挥药效。多用于体质壮但病情严重者，如急性胃肠炎、大便数日不通、血瘀性疼痛等。

9. 频服

频服即分数次将药服下，使药效在胃脘以上慢慢发挥作用。如治疗咽喉病、呕吐病的药物；或者服药后胃脘不舒的病人，如患慢性消化性溃疡、胃下垂、萎缩性胃炎、胃癌的病人，应当少量多次服，以使药效得到充分的发挥。

10. 冲服

这里指贵重药，或易发挥的芳香类药物，如沉香、木香、三七、血竭、琥珀、藏红花、肉桂等，或直接冲服，有的是用沸水泡服，以免久煎有效成分挥发，失去药效。

96、 4月6日

中药煎服学问多　砂锅文火先后匀

一、怎样煎煮中药

1. 用具

煎煮中药的用具最好是砂锅。砂锅传热性能好，受热均匀，不易爆沸，兼有保温、使用方便、价格低廉等优点。更重要的是，砂锅为硅酸盐成分，化学性能稳定，不易与中药有效成分发生化学反应。煎煮中药忌用铁、铜、铝等容器，因为这些容器的金属化学性质较为活泼，易与中药中的某些成分发生化学变化，影响药效。

2. 水质

古代医家的经验是肢体的病变取长流水，二便不通的取急流水，痰饮郁滞的取逆流水，发热阳证的取雪水，中气不足的取春雨水。但现在很难依此法取水，多是用自来水，偏远地区还有用井水的，如果用矿泉水更好。

3. 水量

原则上第一煎加水要超过药面 3 ~ 5 厘米，第二煎超过 2 ~ 3 厘米即可。但也要看药物是否吸水，如植物的枝叶、花、茎等容易吸水，可以多加一些水；植物的根、矿物质、动物甲壳等不易吸水，可以少加水。煎煮时间较长的中药，可以多加一些水；煎煮时间短的，则可以少加一些水。

4. 浸泡

煎煮用水，一般以生水为主，浸泡时间以 30 分钟为宜，具体浸泡时间也要依据药材而定。

5. 时间

掌握火候非常重要。一般火候是"先武后文"，即煎开前用较强火力，煎开后用较弱火力。要做到武而不烈，文而不缓。按照常规，第一煎以 20 ~ 30 分钟为宜，第二煎以 15 ~ 20 分钟为宜。煎好后将两次煎出药液混合。

6. 先后

由于药材的特殊性，有的要先煎，如金石类、甲壳类药物；有的要后下，如叶、花、钩藤等；有的要包煎，以避免刺激咽喉，或以利于药物成分的渗出；有的胶类药物要炖化后加入药液中服用。贵重药物要另煎兑入服用，以免浪费。

二、怎样服用中药

1. 一般分 2 ~ 3 次于饭前空腹服用。但胃肠功能差的病人、老年人、小儿，可以多分几次服用。发热的病人，1 天可以煎煮两剂，分 4 ~ 6 次服，以使热势尽快消退。

2. 安神药要在临睡前 1 小时服下，待药物发挥作用时，正是闭目欲睡之时。

3. 消导药最好在饭后，以利于消化食物和胃的排空。

4. 补气养血药物应在睡前服，以利于药物慢慢吸收，使药物起到应有的作用。

97. 4月7日

养生若不明经络　开口动手便是错

清代名医王清任有一句名言，即"不明脏腑经络，开口动手便错"。这句话已经成为中医界的警语。

当前百姓都在谈养生，有关经络养生的书籍亦不少，如《人体经络养生》《敲胆经》等，说明养生要懂得经络。如果不明白经络走向、经穴位置，你的养生方法可能就会走偏，也会出现"开口动手便错"的偏颇。

经络的主要作用是联络脏腑，通达表里，传达信息，平衡阴阳，它的重要性是"决死生，处百病，调虚实"（《灵枢·经脉》）。因此"不可不通"。

经络分经脉、络脉、孙络脉等。主要经脉有十四条，其走向是：手三阴经（肺、心包、心）从胸到手，手三阳经（大肠、三焦、小肠）从手到头；足三阴经（脾、肝、肾）从足到胸，足三阳经（胃、胆、膀胱）从头到足。凡是阴经走向为肢体内侧，阳经走向为肢体外侧，以上为十二经脉。

另外，还有任脉、督脉。任脉在胸腹正中线，从头到会阴；督脉在背部正中线，从会阴到头。任脉主一身之阴，督脉主一身之阳。十二经脉的阴阳属性，凡五脏（包括手厥阴心包经，为六条经脉）经脉为阴，六腑经脉为阳，阴阳互为表里，阴脉主内，阳脉主外，表里相通，内外交会，如环无端，周流不息，维持着机体的阴阳平衡，使生命处于不断更新的状态。

十二经脉加上任脉、督脉，分布着600多个穴位。这些穴位是各自经脉经气的注入点。在经脉的周围，还分布着许多小的络脉、孙络脉，这些小的络脉也起着沟通表里、运行气血、联络经脉的作用。在经脉之外，还有许多穴位，医学上称为"经外奇穴"，或叫"阿是穴"，它的作用同样不可忽视。

我们在拍打、揉按、推拿经穴的时候，要认清经脉的走向与位置。一般而言，随着经脉走向的是补法，迎着经脉走向的是泻法；重按的是补法，轻按的是泻法。

认清经脉是主要的，医学界有一句口头禅，即"宁失其穴，不失其经"。就是说在具体操作时，经穴可能会偏离一点，但经脉不可偏离；经脉走向偏离了，就谈不上经穴的准确性了，也就谈不上什么疗效了。

98、 4 月 8 日

国人肾虚何其多　只因概念不明确

近几年的报刊广告上频频出现肾虚二字，好像国人都肾虚了。由此引发不少人到医院看肾虚。究竟什么是肾虚？肾虚是否就是肾病？求医的人大多说不清楚。

肾虚是中医学的专有名词，与西医解剖的肾和肾病不完全是一个概念。中医学认为，肾为先天之本，五脏六腑的精气皆归藏于肾。肾的强弱关系着人的生殖、骨骼、毛发、听力、智慧、二便排泄、抵抗力，以及呼吸功能等。以下几种现象就与肾虚有关。

一、生殖功能减退

表现为男子阳痿、遗精、早泄，精子数目减少，或精子活动率降低；女子子宫发育不良，性欲淡漠，结婚两年以上不孕者。

二、生长迟缓或发育不良

幼儿发育迟缓，如囟门迟闭、语迟、行走迟、鸡胸、O 型腿、智力发育缓慢等。

三、成人早衰

中青年期出现早衰，如健忘、反应迟钝、视物不清、听力减退、性欲淡漠、牙齿松动、须发早白。

四、疲劳

没有明显原因的疲劳，精神不振，腰膝酸软，出汗多，对工作与生活失去兴趣。

五、小便异常

排尿次数增多，尤其夜间排尿多，小便清长，也可有排尿困难，小腹胀满下坠，以中老年人多见。

六、怕冷或怕热

中医学认为，肾中有阴有阳，阴阳平衡，才能健康。若肾中阴分不足，就会出现虚火症状，如低热、口干、盗汗、头晕、遗精等；若肾中阳分不足，就会出现虚寒症状，如怕冷、恶寒、肢冷、脉迟、阳痿等。

七、气短、哮喘

中医学认为，"肾主纳气"，为元气之根。若肾气不足，就会出现气短，甚则呼多吸少，张口抬肩，如慢性支气管炎、过敏性哮喘等。

从上可知，肾虚不是指西医所说的肾炎、肾病，更不是肾功能衰竭等疾病，它可以出现在任何年龄段，多数是"亚健康"的表现，或者是心理与体力负担过重所引起的疲劳症，但也不排除器质性疾病的可能。所以若出现上述症状，应该到医院就诊检查，听从医生的指导，这样才能使肾虚得到明确诊断，以便获得正确的养生指导或治疗。

99. 4月9日

预知虚证勤观察　提前补益效堪夸

在门诊，常有病人问："你看我气血虚不虚?"对此，我会观察几个部位，然后告诉病人气血是否虚亏。

一、看面色

中国人是黄种人，面部呈黄色是普遍的，但应当是黄而泛红，黄中透红。如果面色萎黄无华，没有红润之色者，是气血虚亏之貌。黄而干燥是血虚为主，黄而湿润是气虚为主。凡萎黄无华，即是气血双虚。

二、看眼睛

眼睛与肝、肺关系密切。眼睛明亮，神采奕奕，说明气血充足。如果眼白部分发黄、混浊，表明肝脏气血不足;如果眼白有血丝，为肺与大肠有热;眼袋大而下垂，为脾虚之征;眼睛干涩、眼皮沉重是气血虚亏的表现。

三、看耳朵

耳朵是人体的缩影，与肾的关系密切。耳朵厚而大是肾气足的表现;耳朵薄而小是肾气不足之征;耳朵红肿表明"上火";耳朵淡白表明气虚;耳垂有一道裂纹是冠心病的指征;耳朵强硬发青是肝硬化所致;耳朵菲薄透明，提示气血虚亏体质。

四、看头发

头发与阴血充足与否有关。头发光泽浓密是阴血充足的表现。若头发稀疏是阴血不足之征;头发早白表明肝肾阴血亏损;小儿头发成绺提示消化不良;头发脱落是气血虚损或大病后气伤之征;头发油腻提示脾经湿热;头发干枯、发黄是肝血失养所致。

五、看手相

手的温度是人体气血充足的表现。如果手心偏热或手心出汗是阴血不足之证;手指发凉或手掌苍白是阳虚所致;手掌扁平、瘦薄，表示气血虚亏;手指根部凸出如丘状是血脂或血液黏稠度高的表现;如果手掌僵硬、指甲粗糙是动脉硬化所致。

六、看牙齿

牙为骨之余，骨属肾，所以牙齿与肾的关系密切。如果牙齿松动，牙齿稀疏，牙龈外露是肾气虚亏之征;牙龈红肿是胃火上炎;牙龈苍白无华是气血虚亏;牙齿裂缝变大，容易塞物是消化功能减退、湿热熏蒸所形成。

七、看皮肤

皮肤与肺的关系密切。正常的皮肤应当是有光泽、弹性和皱纹。如果皮肤无光泽、发暗、发白是气血不足的表现;皮肤有瘀斑是血瘀之征;皮肤黄如橘子是黄疸之患;如果皮肤有多处出血点，病情就比较严重了，应当赶快到医院救治。

100. 4 月 10 日

补益气血何方好　请用当归补血汤

知道了自己气血不足，就希望吃一些补气血的药。在中医学中哪些方药补益气血最好呢？以当归补血汤最为适宜。

当归补血汤是元代著名医学家李东垣所创立的方剂，原方由炙黄芪一两，酒洗当归二钱组成。它的用药比例为黄芪：当归5：1。既然是补血方药，为什么在用量上补气的黄芪大于补血的当归呢？这是取"有形之血难于速生，无形之气所当急固"的原理。中医学认为，有形的阴血生于无形的阳气，只有无形的阳气充足了，才能生出有形的阴血。而且阳气速，阴血迟，要想使阴血生得快，必须使阳气走在先。也就是说，生养阴血的脏腑功能恢复了，才能生出阴血来。这就是"阳生阴长"的道理。我们从历代医案中可以看到，有的名医对于失血过多的病人，只开一味黄芪，而不开补血药，结果是病人服了以后阴血很快得到恢复。

现在市场上对黄芪、当归的开发产品比较多。如黄芪颗粒、黄芪茶、黄芪滋膏、黄芪针剂，以及当归茶、当归滋膏、当归片、当归注射液等。还有许多以黄芪或当归为主药的复方制剂。气血虚亏的病人不知道用什么产品好，最好咨询一下医生，以便有的放矢，补益到恰好之处。

国医大师朱良春常用黄芪配地龙治疗慢性肾炎，用黄芪配莪术治疗慢性胃炎。他虽然年过九旬，但讲起课来精神矍铄，条理清晰，这与他平日爱用黄芪饮有关。就是用生黄芪煎沸，去渣后加入薏苡仁、枸杞、百合、绿豆同煮，早、晚各1次，此药饮有益气健脾、解毒，预防疾病的作用。

当归不但补血，而且还有活血作用。北京大医岳美中认为，当归有兴阳作用。他谈到一位肾结石病人，在用药过程中突然阳痿，他不投桂附壮阳药，而是用平和之当归即愈。

其他补血的药物有阿胶、熟地、何首乌、鹿茸等，宜在医生指导下服用。

101、 4月11日

国学大师谈养生　道是无术是有术

季羡林（1911—2009年），享年98岁，为国人所敬重的国学巨擘。他一生著作等身，蜚声海内外。虽一生坎坷，饱受困苦，但他活得非常"滋润"。不少同仁问他有什么养生秘诀，他敬谨答曰："养生无术是有术。"所谓"无术"，即没有养生的计划和妙诀；所谓"有术"，即有养生的思路和理念。

具体而言，他的养生理念是"三不"主义，即不锻炼、不挑食、不嘀咕。其一不锻炼，并非不活动，而是强调适度锻炼，反对那些"过度锻炼主义者"。季先生年轻时还是一位狂热的球迷。中年以后他不刻意去锻炼身体。他认为，如果一个人把锻炼看成是长寿的唯一妙诀，天天望长寿如大旱之望雨露，反不如顺其自然为好。人生有限，如果大部分时间都考虑锻炼，人生还有乐趣吗？其次不挑食，即五谷杂粮、瓜果蔬菜只要有营养的东西都可以食用。有的人过于挑食，禁忌多如牛毛，蛋黄不吃，动物内脏不吃，吃一个苹果也要消三次毒。而季先生是随心所"吃"，喜欢吃的就吃，不喜欢的就不吃。心里没有负担，胃口自然就好，吃进去的东西就能很好地消化，再辅之以腿勤、手勤、脑勤，自然百病不生。第三不嘀咕，季先生认为这一点最重要。对什么事情都不嘀嘀咕咕，豁达开朗、乐观愉快，有问题则设法解决之，有困难则设法克服之，绝不为芝麻、绿豆大点儿的事大伤脑筋，也绝不毫无原则地随遇而安，绝不玩世不恭，更不庸人自扰。有这样的心境，焉能不健康长寿？

季先生的养生之道还有一条经验是勤于用脑。他说："关于养生非要我讲出一个秘诀的话，那就是千万不要让脑懒惰，脑要永远不停地思考问题。""用脑伤神"的旧说法已经不能成立，应改为"用脑长寿"。这是他几十年的经验。季先生的晚年是在勤奋用脑中度过的。他把80岁当作冲刺点，每天四五点起床，伏案爬格。他在住院治病期间，还写书做文章，《病榻杂记》就是这样写出来的。他说："只要脑的活动不停止，新生细胞比死亡细胞数目还要多。勤于动脑，则能经常保持脑中血液的流通状态，而且能通过脑协调控制全身的功能。"

对于死，季先生不止一次地谈到它。他说："最有用的办法是面对它。不去同它对着干，然后整理自己的思想感情。"他平生信奉陶渊明的四句诗，即"纵浪大化中，不喜亦不惧。应尽便须尽，无复独多虑"。人生活在大自然中，对于各种变化都要以平常心对待之。应变而变，随遇而安，不必反复地去嘀咕它。而在活着的时候，要多做工作，不要躺在"老"字上，无所事事。季先生还把这四句诗作为座右铭，体现在日常生活中。

回过头来，再去品味"三不"主义，季先生的养生真正达到了"淡泊以明志，宁静以致远"。

102. 4月12日

补虚药物看体质 不看体质药用错

哪些中药对身心有益，还要根据体质不同去选药。

一、气虚体质选药

气虚是指内脏功能衰退，呈现全身或局部虚弱症状的总称，多表现出心、肺、脾、肾气虚的证候。常见疲倦无力，少气懒言，心悸自汗，纳谷少香，舌淡胖、边有齿痕，脉虚无力。患慢性支气管炎、慢性鼻窦炎、支气管哮喘、慢性胃肠炎、冠心病、低血压等疾病，以及易患感冒、皮肤易感染者多为气虚体质。中药可选炙黄芪、人参、党参、炒白术、灵芝、山药、芡实、莲子、大枣、茯苓、薏苡仁、陈皮等。中成药可选玉屏风散、补中益气丸、参苓白术散、六君子丸、参芪膏等。

二、血虚体质选药

血虚是指体内血液不足、肢体脏腑百脉失于濡养而出现的虚弱病证，多呈现心、肝血虚证候。常见面色苍白或萎黄，口唇、爪甲色淡无华，心悸怔忡，头晕目眩，月经量少，舌质淡，脉细无力。闭经等病多为血虚体质。中药可选当归、白芍、阿胶、鸡血藤、龙眼肉、何首乌等。中成药可选归脾丸、复方阿胶浆、桑椹膏、乌鸡白凤丸等。

三、阴虚体质选药

阴虚是指机体津液、精血不足而呈现的失去濡养病证，多呈现心、肺、肝、肾阴虚证候。常见形体消瘦，口燥咽干，手足心热，失眠多梦，干咳少痰，午后颧红，大便干结，舌红少苔，脉细弱。部分患肺结核、慢性肝炎、糖尿病、风湿病、自主神经功能紊乱、高血压、更年期综合征、红斑性狼疮、甲状腺功能亢进等多呈现阴虚体质。中药可选西洋参、沙参、麦冬、天冬、玄参、玉竹、百合、何首乌、黄精、女贞子、龟甲、鳖甲、芦根等。中成药可选六味地黄丸、麦味地黄丸、知柏地黄丸、杞菊地黄丸、天王补心丹、百合固金丸、首乌片、二至丸、玉泉丸等。

四、阳虚体质选药

阳虚是指阳气不足，功能衰退，出现一系列温煦失职的病证，多呈现脾、肾阳虚证候。常见畏寒肢冷，面色白，倦怠无力，自汗，口淡不渴，小便清长，大便溏薄，舌质淡白，脉沉缓或迟弱。支气管炎、哮喘、鼻炎、胃肠功能紊乱、慢性肾炎、性功能低下、重症肌无力、风湿病、

甲状腺功能低下、白细胞减少症、骨结核及易患感冒者可见阳虚体质。中药可选鹿茸、肉苁蓉、淫羊藿、韭菜子、冬虫夏草、金樱子、狗脊、仙茅、补骨脂、苍术、苦参、厚朴、槟榔等。中成药可选金匮肾气丸、右归丸、参茸丸、全鹿丸、龟龄集、附子理中丸等。

103. 4月13日

病有虚实须分清　滥用补药祸非轻

疾病有多种多样，证候有虚亦有实。如果不分虚实，滥用补药，往往会适得其反。现在的人吃补药的很多，认为补药可以养身体，除病恙；可以生精补血抗衰老。其实，这都是片面的认识，如若不信，请看光绪皇帝滥用补药的祸端。

《清宫秘史》中有这样一个故事，说的是光绪皇帝患上了痰壅病，气喘咳嗽，脘腹胀满，也就是现在所说的气管炎。他要太医给他补药吃，太医从君之令，就给他用了补药。皇帝服后，病势不但没减轻，反而加剧。后来太医在药中加了一味莱菔子，一剂病情就见轻了，吃了两剂身体轻松，吃了3剂病告痊愈。光绪大喜，赏赐了太医。殊不知，起到治疗作用的是莱菔子。太医考虑到皇帝生活奢侈，过食膏粱肥厚，每日饮酒无度，久而久之，食滞不化，湿浊内生，湿聚生痰，便会发生痰浊壅塞气管，出现咳嗽、腹胀等症。治疗此疾，无需补药，而要消食导滞，肃肺化痰。莱菔子正是最佳的选择。

有的人认为，补药多多益善，补益无害。由此滥用补药、补品，如人参、鹿茸、阿胶、枸杞、黄芪、冬虫夏草、固元膏等等。人参，具有补益元气、强心固脱、安神生津的作用，但长期服用，可引起兴奋、激动、失眠、烦躁、心跳加快、血压升高等；又如甲鱼（鳖），具有养阴清热、软坚散结的功效，但经常食用，反而会引起腹泻、腹胀、纳呆等。

补药分清补和温补两大类。清补的药偏凉，温补的药偏热。人参、当归、鹿茸、阿胶、黄芪、熟地、羊肉、鸡肉、狗肉等都是偏于温补的药或食物；生地、麦冬、金钗石斛、甲鱼、黄精、西洋参、百合、鸭肉、猪肉、海产品等都是偏于清补的药或食物。

使用补药要从小剂量开始，少量多服。有的人脾胃虚弱，一吃补药就胃满腹胀，这叫"虚不受补"。对于这类人，在进补之前，可以先用适量的怀山药、大枣、砂仁、小米煮之成粥，服用几天，待脾胃功能好转后再进补药，这样就不会发生"虚不受补"的现象了。

使用补药，要辨证论治，在使用前，要明了其性质、功效、主治是什么？有哪些副作用？使用补药与补品也受到时空的限制，即"春夏养阳，秋冬养阴"；还有"产前宜温，产后宜凉""老人宜温，小儿宜凉"。如果结合体质进行滋补，那就比较复杂了。所以进补不要自作主张，还是请医生给予指导为好。

104. 4月14日

五禽戏分华佗创 动作有柔又有刚

华佗是东汉时期的著名医学家,他在为百姓治病当中,发现肢体活动是防治疾病的重要方法。他说:"人体欲得劳动,但不得使极耳。动摇则谷气得消,血脉流通,病不得生。譬如户枢,不朽也。"这段话是说,人的身体要运动,但不可过量。经常运动能使消化力增强,血液流通,不容易生病。比如门户的枢纽,经常转动是不会腐朽的。

华佗的这种认识是极为朴素的养生思想,而体现这种养生思想的运动方法,就是由他创作的五禽戏。

五禽戏是华佗在古代导引体疗的基础上,通过对动物的细致观察而创作的一种模仿虎、鹿、熊、猿、鸟五种鸟兽不同动作的运动。

一、虎

学习老虎的近抓远扑、扭腰摆尾动作,以锻炼上下肢体和腰椎关节,显示老虎的神威与振奋精神。

二、鹿

学习鹿的仰脖、缩颈、探身、左右回顾与善跑,有利于开阔心胸,活动腰肢和舒展周身关节。

三、熊

学习熊的挺胸拔背、攀树悬空、屈肘站桩和走路沉稳的神态,主要是活动腰椎、脊椎、下肢及锻炼全身的筋骨肌肉。

四、猿

学习猿的机灵敏捷、纵身跳跃、抓耳挠腮、摘桃献果及极目远眺的神态,有助于锻炼周身关节,还可保护视力。

五、鸟

学习鸟(主要是鹤)的昂然挺立、悠然自得、展翅轻翔和独立安静的神态,有助于提高肺功能与关节的灵活性。

在练习五禽戏的时候,要注意练功的姿势。古人说:"形不正则气不顺,气不顺则意不宁,意不宁则神必乱。"要努力做到学虎似虎,学熊似熊;要做到"形神合一",呼吸均匀,神情自若,不疾不徐,起落大方,由易到难,由浅入深。若能持之以恒,既能健身,又能防病,对身体大有裨益。

华佗将五禽戏传授给他的学生吴普和樊阿等人,吴普按照五禽戏进行锻炼,年近九十时,仍然耳不聋,眼不花,牙齿完好,饮食不减。

105. 4 月 15 日

一味丹参同四物　心血管病可祛除

"一味丹参，功同四物"，这是中医界的一句谚语。意思是说，丹参的功效与著名的"四物汤"相同。四物汤由当归、熟地黄、白芍、川芎四味药物组成，是补血的代表方剂，它既能补血，又能活血。丹参的作用如同四物汤一样，非同小可。李时珍在《本草纲目》中说道："盖丹参能破宿血，生新血，安生胎，落死胎，止崩中带下，调经脉，其功大类当归、地黄、芎䓖、芍药故也。"但丹参的补血与活血作用并非半斤对八两，它的活血作用大于补血作用，这也是确凿的事实。

丹参是治疗心血管病的基药，所有心血管疾病的患者都可以用丹参或丹参制剂。例如复方丹参滴丸、复方丹参片、复方丹参注射液、丹七片、冠心丹参片、丹参酮片、丹参舒心丸等。

丹参最早记载于《神农本草经》，迄今已有 2500 多年的历史。丹参又名赤参、血参、血丹参等。它味苦性寒，具有活血通脉、养血安神、凉血清心的作用。除用于心血管疾病外，还常用于月经不调、腹中包块、神经衰弱等。

药理研究表明，丹参可增加冠脉血流量，有降压、降脂、保护心肌细胞的作用；可促进肝细胞再生及抗纤维化，可改善机体免疫功能，有抗菌消炎、抑制肺纤维化、促进创伤愈合作用，并有一定的抗肿瘤作用。

患有心血管疾病者可服用丹参药粥。

丹参粥：丹参 10 克，粳米 100 克，冰糖适量（也可不用）。将丹参洗净，放入锅内，加水浸泡 15 分钟，然后煎煮 30 分钟，取其药汁，去其药渣，将粳米加入药汁中煮粥，待熟时，加入冰糖调味，即可食用。每日 1 剂，连食 3～5 天。此粥有活血化瘀作用，适宜于冠心病心绞痛患者食用。

106. 4 月 16 日

季梁得病求医治　不药而愈是神仙

《列子》中有一则寓言，名为"为命"，说的是季梁得病求医的故事。

杨朱的朋友季梁得了病，过了七天，病情变得严重了。他的儿子围着他哭了起来，要去请医生。季梁对杨朱说："我的儿子很不像样，你何不替我唱支歌，开导开导他？"

杨朱唱道："天都不知道，人又怎能知晓？不是天能保佑的，也不是人为孽造，我呵你呵，大概是真不知道，医生和巫师又哪里能知晓呢？"

他的儿子听了仍不明白，还是请来了三位医生，一个乔氏，一个俞氏，一个卢氏，来为他父亲诊断疾病。

乔氏对季梁说："你冷热失去调节，虚与实也不正常，你的病是由于饥饱不匀、色欲过度、精神忧虑、心情烦乱所致，不是由于天神，也不是由于鬼。虽然病情严重，但是可以治好的。"

季梁说："这个医生水平一般，请他离开吧！"

俞氏对季梁说："你一开始就胎气不足，不是一朝一夕形成的。它的由来已经很久了，不能够治疗了。"

季梁说："这个医生比较高明，请他吃顿饭吧！"

卢氏对季梁说："你的病不是由于天，也不是由于人，更不是由于鬼，你既然承受了生命形体，就有自然制约着，聪明的人是知道这个道理的，药石又能对你怎么样？"

季梁说："这是个神医，走时送他一笔厚礼吧！"

不久，季梁的病自然而然地好了。

就时空而言，疾病是可知的，不是不可知的。但只有你对它有所了解时，才能有所作为，盲目地下生死断语是不可取的。有些病人由于对所患的疾病不甚了解，心里恐惧是可以理解的。问题是作为医生在对疾病的原因、趋势不了解的情况下就妄下断语，或者说"治不好"，或者说"包治好"，这些都是不负责任的。正确的态度是尽量详细地熟悉病情，关爱病人，积极地治疗，预防疾病的发展。即使是生命垂危的病人，也要给予他安慰，使他在弥留之际减少痛苦，安详地离去。

107. 4月17日

老年养生有法度　牢记一二三四五

老年养生的内容比较多，内容多了老年人记不住，有位养生专家对此归纳为"一二三四五"。

一、一个中心

即以健康为中心。特别是退休以后，应该把健康放在第一位，其他都是次要的。有了这个"中心"，才能"防患于未然"，不至于到了疾病缠身，才匆忙看病。

二、两个基本点

一个是对花钱要潇洒一点，一个是对琐事糊涂一点。凡有利于身心健康的事，该办就办；凡有利于身心健康的物，该买就买。鸡毛蒜皮之事不要太认真，多一点糊涂。许多老人把清代郑板桥的"难得糊涂"四个字挂在上房，也是一种心态的表露，告诫自己不要"太认真了"！

三、三个忘记

一是忘记年龄。要保持年轻人的心态，人们常说的"60岁的年龄，30岁的心态"，就是这层意思。二是忘记疾病。对于疾病要重视，但不要成为心理负担。三是忘记荣誉。荣誉已成过去，它也是一种包袱。考虑荣誉多了，就会负重前行，对健康是不利的。

四、要有"四老"

老年人要有老伴、老本、老友、老窝。夫妻之间要多关心，孤独的老人会显得更衰老；钱不要都给儿孙，要自己留一点；有老朋友，可以谈天说地，精神上有所安慰；要有自己的住所，要使室内空气流通，阳光充足，以利于自己的养生。

五、做到五要

一是身份要忘掉。退休以后与普通百姓一样，不要还跟过去一样，说话装腔，走路摆架。二是穿着要俏。老年人也要打扮，穿出精神来。三要"笑一笑"。经常开口笑笑，摆脱烦恼。四要"跳一跳"。就是多运动，多走步。五要"聊一聊"。多与亲朋好友聊天，优哉游哉，对防治老年痴呆有益。

108. 4月18日

依功取名何首乌　抗衰却病延寿丹

古时候有位叫何田儿的人，生而阉弱（生殖器发育不良），身体虚羸，未老先衰，不及中年，就须发皆白，58岁还未娶妻。但他敬慕道术，常随师上山，修炼功夫。有一天，他醉卧山野，忽然看见有两株相距三尺余的蔓藤一会儿分开，一会儿相交。何田儿惊讶地看呆了，心想世上竟有这样奇妙的植物！随即连根挖下带回家中。但问遍邻居乡亲，无一人认得这是什么植物。后来有一位老人对何田儿说："你既然年老无子，何不把这种神草拿来服用？"何田儿遂将挖回来的植物研为细末，用酒冲服，10天后，身体渐壮，精力旺盛，头发变黑。后来，他娶妻生子，并将自己的名字改为能嗣。他的儿子廷秀也天天服用，父子二人都活到160多岁。后来，廷秀有了儿子，也同样服用这种草药，他们到了130岁，头发还乌黑无白。这件事传到村子里，很多虚弱的老人服用后果然奇验。何田儿为了让人们记住这种使人须发乌黑、具有延年益寿功效的草药，就给他孙子起名叫何首乌。唐代李翱写了一篇《何首乌传》，记述了这个故事。从此，何首乌便以功效名闻天下，成为养生保健的佳品。

以何首乌为主要药物的中成药是首乌延寿丹，首见于清代《世补斋医书》。组成：何首乌216克，豨莶草、桑椹、黑芝麻、金樱子、旱莲草、菟丝子各30克，杜仲、牛膝、女贞子、霜桑叶各15克，忍冬藤、生地各8克。共为细末，炼蜜为丸。每服10克。每日2次，温开水送服。

此方补髓益精，强身健骨，养阴退热。对老年人肝肾虚弱、腰膝酸软、头晕目眩、健忘不眠、须发早白、血压偏低、小便失约等颇为适宜，是老年人的保健方。长期服用有培补精血、乌发强身、延年益寿之功。原卫生部中医顾问秦伯未先生说，首乌延寿丹有四大优点，即不蛮补、不滋腻、不寒凉、不刺激，并罗列出六项适应证：①年高稍有劳动即感疲劳者。②年高即觉头晕、耳鸣者。③年高脉搏和血压容易波动者。④年高步履乏力，多立腰膝酸软者。⑤年高四肢筋骨不舒，似风湿而非风湿者。⑥年高而无症状，但检查为动脉硬化，或心律不齐、强弱不均者。

109. 4 月 19 日

蜂胶虽好有真假 辨别方法并不难

蜂胶是蜜蜂从植物芽孢或树干上采集的树脂，混入自身分泌物而形成的一种胶状物质，是蜜蜂健康的"保护神"。蜂胶是极为稀少的天然物质，一个五六万只蜜蜂的蜂群一年只能产100多克蜂胶，资源非常有限。

蜂胶含有300多种有效活性成分。据《中华本草》记载，蜂胶有七大功效：①抗病原微生物。②有镇静、麻醉及其他神经系统作用。③促进组织修复。④保护心脑血管系统。⑤保肝作用。⑥抗肿瘤作用。⑦清除自由基及其他作用。《中国药典》明确指出，蜂胶能抗菌消炎、调节免疫、抗氧化、加速组织愈合，可用于高脂血症和糖尿病的辅助治疗，被誉为"紫色黄金"。我国每年蜂胶产量仅为300吨左右。

正是由于蜂胶作用特殊，产量少，因此市场上出现许多假蜂胶，使得难以辨认。怎样辨别真假蜂胶呢？辨别真假蜂胶要从色、香、味上分别。①色：是用眼睛看。真蜂胶呈小团块状，会有一些杂质，用小锤子敲开后，断层呈沙粒状，有大理石样的花纹，用手搓捏受热则软化。一般呈黄到灰褐色。假蜂胶颜色发黑，没有断层感，光滑。②香：是用鼻子闻。取一粒蜂胶，用刀切开，真蜂胶可以闻到一股特有的清香味，假蜂胶闻起来有淡淡的臭味，用火一烧，臭味更明显。③味：真蜂胶味苦，有辛辣感，假蜂胶大多没有什么味道。

黄酮是蜂胶的主要功效成分，但蜂胶的保健功效是多种成分共同作用的结果。天然蜂胶原料的总黄酮含量在8%左右，市场上有些蜂胶的总黄酮含量却比天然蜂胶高出几倍、十几倍。要知道黄酮的含量很容易造假，加入一些物质就可以随意控制黄酮类的含量，所以并不是黄酮含量越高越好。

有些商贩将蜂胶原料拿来卖，还说原料比蜂胶更好。专家解释，蜂胶原料不能直接食用。蜂胶原料中含有许多杂质，尤其是从蜂箱纱盖上刮下来的蜂胶，重金属（铅、汞）含量较高，必须经过提纯才能服用。

还有的商贩说，巴西的蜂胶比中国的好，这种说法是片面的。中国蜂胶黄酮总含量是巴西蜂胶的4.45倍，具有更强的调节血脂、调节血糖、调节免疫等功效，巴西蜂胶则治疗伤口效果更明显。

110. 4 月 20 日

谷雨多发皮肤病　补充水分保安宁

清明后的十五天是谷雨，谷雨是二十四节气中第六个节气。

谷雨是春季最后一个季节。它的含义是说，此后天气变暖，雨水增多，农作物得到灌溉滋润，五谷得以很好地生长，所谓"雨生百谷"，含有生生之意。

俗话说："清明断雪，谷雨断霜。"此时，我国大部分地区平均气温回升到12℃以上，寒潮天气基本结束，为夏季农作物的"长养"做好了准备。随着绵绵细雨的到来，桃花开放了，所以人们称这个时候的雨为"桃花雨"。此时，空气中的花粉、灰尘和细菌会随着阵阵春风到处飘扬。这些微小的致病因子会引起过敏性皮炎、过敏性哮喘和斑疹。为了防止或减少春季皮肤病的发生，在生活上必须重视皮肤的保健，补充水分、节制饮食、科学使用化妆品、生活有规律等都是不可忽视的保健措施。

一、补充水分

从健康角度来讲，白开水是最好的饮料。它不含卡路里，人体可直接吸收利用。一般以饮用30℃以下的温开水为好。睡觉前和起床后各饮 1 杯，可以使体内的组织得到水分的补充，冲刷口腔内的细菌，可以使皮肤细腻、柔润。

二、少食刺激性食物

少食葱蒜、辣椒等刺激性调味品，也不要过量食用高糖类、高脂类食品。多摄入富含维生素 B、维生素 C、维生素 E 类食物，如圆白菜、小白菜、生菜、莴笋、黄豆芽、香菜、红薯、山药、黄瓜、南瓜、黑米、荞麦、豆类、大枣、土豆、莲藕等。

三、科学使用化妆品

化妆品的使用，要根据天气变化进行选择。气温低、风大的天气，宜选用油脂类护肤品；气温高、比较干燥的天气，皮肤油脂分泌过盛，可选用含水质较多的乳剂。

四、外出防晒

患有皮肤病的人，外出时要防止阳光直射，打伞、戴太阳镜，或戴太阳帽都可以。

五、皮肤清洁

坚持每天早晨和晚上各洗脸 1 次，用温水洗净皮肤表面的油脂。另外，经常沐浴对皮肤的保养也十分有效，尽量不用油性的面霜。

六、生活规律

每天要保证充足的睡眠，不可经常熬夜，保持愉快的心情，这对皮肤的保健也很重要。

111. 4月21日

淡泊名利并非易 心安坦荡必长寿

有一位大学老师，虽是一位副教授，但名气很大。他之所以有名，并非有什么骄人的成绩，而是缘于他的谦让。这件事要从他退休前说起。学院交给他一项科研任务，后来这项科研成果获得了大奖。学院准备给他开庆功会，还要破格晋升他为教授。然而，他谢绝了。院领导表示不解，他淡淡地说："由于我个人忙于教学，这项科研成果实际是由我的研究生完成的，主要成绩应归功于他。"院方无奈，只好取消，而这位老师直到退休仍然是一位副教授。

毕业那年，几位学生慕名去拜访他，他拿出收藏多年的好酒款待大家。学生谈起当年那件退让科研成果的事，百思不得其解地问道："您老难道不后悔吗？"他笑答："都说人生要潇洒走一回，我只求坦荡走一回。我这辈子，虽然平庸，但活得心安，这足够了。"

2010年5月，这位副教授100岁生日，系里为他举办寿宴，当年他教过的学生回到母校为他祝寿。真没想到，他依然那么精神矍铄，乐呵呵的。席间有人问他有何长寿秘诀，他只答了两个字："心安。"那一瞬间，在座的每一个人的脑海里都突然触发了一个关于生命的命题，人生的幸福与长寿最不可或缺的因素是什么？或许，正是内心的安宁与坦荡吧！纵观古今中外，为了名利而违背良知的人，位高权重也好，富可敌国也好，内心的不安定会像蛀虫一样长期地蚕食他们的心灵。

"心安"，看似不起眼的两个字却蕴藏着君子风度，"君子坦荡荡，小人长戚戚"。"活得心安"，不追求名利的人才会"心安"，不谋算他人的人才会"心安"。

"心安理得"，这是老百姓常说的一句话。前提是"心安""心底无私天地宽"。要做到这一点确实不容易，不是一时一事，而是一生一世。有时候，看似"失意"的人生，恰恰是幸福的泉水。

112. 4月22日

泼墨挥毫练书法　手心并用乐无涯

有人考证，在20种能使人长寿的职业中，书法位列榜首。

中医与书法有着不解之缘。古代的中医必须具备书法的功底，所以古代医家不乏书法名家。如唐代孙思邈、清代傅青主等均为医、书兼精的巨擘。近代医家兼善书法者，如恽铁樵、曹颖甫、程门雪、秦伯未、施今墨等；现代医、书兼优的如任应秋、姜春华、关幼波、路志正等。历代文人墨客亦有不少涉及中医者，如著名书法家王献之的《鸭头丸帖》、苏东坡的《覆盆子帖》、黄庭坚的《方药墨迹》等。

《瓯北医话》有言："学书用于养心愈疾。"《临池管见》也说："作书能养气，亦能助气。静坐作楷书数十字或数百字，便觉矜躁俱平；若行书，任意挥洒，至痛快淋漓之时，又觉灵心焕发。"

养生学认为，当人们在运笔练习书法的时候，不仅需要手指、手腕与手臂的协调，同时也需要心神与气息的协调，这样手心并用，才能达到养心凝神、调畅气机的作用，从而使内心世界处于纯净如一的稳态。

俗语谓："十指连心。"这里所说的心，包括心与脑。熟练地运用手指与手腕，可以有效地刺激大脑皮层，使大脑的智慧得到充分的发挥与锻炼，也可使心神得到安宁与调节。由于练习书法是在静态下进行的，必须神思、遐想、调气，所以可以制"怒"，抑"忿"，解"闷"，使人的心情得到调节，气机得以流畅。

有一首练习书法的歌诀云："点中周旋运笔锋，欲右先左横无平；欲下先上竖无直，悬针垂露两分明；撇无过弯如劲啄，一波三折捺始成；钩挑顿处忽速出，手心相应百日功。"从中可以看到练习书法时的内外相应、左右互盼、上下有序、刚柔相济的辩证关系，实际是阴阳的对立与互用，这对调节机体内环境的稳定是非常有益的。

不同书法的临摹，对健康有不同的益处。如写楷书可以使人去掉烦恼，写隶书可以使人恬静虚无，写行草可以使人激情奔放，写篆书可以增加形象思维。另外，临池创作还要求有一定的形体姿势，如"肩欲其平""身欲其正""两手如抱婴儿""两足如踏马镫"等等。其中"肩平""身正""手抱""足踏"都有利于身体的平衡和经络的疏通。

临池挥毫如同练气功一样，要意守丹田，呼吸均匀，心无杂念，精神专一。写大字犹如站桩，写小字犹如静坐。前者动如骑马，后者静如打禅。一动一静，动则为阳，静则为阴，是保持"阴平阳秘"的最佳方式。许多人退休之后走进老年学堂，拿起毛笔，铺上宣纸，临帖挥毫，多年缠绕身体的慢性病好转了，孤独寂寞的心开朗了。书法家张伟舫说道："写字时心平气和，不急不躁，写并快乐着。"

113. 4月23日

灵胎诚恳谢病人 只为病人真信任

徐灵胎（1693—1771年），清代著名医学家，他理论渊博，经验丰富，他所写的《医学源流论》在医学界影响很深。他留下来的医案也是很好的学习教材，他的医德医风也是后人学习的楷模。今介绍一例由他所治的病案，以管窥他对病人的诚恳之心。

徐灵胎所写的《洄溪医案》中记载：乌镇有个叫莫秀东的人得了一种怪病，脊背作痛，牵引胸部胁下，很像是现在所说的强直性脊柱炎。患者白天饮食正常，到了傍晚就疼痛发作，通宵呻吟不止，邻居们听了也感到凄惨不已。连续治疗5年，家产典卖已空，病情也未见有丝毫好转。莫秀东感到十分痛苦，想上吊自杀。他母亲说："你有儿女连累，还应当挂念。不如我死，免得听到悲哀哭嚎的声音。"说罢就想跳水自杀。他的亲戚十分同情，便将莫秀东送到徐灵胎处就医。

徐灵胎诊断后说："这是瘀血滞留在经络的缘故。"于是就把莫秀东留在家里，针灸、热敷、按摩、煎药、丸丹种种方法，无所不施，终于使他的病痛渐渐减轻，治疗1个月痊愈。莫秀东感谢不尽。徐灵胎却说："我还要感谢你呢！大凡病情严重的人，必须施展我的全部技能，才能取得效果。可是现在的病人，往往要求1剂见效，倘若3剂药无效，便会另请他医。你自始至终都信任我，真是我的知己，我怎能不感谢你呢！"

从这则故事看到，病人与医生之间应当是互相信任、互相尊重的关系。病人应当相信医生，医生则应当竭尽全力去挽救病人的生命，丝毫不能有攫名取利之心。两者之间，医生的责任心是主要的。就像徐灵胎那样，在病人垂危的时候，细心诊断，全力救治，这样才能赢得病人的尊重。

114. 4月24日

快乐使人身体健 高氏十乐记心间

清代高桐轩写了一篇养生文章,名为《十乐》。"十乐"为何?听我一一道来。

十乐之一:耕耘。耕耘虽然使人劳累,但又能使人身心健康。伏案一天,把锄半天,既可以享受田家之乐,又可以强壮人的体魄。在耕耘的同时,又有丰收的希望,何乐而不为呢!

十乐之二:把帚。把帚扫地,擦净茶几与桌子是举手之劳。天天看到干净的地面和洁净的桌椅,精神也会畅快起来,乐趣全寄寓在扫地净几之中。

十乐之三:教子。要教孩子吟诗作画,使孩子朴实忠厚,以艺立身,自食其力,不依靠他人,使其父母感到死后无有顾虑,这难道不快乐吗!

十乐之四:知足。高氏自认为是卑微的画匠,比不上百万俸禄的卿相。然而比高氏困苦的何止千万?公卿不足为贵,只要安于贫困,乐于行道,更加珍视自己的事业,难道,不也是一乐吗!

十乐之五:安居。高氏所谓的"安居",并非住豪宅,而是与忠厚淳朴、靠劳动生活的庄稼人住在一起,大家以诚相待,和睦相处,听不到酷吏的厉声呵斥,这也是一快乐。

十乐之六:畅谈。耕耘劳作之余,与野老田夫畅谈天下事,或预测天气的阴晴,或推测一下来年的收成,坦荡畅谈,无遮无掩,你一句,我一句,也是其乐融融的。

十乐之七:漫步。不要坐得太久,也不要躺得太久,天气好的时候到柳岸花坛边漫游一番,心神就会愉快,襟怀也会敞开,这也是一件乐心的事。

十乐之八:沐浴。一年四季经常洗浴,对身体有一定裨益。用温和的热水淋洗全身,让遍身清爽,经脉疏通,表里通气,可使身体健康,真是一件乐事。

十乐之九:高卧。每到三伏天,白天不宜做功课,可以枕着竹枕,铺上蒲席,在北窗下高卧,和风吹来,五脏生凉,闭目养神,这也是劳累之人的快乐。

十乐之十:晒背。在冬季天气暖和的时候,中午坐在晒场上,倚在北墙边,晒晒太阳,就像披着狐裘大衣一样,通身暖和,怕冷怕寒的感觉顿时消散。晒太阳既能舒筋活血,又能强筋壮骨,其中快乐不可不知。

以上十乐所谈多是起居、劳作、形体等方面的养生方法,提倡"生命在于运动",古人尚且如此,我们何乐而不为呢!

115.　4 月 25 日

女性脸上褐斑多　拍经打穴苡仁汤

常常有女性患者来看脸上的褐斑，虽然褐斑需要辨证论治，但多数患者可通过拍打经穴加喝薏苡仁汤的办法，收到意想不到的效果。

一、拍打经穴

主选下肢经穴，如三阴交、足三里、阴陵泉等。

1. 三阴交　此穴为足太阴脾经穴，位于内踝关节上 3 寸，胫骨内侧面后缘。有消除脾胃湿浊、调理血脉的作用。

2. 足三里　此穴为足阳明胃经穴，位于膝下胫骨嵴外 1 横指处。有调理脾胃、除湿保健之效。

3. 阴陵泉　此穴为足太阴脾经穴，位于胫骨内侧髁下缘凹陷中。有除水湿、活血脉的功效。

以上三个穴位，可以交替拍打。用手拍打，或用小木槌敲打均可。三个穴位中，以足三里为主。拍打的力度以局部发红、有微微刺激感为宜。每次拍打时间 10 分钟左右。

二、薏苡仁汤

薏苡仁为药食两用的植物种仁，味甘淡而性平。其营养价值很高，被誉为"世界木本科植物之王"。在欧洲，被称为"生命健康之友"。

薏苡仁具有利水渗湿、抗癌、解热、镇静、镇痛、抑制骨骼肌收缩、健脾止泻、除痹痛、排脓等功效，而且还可美容健肤，治疗皮肤病。

1. 面部褐斑　薏苡仁 30 克，莲子肉 15 克，糯米 100 克。先将薏苡仁浸泡，泡软后与莲子肉、糯米煮粥，食用。每天 1 次，以早饭食用为宜。

2. 面部虚浮　薏苡仁 20 克，冬瓜皮 20 克，车前子 15 克（布包），同煮，当饮料喝。可以消面部的眼袋、眼睑浮肿等。

3. 亚健康状态　薏苡仁 30 克，赤小豆 30 克，芡实 30 克，煲汤，加红糖调味，喝汤并食之。适用于形体肥胖，疲乏无力，每到下午下肢瘀胀、腿酸困倦等症。

116. 4 月 26 日

金钱虽多非健康　运动虽少健康来

洪昭光教授在《60岁登上健康之路》一书中讲述了一个真实的故事，说明了金钱与健康的是非关系。

书中说，有两个美籍华人，受邀到我国从事一项国际法的合作项目。我国给他们高工资，年长的50多岁，每小时3000多元，年轻的每小时2000多元。他们身体都不好，患有冠心病和糖尿病。年纪大的身体一不舒服，就打电话到美国，找美国的医生咨询，或坐飞机回到美国去治，但效果甚微。最后找到洪昭光教授。洪教授说，你的病之所以治不好，是因为你的生活太紧张，压力太大。他说："你讲的话我都明白，可是我也没有办法，也做不到合理的休息。"结果有一天早上他起来上洗手间，跌了一下，当时就猝死了。

另一位年轻人听说这事，明白了健康的道理。他想，原来生命这么脆弱，健康这么重要。一个活生生的人说死就死了，死亡就在身边。这时候他发现，亿万富翁有时还不如一个乞丐呢。他突然顿悟，健康比什么都重要。从第二天起，这位年轻人每天运动两个小时。无论什么时候出差，都要带上羽毛球拍、游泳裤，两个小时的运动雷打不动，从此百病弗生。洪昭光教授说："运动的最大好处是延缓衰老，延缓动脉硬化。"

洪昭光教授是这样说的，也是这样做的。他大学毕业40多年了，也运动了40多年。毕业时体重64公斤，现在还是64公斤，血压不变，心态不变。如果保养得好，完全可以做到体重、血压10年、20年，甚至50年不变。

从这个故事中我们可以悟到，健康的主要因素是心态，心态好了，自己能主动地运动起来，就可以延缓衰老；金钱多了，自己不运动，认为有了钱，就可以住别墅，开宝马，美酒香烟不离口，鸡鸭鱼肉天天有，好像什么都有了，结果丢了健康。正像小品所说："钱没有花完，命没有啦！"

117. 4月27日

健康饮食需辨证 寒凉温热与平性

李时珍曾说道："饮食者，人之命脉也。"告诉人们，要想健康长寿，就应当了解食物的性能，以便选择食用。

古代医学家在长期的生活与医疗实践中逐渐认识到食物是分性能的，其性能大致分三大类，即平性类、温热类、寒凉类。从常见的300多种食物的统计来看，平性食物较多，温热食物次之，寒凉食物再次之。

一、平性食物

平性食物有百合、白果、莲子、花生、李子、葡萄、黑木耳、银耳、黑芝麻、土豆、无花果、榛子、黑豆、赤小豆、黄豆、豇豆、扁豆、洋葱、圆白菜、胡萝卜、芋头、香椿、白菜、青蒿、大头菜、黄花菜、黄鱼、海蜇、鲤鱼、猪蹄、猪肉、牛肉、甲鱼、鹅肉、鸡蛋、鹌鹑、鸽蛋、鹌鹑蛋、蜂蜜、牛奶等。

二、温热性食物

温热性食物有辣椒、芥子、花椒、鳟鱼等为热性食物；荔枝、龙眼、石榴、樱桃、杏、栗子、胡桃仁、大枣、大蒜、生葱、南瓜、姜、小茴香、韭菜、鳝鱼、鲢鱼、虾、淡菜、海参、羊肉、鸡肉、鹿肉、火腿、鹅蛋等为温性食物。

三、寒凉性食物

寒凉性食物有甜瓜、西瓜、香蕉、杧果、甘蔗、苹果、枇杷、柿子、荸荠、梨、菱角、番茄、黄瓜、桑椹、冬瓜、苦瓜、白萝卜、丝瓜、茭白、莲藕、竹笋、蕨菜、慈姑、马齿苋、淡豆豉、芹菜、海藻、海带、螃蟹等。

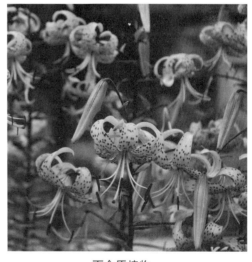

百合原植物

温热类食物具有温经、活血、助阳、通络、散寒的功效；寒凉类食物具有滋阴、泻火、清热、凉血、解毒的功效；平性食物的性能介乎温热与寒凉两种食物之间，但它在与其他食物搭配中，会随着其他食物的性能而有所偏移，如在大队温热性食物中会变为温性；在大队寒凉食物中会变为寒凉。所以食物也有配伍学问，也要因人、因时、因地之不同辨证地选用。

118、 4 月 28 日

两瓶藿香显效奇 一辆奔驰谢中医

1994年1月，世界闻名的亿万富翁——澳大利亚纽曼金矿的老板哈利先生，在瑞士阿尔卑斯旅游度假时，忽然腹泻不止，吃药、打针都不见效。恰时一位来自马来西亚的华人游客张先生，略懂中医之道，随身带有藿香正气丸，便送上两瓶以解危急。哈利先生治病心切，将两瓶药1次服下，时间不长，奇迹出现了：腹泻停止，稍事休息便健康如初。哈利先生盛赞此药的神奇效果，为报答张先生的救命之恩，当即决定赠送一辆奔驰轿车。回国以后，他在《纽曼时报》上发表了题为"中药真灵"的文章，引起巨大反响，每瓶2澳元的藿香正气丸狂涨到20澳元，被抢购一空。

藿香正气丸何以有如此功效，这要从源头说起。

藿香正气丸出自宋代《太平惠民和剂局方》，由藿香、大腹皮、白芷、紫苏、茯苓、半夏曲、白术、陈皮、厚朴、桔梗、炙甘草、姜、枣组成。原为散剂，现在有丸剂、水剂、口服液、软胶囊等。它的功效为解表化湿，理气和中。主治外感风邪，或内伤湿滞所致的发热恶寒、头痛、胸膈满闷、脘腹胀痛、霍乱吐泻等。该方所治范围主要是指夏天的暑湿感冒，但对四季夹有湿邪的胃肠型感冒亦有较好的疗效，这是原方治疗的初衷。

随着时间的推移人们发现，这个药还能治疗"水土不服"。一个人到了异地，饮水、吃饭都会有一些不适应，严重的会出现呕吐、腹泻、胃痛、腹胀等，藿香正气散则可以化浊气，和胃气，改善这种不适症状。自然界还有一种"山岚瘴气"，乃南方山林中令人致病的毒气，多为潮湿秽浊之气熏蒸而成。藿香正气散里的芳香药物可以强脾和胃，鼓舞正气，预防这种毒气的侵害，所以外出旅游，藿香正气散是必不可少的良药。

藿香正气散之所以有清暑解热、防治胃肠感冒的功效，与藿香的气味密不可分。藿香有辛辣芳香气味，偏走肺经和脾胃经，能外散湿邪，内醒脾胃，为芳香化浊、健脾和胃之要药。特别是舌苔厚腻、口中无味，或口中淡黏、不想吃饭、泛泛欲呕者，藿香是最捷之药。藿香具有明显的抑菌、抗病毒作用，还有抑制小肠的推动功能，可抑制胃排空，从而调整紊乱的消化系统功能。今常用于急慢性胃肠炎、痢疾、功能性消化不良、慢性病毒性肝炎等。

如何应用藿香正气制剂呢？

①夏秋季感冒有胃肠症状，不思饮食，口中淡而无味，泛泛欲呕者。②中暑之头晕、恶心，甚至呼吸急促。③患有慢性胃炎，最近不想吃饭，口中有秽浊臭味。④因饮食不当引起胃满、腹胀、大便不畅。⑤到了异地，水土不服，或者到了海边，吃海鲜有反应。⑥皮肤有湿疹，或有脚湿气。

119. 4月29日

盘剥白鸦谷口粟　饭煮青泥坊底芹

芹菜清脆可口，气味芳芬，是百姓喜爱的大众蔬菜。大诗人杜甫云："盘剥白鸦谷口粟，饭煮青泥坊底芹。"又云："香芹碧涧羹。"这些都是歌颂香芹的美味。

《神农本草经》就有关于芹菜的记载，称芹菜为"水靳"，又称"水英"，主"女子赤沃，止血养精，保血脉，益气，令人肥健嗜食"。《吕氏春秋》则云："菜之美者，有云梦之芹。"足见古人对芹菜的营养价值早有肯定。

芹菜有家生与野生两种。其中家生又有水芹与旱芹之分。两者性能相似，并有一定的营养价值，但药用以旱芹为佳，故旱芹又称"药芹""香芹"。野芹生于路旁或荒地，生于水边或沼泽地的水毒芹有剧毒，误食会危及人的生命。因此，不要把野生芹菜当作家芹食用，以免中毒。

现代研究表明，芹菜有降血压、降血脂的作用。芹菜的根、叶、茎、籽都可以当药用。常吃芹菜，尤其是芹菜叶，对预防高血压、动脉硬化都有益处。芹菜有如下药用价值。

一、清热解毒

芹菜味甘而性寒，有清热解毒、散瘀破结、降压止晕的作用。芹菜根清热利湿作用比较突出。平时肝火旺盛、经常失眠、头痛的人，常吃芹菜，非常有益。

二、镇静安神

芹菜中含有一种碱性物质，具有一定的安定作用，同时又能保护血管，增强骨骼，预防小儿软骨病等。

三、预防痛风

由于芹菜含有碱性物质，可以中和尿酸及体内的酸性物质，所以常吃芹菜可以预防痛风病。

四、利尿消肿

芹菜中含有利尿成分，可以促进体内过量水分的排出，因此可以用来利尿消肿。另外，芹菜富含钾，可以有效预防下半身的浮肿。

五、清热止血

凡牙龈出血、鼻出血、大便出血等，喝芹菜汁或熬制的芹菜水具有一定的辅助作用，芹菜气味越浓越好。

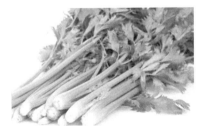

芹菜

120、 4 月 30 日

邵雍赋诗话养生　未病思想要牢记

邵雍（1011—1077 年），北宋经学家，自号安乐先生，谥康节。祖籍河北涿州市，后徙居河南辉县。北宋"五子"之一，为理学象数学派创始人。

他一生写了不少富含哲理的诗，其中有一首养生诗对后人启发很大。诗云："爽口物多终作疾，快心事过必为殃。知君病后能服药，不若病前能自防。"

诗的首句"爽口物多终作疾"，是说贪图吃喝或饮食失于节制是会罹患疾病的。结合现代，有的人整天大鱼大肉，泡在酒吧里，烟雾缭绕，酒气熏天，没有不患疾病的。有的人虽然不是大鱼大肉，但不喜欢吃蔬菜，不吃水果，偏食偏嗜，这样的饮食习惯也是不可取的。《黄帝内经》上说："饮食自倍，肠胃乃伤。"俗话说的"病从口入"，说的也是这个意思。因此《黄帝内经》首篇就提出了饮食养生的原则是"食饮有节"，饮食要"杂"，"量"要控制，这样就不会因"爽口物多"而致病。

次句"快心事过必为殃"，是说人遇到高兴的事往往会过度兴奋，过于快乐，这也会招致疾病。"乐极生悲"说的就是这个道理。将此句引申为七情，喜、怒、忧、思、悲、恐、惊，过了都会导致疾病。所以要讲究心理平衡，特别是遇到高兴或悲观的事，要适当调节自己的情绪，做到不过喜，不过悲，顺其自然，坦然对待，否则就会影响身心健康。

第三句"知君病后能服药"，是说人得了病应当主动去看病服药，切勿讳疾忌医。提示人们有了病要积极对待，及早将病魔遏制于萌芽，不至于酿成大祸。

末句"不若病前能自防"，是这首诗的核心句，提出了"治未病"的观点。《黄帝内经》上说："圣人不治已病治未病，不治已乱治未乱，此之谓也。夫病已成而后药之，乱已成而后治之，譬犹渴而穿井，斗而铸兵，不亦晚乎！""治未病"包括"未病先防""既病防变""病后防复"三个方面，最主要的是"未病先防"，这是古今中外养生保健的终极目的。

121、 5月1日

高濂延年二十法 德高寿长益处多

明代高濂,是一位修养得法的养生学家,他的《遵生八笺》一书,至今仍然是应用价值很高的养生学专著。他在书中写下了20种养生延年的做法,且以四言写出,读来朗朗上口,便于记忆,今抄录于下,时时对照,以修正自己的生活习俗。

四时顺摄,晨昏护持,可以延年;

三光知敬,雷雨知畏,可以延年;

孝友无间,礼义自闲,可以延年;

谦光辞让,损己利人,可以延年;

物来顺应,事过心宁,可以延年;

人我两忘,勿竞炎热,可以延年;

口勿妄言,意勿妄想,可以延年;

勿为无益,常慎有损,可以延年;

行住量力,勿为形劳,可以延年;

坐卧顺时,勿令身怠,可以延年;

悲哀喜乐,勿令过情,可以延年;

爱憎得失,揆之以义,可以延年;

寒温适体,勿侈华艳,可以延年;

动止有常,言谈有节,可以延年;

呼吸精和,安神闺房,可以延年;

静习莲宗,敬礼贝训,可以延年;

诗书悦心,山林逸兴,可以延年;

儿孙孝养,僮仆顺承,可以延年;

身心安逸,四大闲散,可以延年;

积善有功,常存阴德,可以延年。

以上所言"可以延年"20条,其内容符合《黄帝内经》所说的"法于阴阳,和于数术,食饮有节,起居有常,不妄作劳"范畴。有四时调养,有宁心勿躁,有和睦孝敬,有行善积德,有读书悦心,有淡泊名利;虽无明言饮食养生,但却说"寒温适体",此"寒温",既指饮食的寒温,又指衣着的寒温;还说到"安神闺房",即对于房事之秘,要安其心神,不可急躁,不纵欲,不避欲,适度为节。文中多处强调"积善""利人""敬礼""孝友"等,说明养生要以德为上,德高则长寿。这是中华民族的美德,也是健康长寿的必要前提。

122、 5月2日

扁鹊虽言六不治　科学对待或可救

西汉史学家司马迁在《史记·扁鹊仓公列传》中记述了战国时期医学家扁鹊的高超医术，还讲到扁鹊名言"六不治"的内容，就是有六种情况的疾病不宜治疗，哪六种情况呢？

一不治"骄恣不论于理"。就是骄横任性，不讲道理，不听医生的劝告，我行我素。正如扁鹊第一次见到齐桓公时，说齐桓公有病在腠理，不治将会深入肌肤、骨髓。但齐桓公不听，一意孤行，结果走上了不归路。

二不治"轻身重财"。这是指有些患者以生命为轻，以钱财为重。为了钱财，拼命地去工作，不惜透支身体的健康。最后钱挣到了，生命却危在旦夕，所挣的钱财都花在治病上了。

三不治"衣食不能适"。这是指衣食不能适应身体的需要。应该吃的不吃，不应该吃的偏吃。例如，不应该吸烟偏要吸，不应当喝酒却喝得酩酊大醉。衣服不及时更换，被褥不及时晾晒，这样的人患病，医生是难以治疗的。

四不治"阴阳并，脏气不定"。这是针对病情而言。就是疾病到了阴阳错乱、气血乖戾的地步；病情显得寒热交错，虚实夹杂，表里不一，难以辨别真假，脏腑之元气散乱，使得医生难以遣方用药。

五不治"形羸不能服药"。形体羸瘦，气血枯竭，胃气衰败，阴阳大虚。生理功能极度下降，难以服药治疗，或用药后反应极大，不能支持，各项生命指征都处于微弱状态。对此医生束手无策，竭尽全力也难以挽回生命。

六不治"信巫不信医"。这类人不大相信科学，而迷信神灵。相信"天命"，不相信医生的劝告。虽然现在信鬼神的少了，但相信"神医"的人仍不少。什么祖传秘方、神医所授、宫廷所藏等等，使得一些不懂科学的人上当受骗。

以上"六不治"内容，有的是患病者的自身原因，例如"骄恣不论于理""轻身重财""衣食不能适""信巫不信医"等；有的则指疾病的严重性，不可能将生命挽回。对于扁鹊所说的"六不治"有的是可以改变的。首先是要加强科学卫生知识的教育，破除迷信，相信科学；其次是改善人的体质，将疾病遏制在萌芽状态。另外，还要加强科学研究，将不治之症变为可治之症。

123. 5月3日

花茶是药又是茶　功效神奇众人夸

花茶不是用茶叶泡的茶，而是用中药泡的茶。也就是说，"花茶是药不是茶"。这种解释也不全面，正确的说法应该是，"能作为饮品使用的花类药材"所泡的茶。因为所选用的药材不仅仅是"花"，还有果、叶、枝等，只是花类比较多一些，所以名为"花茶"。正如"本草"二字代表中药一样，它不仅有草本植物，还有动物、矿物类药。由于草本植物的药材比较多，故用"本草"二字代表中药。

但花茶又与中药有区别，花茶是用沸水冲泡饮用的，中药必须经过煎煮才能取效。花茶以"花"为主。植物的花是植物的精华部分，花朵里还有花粉，花粉中含有多种微量元素和活性物质，富有营养，能够增强人体活力，调节人体代谢功能，花瓣所含的还原糖还能够清除人体内的垃圾，花茶喝到口中有一股沁人心脾的清香气味，使人神清、目明，所以受到人们的青睐。常用花茶的功效如下：

菊花：清热除风，平肝明目。喝菊花茶，还可预防感冒和消除眼睛疲劳。

金银花：清热解毒，疏散风热。对病毒有一定的抑制作用。

玫瑰花：行气解郁，活血止痛。常喝玫瑰花茶可祛斑美容。

月季花：活血调经，疏肝解郁，消肿解毒。

木槿花：清热凉血，解毒消肿。

西红花：活血化瘀，凉血解毒，解郁安神。

茉莉花：理气开郁，避秽和中。

百合花：养阴润肺，清心安神。

雪莲花：祛风湿，强筋骨，补肾阳，调月经。

腊梅花：开郁和中，化痰解毒。

合欢花：解郁安神，主治虚烦不眠。

草红花：活血通经，散瘀止痛。

桃花：泻下通便，利水消肿。

栀子花：泻火除烦，清热利尿，凉血解毒。

选用中药泡茶，也可依据药物的性味功能，配用一些茶叶浸泡，如清热解毒可配龙井绿茶，温胃和中可配普洱茶，温阳益气可配红茶，化瘀降脂可配绞股蓝茶等。

除用植物之花泡茶外，有的中药也可泡茶，如千日红、决明子、生大黄等。

用药物泡茶，要注意药物的功效，还要掌握药物的剂量，不可随意取来一味中药泡茶饮用，因为有些中药是有毒或副作用明显的。因此对不明功效的中药，要咨询中医药专家，以防出现不良反应。

124、 5月4日

和尚何以多长寿　食斋念经练武功

有人对古今中外的寿星做过一次统计，发现这些长寿的人中有科学家、音乐家、书画家等，但和尚中的寿星并不少见。

唐代鉴真和尚活到76岁，著名的海灯法师也活到耄耋之年。据姜亮夫主编的《历代名人年里碑传总表》所记载，唐代慧昭和尚活了290岁，英国僧侣肯塔伊·江享年185岁。

和尚何以能长寿？大致有三个因素。

1. 食斋

和尚终生吃素，忌荤腥。他们的饮食是五谷、蜂蜜、香菇、豆制品、木耳、植物油等，一年四季不离水果、蔬菜，且经常喝茶，忌酒戒烟。他们虽然不吃鸡鸭鱼肉，但饮食结构中的营养物质、蛋白质、碳水化合物、脂肪、维生素、矿物质等并不缺乏，所以他们很少患糖尿病、高血压、高脂血症、肥胖症、肿瘤等疾病。

2. 念经、坐禅

念经、坐禅是和尚的日常主课，不管风吹雨打，天天如此。他们在念经、坐禅时，清心寡欲，毫无杂念，意念专一，心静如水，"无丝竹之乱耳，无案牍之劳形"。其精神活动与心理状态协调如一，其身体的内环境与外环境达到高度的统一，这对祛病强身非常有益。

3. 练武功

练武功也是和尚必修的主课。和尚的功法有动功与静功。"外练筋骨皮，内练一口气。"有些看似简单的动作，但做起来却是几年或几十年的坚持。练功要做到调身（姿势）、调息（呼吸）、调心（意念）等。调身要宽衣解带，含胸拔背，舒腰松腹，垂帘内视，五趾爪地，舌抵上腭。调息有自然呼吸法、腹式呼吸法，吐浊纳清，百脉得通。调心要意守丹田，交通心肾，可以默念，可以听息，可以数息，真正做到"恬淡虚无，真气从之，精神内守，病安从来"。

125. 5月5日

万物华实夏三月　蕃秀于外内应心

立夏是一年二十四节气中第七个节气，表明夏季从今天开始。

夏季是指立夏、小满、芒种、夏至、小暑、大暑六个节气。一般应在农历五、六、七三个月，即孟夏、仲夏、季夏。这个季节的特点是高温、酷暑、潮湿。简单地说，就是湿与热两个字。所谓热就是气温最高，平均在22℃左右，最高可达40℃左右。所谓湿就是指环境的湿度大。由于太阳逐渐北移，直射到北半球，使我国白昼渐长，夜晚渐短。这个季节会出现心率加快、汗液外泄、胃肠病多发、易患热中风以及痱子、脚气、湿疹、汗斑、黄褐斑等，因此养生显得更加重要。

《素问·四气调神大论》曰："夏三月，此谓蕃秀，天地气交，万物华实，夜卧早起，无厌于日，使志无怒，使华英成秀，使气得泄。若所爱在外，此夏气之应，养长之道也。逆之则伤心，秋为痎疟，奉收者少，冬至重病。"

《素问》将夏季气象的特点用两个字来形容，即"蕃秀"。什么是"蕃秀"呢？就是茂盛、华美的意思。天地间的万物都在旺盛地生长，呈现一片繁茂的景象，开花结果，生物的变化达到最高峰。天热、地湿，这就是夏季的特点。人们在这个季节里，会出现几个生理上的变化，一是气血运行旺盛，人的脉象也会变得洪大有力；二是津液外泄，汗出得较多；三是气温的变化与心相应，因为夏季是心脏主令的季节。在这种情况下，人们为了适应外界环境的变化，应当晚一点睡觉，早一点起床，不要厌恶阳光，要让体内的寒气得到外泄，多到户外活动，这是夏季养生所应遵循的。违背它，就会伤及心脏，因为夏季是与心气相通的。夏季不能很好地养生，伤及人的阳气，到了秋季阳气也不能收敛在内，外寒就会循脊膂而入于体内，这样就会发生疟疾，到了冬天就会患重病。因此，不可忽视夏季的养生。

126. 5月6日

静心般若何长寿　三才相引阴阳谐

古往今来，佛教信徒长寿者难以计数。如唐代慧昭和尚寿至290岁，这与释家勤业养生原理是相吻合的。

一、参禅打坐

坐禅念经是佛家和尚的日常主课，是释家养心术根基的最高境界。所谓"禅"，其意为"深思""静虑""守一""心一境性"或"制心一处"，是释家气功。

参禅打坐，首先是摒弃一切私心杂念，佛教经典著作《金刚经》大半经文是讲"降伏其心"。佛家认为，人们的无穷思虑破坏了人体的阴阳平衡，使其生理功能受到严重干扰，这样何以谈长寿！打坐时，身体不动，减少了机体的消耗，从而可以延长人的寿命。

二、崇尚德行

佛教讲求慈善为本，爱惜生灵。故修行者大都性情温和，心情平静。他们无名利之心，无欲望之念。心胸豁达，对人宽容。正如弥勒佛前的联语"大肚能容容天下难容之事"。如果人的脾气好，不易激动，不易生气，血脉就比较通畅，生命自然就会长寿。

三、勤业劳动

佛教徒的生活"一日不作，一日不食"。这是佛门的规矩。耕地、播种、收割、砍柴、挑水、煮饭、洗衣、缝补等都要自己去做。长年的体力劳动，使得他们肌肉发达，血脉流畅，筋骨结实，很少有"三高"之症，所以长寿也是必然的。

四、导引吐纳

少林禅宗之祖达摩面壁9年，为了由静到动，活动其静坐状态下的筋骨皮肉，他创立了形、意、息相结合的"易筋经"，并传继于世。其他佛门弟子，如五台、峨眉、九华山等地的僧侣，各有自己的拳、棍、剑、鞭、刀等武术强身套路。这些都有利于身体各个部位的协调与平衡，这也是他们长寿的原因之一。

五、素食斋饭

素食是我国汉化大乘佛教的独特生活方式。出家人终身吃素，戒荤忌腥，只吃五谷、豆类、蘑菇、竹笋、蜂蜜、野果、蔬菜、植物油等。吃素食的好处在于：一是营养丰富；二是容易吸收；三是素食中很少有废料；四是少患疑难杂病。

六、生活环境

历代僧侣所居之寺庙多是修建在环境静宜、青山翠柏之中。其空气新鲜，阳光充足，流水潺潺，鸟语花香，无污染，无公害。如河南嵩山少林寺、四川峨眉山、山西五台山、安徽九华山、浙江普陀山，并列佛教五大名山名寺，得天独厚的环境，为他们提供了健康长寿的外部条件。

127、 5月7日

石头药引昼夜煮 心病还需心药医

傅山，字青主，名青竹，后改为青主，山西太原人，明末清初时著名医学家。民间传说他曾用石头作药引子，治愈一例情志病患者，读来发人深省。

相传，清朝时有一位名叫李小牛的小伙子入赘到女方粉莲家中。小两口恩恩爱爱，日子过得也不错。这一天，李小牛因入赘受人奚落，心里不痛快。回到家里，一股无明火冲着自己的媳妇发泄起来。粉莲越想越气，哭了一夜后病倒不起。这可急坏了丈夫李小牛。经人指点，他向名医傅青主求治。傅青主问清病情后说："这个病可以治，只是你把药引子先准备好。"李小牛问："什么药引子？"傅青主道："在你回家的路上，有条石头沟，在石头沟中间有一个鸡蛋大的黑石头。你把石头捡回去，先武火后文火煎煮，随时添水，不能停火，也不能离人，直到石头煮软了，再来我这里取药。"李小牛按照傅青主的吩咐，果然找到了黑石头。他心里暗暗高兴："人说傅青主是神医，果然名不虚传。"他回家便日夜煮个不停，连着几个昼夜，熬得眼睛通红，倒也毫无倦意。粉莲见此情景，十分感激，不禁转恨为爱。她下得床来，代小牛煮石头，并让小牛去问一问傅先生，何时才能把石头煮软。小牛见粉莲精神有所好转，就把煮石头的事交给粉莲，自己一口气跑到傅先生家。

小牛到了傅先生家，把煮石头的事向傅先生讲了。傅先生听了说道："煮石头人不能离火，你怎么跑到这里来了？"小牛说："粉莲看着火呢，是她催我来问问，什么时候石头才能煮软？"傅先生笑着说："没事了，你回去吧，她的病已经好了。"说罢哈哈大笑起来。小牛莫名其妙地问："你还没有配药呢，病怎么就好了？"傅先生缓缓说道："粉莲的病是从'气'上得的，'气'是你引起的，只要她的气消了，病也就好了。而气是你引起的，还要从你身上着手。让你煮石头，你想石头能煮软吗？不能。她见你没日没夜地熬'药引子'为她治病，她的气也就自然消了。她现在已经有点饿了，你赶快回去做饭吧！"

小牛高高兴兴赶到家，一看粉莲的病果然好了。粉莲说："小牛，我饿了，赶紧做饭吧！"从此，粉莲的病就彻底好了。

这是一则心理疗法的故事。"心病还得从心治。"气郁了，可以用药物舒调肝气，也可以用针灸疏通经络，还可以用药膳调理气机，但重要的是要从心理上去"解郁"。心里的"疙瘩"解开了，肝气疏通，血脉自然就会流畅，这就是"石头虽硬煮不烂，却能解郁除病魔"的故事。

128. 5月8日

修身养性仁者寿　戒色戒斗戒所得

《论语》是孔子与弟子们的代表著作，历代被世人奉为修身、齐家、治国、平天下的经典。《论语》的内容比较广泛，但从医学角度上看，它又是一本养生保健全书。孔子养生理论的核心是"仁者寿"，讲究中庸之道；提倡修身必须养性，也就是说身心并修；而"君子三戒"乃是人人应当遵守的养生之法。

一、仁者寿

孔子在《论语》中指出："仁者寿。"他解释道，待人要宽厚大度，只有道德修养高尚，人才能长寿。正如他在《中庸》中所阐述的："大德必得其寿。"所谓大德，就是心地善良，光明磊落，性格开朗，乐于助人。具有这种大德的人就是"君子"。君子与小人的区别是"君子坦荡荡，小人长戚戚"。

君子的心地平坦宽广，小人的心中常怀忧郁。"仁"有什么标准吗？有的！孔子的学生子路问孔子："你有什么志向吗？"孔子说："老者安之，朋友信之，少者怀之。"意思是说，我的志向是对老人加以安抚，对朋友加以信任，对少年加以爱护。你看这样心胸宽广的人怎能不长寿呢？我们日常说的"心底无私天地宽"就是当今的"仁"，就是"大德"。百姓所说的德高长寿，说的也是这个道理。

现代医学研究表明，高尚的道德行为，有利于保持心理平衡。这种良好的心理状态，能促进机体分泌更多的有益激素、酶类和乙酰胆碱类物质。这些分泌物能把人体的血液循环和神经兴奋调节到最佳状态，从而增强人的抗病能力。

二、君子三戒

孔子说："君子有三戒：少之时，血气未定，戒之在色；及其壮也，血气方刚，戒之在斗；及其老也，血气既衰，戒之在得。"这段话是说，人在少年时期，血气还不成熟，应当警惕不要沉迷女色，过多地耗伤肾精。否则会使各个脏器的发育受到影响，乃至于影响到骨骼的强壮与大脑的聪慧。到了壮年，血气旺盛，应当警惕不要争强好胜，长期处于紧张的工作和生活状态，意味着透支健康，会促使机体过早地衰老。进入老年，血气已经衰弱，应当警惕不要贪求占有，包括追求名誉和物质利益，应当做到"恬淡虚无，真气从之""淡泊名利，宁静致远"，否则会伤及心神，使自己的躯体衰老得更快。

129. 5月9日

伟人四言韵语篇　养生十六字真言

伟人毛泽东在1958年写了自己的养生体会，即"四言韵语·养生十六字诀"。十六字为"遇事不怒，基本吃素。多多散步，劳逸适度"。

一、"遇事不怒"

这是从心理上讲，遇到不顺心的事情不要发怒，要心平气和地去思考，去处理。遇事发怒，不但于事无补，而且容易"怒"中出乱。中医学认为，"怒伤肝"，即发怒容易伤及肝脏。例如患肝病的人，发怒是致病因素之一，也是病情加重的因素。另外，发怒还容易加重高血压，引发脑中风等疾患。所以从某种程度上讲，"发怒"是健康的大敌，不可不戒。

二、"基本吃素"

这是从饮食上讲，应以素食为主。当今的年轻人，有的以高糖、高蛋白、高脂肪为主要食品，这显然不利于身心健康。更有甚者，每天烟酒不离口。当前危害人体健康的多发病是高血压、高脂血症、糖尿病、心脑血管疾病等，这与饮食因素和烟酒有密切关系。如果能将饮食习惯改成"基本吃素"，戒烟限酒，这些疾病就会减轻大半，这是真真切切的事实。

三、"多多散步"

散步是当前世界各国所提倡的最佳运动方式。有的医学家提倡每天散步6000～7000米，有的医学家提倡每天步行30分钟，每周5次（5天）。总之，应根据个人的身体状况适度散步，坚持不懈，这对于中老年人的身心健康是非常有益的。当然，还可以进行一些有氧运动，如打太极拳、游泳、骑自行车、做健美操等。

四、"劳逸适度"

"劳逸适度"虽然是讲劳动（工作）与休息的，但还是偏重于"逸"。这里的"逸"，是讲科学的休息。除了工作，还要保持每天7～8小时的睡眠。有了好的睡眠，才能有精力去工作，去劳作。那种深夜娱乐，久坐打麻将，久坐电脑前，这不是休息，而是精力透支。久而久之，必然精疲力竭，疾恙染身。所以"劳逸适度"亦是养生的重要内容。

130、5 月 10 日

白石山翁道养生　七戒八不记心中

齐白石（1863—1957 年）是蜚声海内外的国画大师，享年 95 岁。耄耋之年仍耳聪目明，精力充沛，挥毫不止。这与他长年坚持养生之道是分不开的。他的养生经验是多方面的，这里仅介绍"七戒""八不"两方面的内容。

一、七戒

一戒烟。白石老人不吸烟，家中也不备烟。

二戒酒。白石老人深知饮酒有害健康，除偶尔少量饮葡萄酒外，平时从不饮酒。

三戒狂喜。白石老人的画作经常获大奖，或被选入国际展览。对此他隐乐于心，平静坦然，心念平和，乐观豁达，无平人的狂喜之态。

四戒悲愤。白石老人处世悠然，喜欢过平淡、宁静的生活。他一生坎坷，但他既不大喜过望，也不大悲大泣，总能泰然处之，始终保持平静乐观的心态。

五戒空想。白石老人不去空想那些办不到的事情，也不去回忆杂乱无章的旧事，空想不能自制，会影响健康。

六戒懒惰。白石老人坚持自己料理生活，洗碗、扫地等经常自己做。

七戒空度时光。白石老人说："人生不学，苦混一天。"白石老人天天绘画不止，他逝世前 1 年仍作画 600 多幅。

二、八不

一不贪色。老年人若长年纵欲，会加快脏腑衰竭，导致突发性疾病。

二不贪肉。老年人膳食中肉食过多，会患上高胆固醇症、脂肪肝、胆结石等，不利于心脑血管疾病的防治。

三不贪咸。老年人若摄入钠盐过多，会加重心脏与周围血管的负担，容易引发冠心病、脑中风及肾病等。

四不贪甜。老年人过食含糖的食物，易患糖尿病、肥胖症，亦不利于心脑血管疾病的防治。

五不贪热。老年人食用过热的食物，容易引起口腔溃疡、急性食道炎，还会使消化道黏膜发生炎症、糜烂、溃疡等，甚至会出现恶性疾患。

六不贪饱。"减食增寿"，对于老年人尤为重要。老年人饮食过饱，会加重胃肠负担，也会诱发心脑血管疾病。

七不贪凉。老年人贪食过凉食物，容易诱发急性腹泻、急性胃炎、痢疾等。

八不贪精。老年人若长年吃精米、精面，摄入的纤维素减少，就会导致便秘，甚至引发营养不良。

131. 5月11日

大黄以通寓于补　推陈致新安五脏

清代诗人袁枚（1716—1798 年）曾患痢疾，某医认为是虚证，用参芪类补药治之，结果导致病情加剧。其老友张止厚闻之，赠以"制大黄"，让其服用。他医惊慌，认为不可服矣。袁枚毅然服之，3 剂病情告愈。于是袁枚赋诗致谢，诗云："药可通神信不诬，将军竟救白云夫。医无成见心才活，病到垂危胆亦粗……"诗中所说的"将军"就是大黄的别名。

大黄是味苦性寒的常用药。凡性属阳热的病证都可以考虑用大黄来治疗。大黄可以把体内的"垃圾"排出体外，使体内的正气恢复过来，这也可以说是"补法"。20 世纪四五十年代，上海"三友实业社"的老板生产出一种与众不同的补药，名为"三友补丸"，实际就是一味药，即大黄，投入市场后十分畅销。

药理研究表明，大黄有较强的抗菌、提高免疫力、抗衰老、降低血压及血清胆固醇、减肥和抑制癌细胞转移的作用。大黄还能刺激大肠，增加肠蠕动，促使排便。但久煎后具泻下作用的有效成分多被破坏，使泻下能力大为减弱。所以大黄宜后下煎服，或沸水浸泡，取药液饮用。

这里介绍几款大黄简易方。

1. 大黄茶

生大黄 10 克，用沸水浸泡，约 20 分钟后即可饮用。功效为泻火通便，用于大便秘结者。以上为 1 日量，可以冲泡 3 次，一般两三天即可见效。

2. 硝黄酒

大黄 30 克，芒硝 10 克，白酒 100 毫升。将药捣碎，置于容器中，加入白酒，煮至 50 毫升，去渣，即可饮用。功效为消食、通便、开结，用于食积不化、脘腹胀满。

3. 大黄甘草汤

生大黄 9 克，甘草 6 克。水煎服，或用沸水浸泡，当茶饮之。有泻火通便、止呕的功效。主治习惯性便秘、胃炎、小儿癫痫等。

4. 大黄三七粉

大黄 0.3 克，三七 1 克，研末吞服。每日 1 ~ 3 次。用于阳性体质，有降脂减肥、强身健体之效，也可作抗衰老之用。

5. 大黄外用方

大黄研粉，麻油调敷，用于烫火伤；用醋调和，外敷局部，用于流行性腮腺炎；外敷足心，用于口腔溃疡、鼻出血、小儿夜啼、肺热咳嗽等。

132、 5 月 12 日

总理喜用保和丸　消食和胃导积滞

周恩来总理因为长期废寝忘食地工作，积劳成疾，患有消化不良的毛病。著名中医药学家蒲辅周先生嘱咐总理常服保和丸。总理服后，不仅效果好，而且价廉，不知为什么？蒲老说："你消化不好，常服保和丸，保你脾胃和平。"总理笑着说："很对。药要对症，保和丸这药名很有意思，我照你说的办。"

总理所服的保和丸当时不过几分钱一袋，服用起来也十分方便。蒲老还常用保和丸治疗小儿消化不良等症，效果也十分满意。

保和丸出自元代朱震亨的《丹溪心法·积聚痞块》篇，由山楂、神曲、半夏、茯苓、陈皮、连翘、莱菔子组成。现在药店里有中成药保和丸出售，服用更为方便。保和丸主治"一切食积"。方中山楂酸温，能消油腻腥膻之食；神曲辛温，能消酒食陈腐之积；莱菔子辛甘下气，能消胃肠中积气；伤食必兼乎湿，茯苓补脾而渗湿；积久必郁为热，连翘散结而清热；食积可生痰，半夏辛温燥湿祛痰；陈皮辛温能升能降，调中而理气。诸药合用，不用攻伐之剂，而以药性平和之品消而化之，使胃气平和，故名保和丸。临床以脘腹胀满、嗳腐厌食、苔厚腻、脉滑为证治要点。

近年来，保和丸的应用范围逐渐扩大，除用于消化不良、腹泻、厌食、胃及十二指肠溃疡、便秘、慢性肝炎、胆石症、胃石症等消化系统疾病外，还用于小儿急性肾炎、低热、冠心病等疾患。运用指征应包括食滞、气郁、湿热滞，有一组脾胃不和的症状出现。在这个前提下随症加减，就会取得预期的效果。

133. 5月13日

立夫条幅敬美龄　百岁养生有真经

国民党元老陈立夫（1900—2001年）先生，享年101岁，他曾送给享年106岁的宋美龄（1897—2003年）一幅条幅，概括了他养生长寿的感悟。条幅内容为养身在动，养心在静；饮食有节，起居有时；物熟时食，水沸始饮；多食果菜，少食肉类；头部宜冷，足部宜热；知足常乐，无求则安。

这幅条幅从心理、饮食、起居、运动等诸方面阐述了饮食长寿的一般规律。

1. 养身在动，养心在静

形体之养生在于运动，"生命在于运动"，运动可使四肢百骸、筋骨皮肉得到锻炼，防止其僵化。养心（养神）则在于静止，这种"静止"是淡泊名利，宁静致远，止于欲望，止于耳目口舌之淫。

2. 饮食有节，起居有时

这句话源于《素问·上古天真论》的"食饮有节，起居有常"。饮食的养生在于节制，食宜杂、宜少，不宜偏而多。起居要有规律，古代人讲究"子午觉"，这就是"有时"。规律化的起居，有利于内环境的平衡。

3. 物熟时食，水沸始饮

所吃食物宜熟不宜生。这里所说的"熟"，包括生长期的"熟"以及烹调之"熟"，切不可吃那些半生不熟的食物。所饮之水，必须滚沸数分钟，不可饮用生冷之水，亦不可饮用隔夜之水（包括茶水），但可以饮用适量的矿泉水以及合格的饮料。

4. 多食果菜，少食肉类

水果与蔬菜含有丰富的维生素、矿物质、纤维素、水分等，是机体不可缺少的营养物质。肉类对机体亦是必要的营养物质，但宜少不宜多，吃多了，会引起脂质代谢、糖代谢的紊乱，出现高血压、高脂血症、高血糖等疾患。现在许多疾病是食肉多了，而不是少了，所以应当是"少肉多蔬"，以防止心脑血管疾病。

5. 头部宜冷，足部宜热

头部宜冷，可以保持头脑清醒。头部布满六阳经的穴位，阳气虽有护外作用，但易化火、化风，所以"上火"症状较多。足部为足经六脉的起始部，血管丰富，远离心脏，易停滞不行，所以"宜热"。热则有利于血液循环，而冷则血循停滞。

6. 知足常乐，无求则安

这八个字是许多长寿者的亲身体验。"知足常乐"是指在生活上满足了，就会得到快乐。而不知足者，天天在那里埋怨这，埋怨那，即使给了他名利，他也不满足。知足者，虽贫而快乐着；不知足者，虽富而苦恼着。

134. 5 月 14 日

心理养生四要素　立德高尚是要务

心理养生，古代叫"养神"。《黄帝内经》非常重视"养神"。在第一篇《上古天真论》中就提到"精神内守，病安从来"。还有"独立守神""精神不散""积精全神"等关于心理养生的论述。在心理养生中，"德"是第一位的。正如《上古天真论》所说："所以能年皆度百岁而动作不衰者，以其德全不危也。"

一、品德高尚

品德高尚、心地善良是养生第一要务。孔子曰："仁者不忧。"汉代董仲舒说："仁者所以多寿者，外无贪而内心静，心平和而不失中正，取天地之美以养其身。"以助人之乐为乐，以扶贫帮困为乐，以服务大众为乐，这样的人心态平和，不畏困难，始终保持泰然自若的状态，这有利于血液循环，有利于神经细胞功能的调节，从而可提高机体的抗病能力。

二、宽容大度

宽容大度是指在与人交往中，不计较个人得失，不计较个人恩怨，即使被误解、被冤屈，也能正确对待。这种人的心态总是向上的，能容许多"难容之事"与"难容之人"。这种心态对于人体的循环、呼吸、消化、神经等系统具有协调作用。而心地狭窄的人，容易导致血压升高、血管狭窄、神经系统调节紊乱等疾患。

三、淡泊明志

淡泊明志是中国知识分子的传统美德。所谓"淡泊"，就是不追求名利，不会在世俗中随波逐流，对身外之物得而不喜，失而不悲；"势去未须悲，时来何足喜"。在当今社会就是不贪腐，不揽权。"明志"，就是有远大志向，为国家发展，一切为了百姓幸福，一切为了正义事业，始终将人民的利益放在第一位，并能够为之奋斗终生。而不会苟且偷生，碌碌无为。

四、乐观幽默

有人说："乐观是不老丹。"乐观的人，心胸开阔，精神愉快；乐观的人，必然很幽默。郑板桥削官为民，两手空空，却还说"宦海归来两袖空，逢人卖竹画清风"。"扬州八怪"之一的汪士慎不幸一目失明，他却专门刻了一枚"尚留以一目看梅花"的闲章，这是一般人做不到的。乐观幽默地对待生活，生活就会变得愉快、惬意。

135. 5月15日

五脏养生五格言 静以养心是关键

关于五脏养生，古代医籍有以下五句格言。

一、宠辱不惊，肝木自宁

人的一生中会遇到高兴与不高兴的事、被人赞扬和被人批评的事，用百姓的话说，就是好听的话与不好听的话。被人宠着的时候，不要太兴奋，否则会忘乎所以；遭人贬低的时候，不要太丧气，否则会没有了志气。特别是不可发怒。人的七情之中只有怒最厉害。"怒气伤肝"，怒会耗散肝血，助发肝阳上亢。肝阳上亢就会出现头晕、目眩、失眠等。如果能宠辱不惊，肝气就会舒调有序，神志就可安宁无恙。

二、动静以敬，心火自定

动以养形，静以养心。但养形与养心是互惠的，只有形体康健，心情才能舒畅；心情舒畅，亦有利于形体的健美。喜静则静，喜动则动，动中思静，静中思动。动静结合，身心才能自如。如果动静失于常态，或者形体劳累，就会伤及心血；而劳心过度，血脉不能通畅，形体也会感到疲乏。所以说，血脉的流通，要有"动"以养形；精神的安定，要有"静"以养心。动静有序，才能使心神、心血、心脉三者正常有序地工作。

三、饮食有节，脾土安和

《黄帝内经》上说，长寿的因素中"食饮有节"非常重要。胃主纳谷，脾主运化，饮食有节，饥饱适宜，五谷才能化为气血充养五脏六腑；反之，饮食没有节制，太饱则伤肺，太饥则伤气，太酸则伤筋，太咸则伤骨，太甜则伤血。特别是暴饮暴食，烟酒无度，必然伤及脾胃，脾胃伤了，气血津液自然会减少许多，何能谈上健康！所以要使脾胃（包括肝胆、大小肠）安康，节制饮食是第一要务。

四、调息寡言，肺金自全

"肺如钟，撞则鸣；风寒入，外撞鸣；虚劳损，内撞鸣"。这是清代陈修园对肺系疾病因素的总结。调息不当，外卫不固，风寒湿热之邪经常侵犯皮毛，肺的呼吸功能受到阻碍，就会发生气管炎、哮喘等疾患。要使肺金得清，先要调和气息。中医学认为，肺为发声之腑，说话过多会伤及肺气与肺阴，出现音哑、咽痛、语怯等病痛。所以说，保护肺腑，寡言少语与调息适度一样重要，两者均不可偏废。

五、恬淡少欲，肾水自足

"五脏六腑之精气皆藏于肾"。肾主精气，主生殖、发育。人的性欲不可过纵，亦不可闭欲，而应当是有性少欲。特别是中年以后，房事应随着年龄的增长而减少。人的精、气、神中，精是物质基础。肾精充足了，才能有元气。元气充沛了，才能有"神"。如果肾精过度外泄，必然会使脏腑功能衰竭，免疫能力下降。物质基础的"精"枯竭了，生命也就终止了。所以"恬淡少欲"是养生保健的重要内容。

136、 5 月 16 日

江南国医李济仁　坚持运动保健康

国医大师李济仁，以"张一贴"的传人享誉大江南北。虽然李老已过80高龄了，还患有"三高"，但他思维敏捷，步履轻盈。问其长寿秘诀，他告诉记者，自己揣摩总结了一套运动养生保健的方法，并从头到脚当场示范。

一、首推养心

五脏之中养心最为重要，养心先要养神。因心主神明，故平时遇事要尽量保持心平气和，不过喜也不过忧。与人交往不要计较得失，该舍便舍。每天晚上临睡前经常按摩手上的劳宫穴和脚上的涌泉穴，这两个穴位可以起到心肾相交、改善睡眠的作用。在食物补养方面，经常用西洋参泡水喝，常吃些桂圆、莲子、百合、黑木耳等，以益心气，养心阴。还要重视午时的休息以保养心气。

二、注意调肝

肝主疏泄，为将军之官。养肝主要从情志、睡眠、饮食、劳作四个方面入手。养肝的第一要务就是要情绪稳定，如欣赏字画、养花种草、四处旅游等，以陶冶情操。人卧则血归于肝，定时上床休息既能保持良好的睡眠质量，又能养肝。还要做到饮食清淡，尽量少吃或不吃辛辣、刺激性食物，以防损伤肝气。过度疲劳会损肝，故平常应尽量做到既不疲劳工作，也不疲劳运动。

三、重视养肺

肺主气，司呼吸。早晨起床后经常做深呼吸，速度放慢，即一呼一吸尽量地达到6.4秒。这种方法可以养肺。经常采用闭气法，有助于增强肺功能。即先闭气，尽量保持到不能忍受的时候再呼出来，如此反复18次。平时多吃一些有助于养肺的食物，如玉米、黄瓜、西红柿、梨及豆制品等。

四、注重健脾

脾胃共为气血生化的来源，健脾往往与养胃相结合。在饮食方面，每次吃七八分饱，并经常做一些运动和按摩。如每天起床和睡前做36次摩腹功，即仰卧于床，以脐为中心，先顺时针用手掌按摩36下，再逆时针按摩36下。多吃一些利脾胃食物，如山楂、山药。夏天常吃香菜、海带、冬瓜等健胃养脾之品，注意顾护脾胃。

五、不忘补肾

肾藏精、主纳气，主骨生髓，为先天之本。经常用一只手在前按摩下丹田、关元穴，同时一只手在后按摩命门穴、腰阳穴，以助于养肾。常吃核桃、枸杞、黑豆、芝麻以保肾。经常叩齿，常吞"琼浆玉液"，排小便时尽量前脚趾用力着地并咬住牙齿，以助保肾气。多吃粗纤维食物，以刺激肠蠕动，并养成定时排便的习惯。

137、 5 月 17 日

李真人养生十六字 一吸一呼周天济

在清代冷谦的《修龄要旨》、高濂的《遵生八笺》、胡文焕的《类修要诀》和周履靖的《赤凤髓》等著作中都记载有《李真人长生一十六字妙诀》一文。这是一篇讲述打通任督二脉功法的文章，实开后世"小周天"功法之先河。

十六字妙诀为："一吸便提，气气归脐；一提便咽，水火相见。"这十六个字，仙家称为"十六锭金"。

做功法前，口中先漱津三五次，用舌头搅动上下腭，使满口生津，然后让津液慢慢咽下，汩然有声。咽完后用鼻子吸清气一口，以意念之态静静地使清气直送至脐下一寸三分的丹田、气海处，略有贮存感，为之"一吸"。接着下腹部如忍便状，用意念提起，向上归于脐之深处，连及夹脊、双关、肾门，如此一路上提，直至脑后风府穴，再入头顶之百会穴处，这种向上提的功法，为一呼。一吸一呼，谓之一息。当内气已上至颠顶，亦如前面一样汩然有声咽下，气向下行的时候，也要如吞咽状，鼻吸清气，送至丹田，略有所存，又从下部如前次一样轻轻上提，这样就是一个"小周天"。可以做三五次，也可以做 20 余次，也可以做几次停一停再做。所谓"气气归脐，寿与天齐"，就是指这种功法。

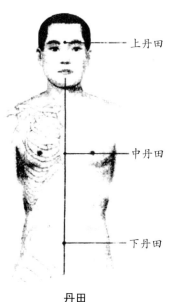

上丹田

中丹田

下丹田

丹田

138. 5月18日

丝瓜消暑墙根长 叶藤花蒂染脂香

丝瓜是葫芦科丝瓜属植物，原产地在印度，传入我国时间已不可考。据李时珍《本草纲目》记载："丝瓜，唐宋以前无闻，今南北皆有之，以为常蔬。"宋代诗人杜北山曾写过一首"咏丝瓜"的诗。诗云："寂寥篱户入泉声，不见山容亦自清。数日雨晴秋草长，丝瓜沿上瓦墙生。"由此看来，丝瓜引入我国的时间至少在唐末宋初，或许更早一些。

丝瓜中含有维生素A和维生素C，还有蛋白质、淀粉以及钙、磷、铁等。更可贵的是，丝瓜的清热祛暑作用远远超过一般饮料。丝瓜入馔滋味清淡，爽口不腻，色泽青绿，诱人食欲。但丝瓜宜熟食不宜生食。古代养生学家喜欢吃"鲜儿"，夏末秋初丝瓜上市，人们吃些丝瓜有利于消暑气，祛湿浊，可以使体力得到恢复。

丝瓜有很高的药用价值。中医学认为，丝瓜味甘性平，无毒，具有清热祛暑、凉血解毒、通络下乳、舒筋活血多种作用。

丝瓜通体都可入药，丝瓜叶偏于清热解毒，丝瓜藤偏于舒筋活血，丝瓜花清热通便，丝瓜籽利水消肿，丝瓜络通络下乳，丝瓜蒂治疗喉痛。

丝瓜还有治疗热痱的作用。夏秋间小儿的头面部会生热痱，对此可以用丝瓜做菜肴，同时将丝瓜捣汁，内服并外涂，有润泽皮肤、减少热痱的功效。

如果是产后乳汁缺乏，可以用丝瓜籽、通草，煲汤饮服。

如果是气血虚弱，筋骨运转不利，可将鲜丝瓜切片，加上薏苡仁、鸡腿，煲汤服用；或用丝瓜络15克，木瓜12克，羌活6克，独活6克，沸水冲泡代茶饮，颇为有效。

139. 5 月 19 日

口中异味苦难言　湿热食积是病源

在门诊，前来治疗口中异味的人并不少，其中口中秽浊之气（口臭）的比较多见，其次是口苦、口酸、口甜、口咸等。这些异常口味者多数与体内湿热、食积有关，一般都可治愈。

1. 口臭

口臭者多为脾胃湿热较盛，形体较胖，喜吃肉类食物，多伴有舌苔黄腻，脉象滑数，或口腔溃疡、大便秘结等。治以清理脾胃，芳香化浊。药物如黄连、黄芩、黄柏、茯苓、薏苡仁、赤小豆、冬瓜皮、荷叶、藿香、佩兰等，中成药如藿香正气丸（胶囊、口服液、水剂、软胶囊）、六和丸、保和丸、枳实导滞丸等。

2. 口苦

口苦多与心经与胆经的火邪上炎有关。心胆火盛，则见心烦不眠、口渴喜冷饮、小便短赤等。治以清心泻火。药物如竹叶、生地、通草、栀子、莲子心等，中成药如龙胆泻肝丸、六一散等。

3. 口酸

口酸多为肝郁化火伤及脾阴所致。每因急躁易怒时口酸明显，或有头痛、头晕、嗳气、泛酸等。治以清肝健脾。药物如黄连、黄芩、龙胆草、栀子、芦荟等，中成药如丹栀逍遥散（丸）、左金丸、舒肝健胃丸等。

4. 口甜

口甜者口中有一种甜丝丝之味，口渴不重，但会有口水，饮食乏味，时或恶心。此由脾虚湿盛引起，治以健脾化湿。药物如白术、山药、砂仁、白蔻仁、茯苓等，中成药如资生丸、香砂六君子丸等。

5. 口咸

口咸为肾之阴虚火旺所致，伴见燥热心烦，盗汗，耳鸣，失眠健忘，舌质红赤，舌苔比较少。治以滋肾养阴。药物如生地、白芍、女贞子、旱莲草、知母、黄柏等，中成药如知柏地黄丸、左归丸、大补阴丸等。

口味异常，除用药物治疗外，饮食宜忌也非常重要。凡口味异常者，应少食荤腥食物，如鸡鸭鱼肉类，或烧烤、油炸类食物，而应以清淡饮食为主，可以多食蔬菜，加食一些水果，特别是鲜藿香、石香菜、鲜荆芥、香菜、香椿、茄子、萝卜、小白菜等。这些食物或凉拌，或蒸拌，或炒，不但可以除口中异味，还有醒脾开胃的功效。

140. 5 月 20 日

源远流长话香菜　健胃醒脾透疹宜

香菜，又名芫荽、香荽、胡荽。说到香菜，不分南方和北方，许多人都食用过，而且是赞不绝口。

香菜最早发源地在欧洲地中海沿岸及中亚地区。香菜传入中国是在西汉。当时皇帝派张骞出使西域，他返回中原时，带回的就有香菜种子。当时不叫香菜，而叫"胡荽"。"胡"是指它从西域传入，"荽"是形容它生长得茂盛繁密，也指气味浓香的植物。在很长的时间里，香菜只在中国北方种植，南方几乎没有种植，到了近代人们才将香菜引种到南方。

香菜以芳香为特性。它的功效为健胃醒脾，通窍醒脑，发表升散，消食化积，透疹解毒。现代研究得知，香菜的独特芳香是因为它含有癸醛、壬醛、芳樟醇等挥发性成分，还含有蛋白质、胡萝卜素、维生素 C、纤维素和钾，此外还有碳水化合物、钙、磷、镁、钠、锰等。

香菜性温，味辛，具有发汗透疹、消食下气、醒脾和中之功效。主要用于麻疹初期透出不畅、食物积滞、胃口不开、脱肛等。食用香菜对人体有保健作用，且具有辅助治疗作用。它可以改善寒性体质，增强对风寒感冒的预防作用。但孕妇与体弱者，不宜多食。

夏季不思饮食，可取香菜 150 克，生姜 15 克，红辣椒 100 克。将三者洗净、沥水，生姜、红辣椒切丝，用温开水浸泡 30 分钟后沥水取出，加入食盐、香油少许，拌匀食用。此菜有开胃醒脾、和中理气的作用。李时珍还开出几贴以香菜为主的方子，如以晒干的香菜煎汤有催奶的作用；发水痘的时候，用香菜 100 克切碎，入酒中煮开，去渣冷却后洒在患儿身上，可使痘疹发透，并很快恢复健康。

141、 5月21日

麦子将熟小满到 利湿防暑最重要

农历小满是一年中第八个节气。

进入小满，阳光明媚，普照环宇，高粱、玉米长势旺盛，小麦则锋芒指天，麦穗已是滚圆，不久就要成熟了。由于小麦颗粒'小满'但尚未成熟，故名小满。进入小满，气温升高，同时雨水增多，民间有"小满小满，江满河满"之说。这个时节，夏季的闷热与潮湿天气即将来临，所以小满节气的养生以利湿防暑为要务。

一、健脾利湿

小满期间，雨水增多，空气中的湿度增大。湿气增大容易伤及脾的运化功能，使人的消化系统发生障碍，产生胃脘胀满、打嗝儿、反胃、口味淡腻等；湿气大了，还容易诱发皮肤及关节病，如湿疹、脚气、下肢溃疡、风湿性关节痛等。

预防湿气病的方法有三：一是多食清淡饮食，如赤小豆、薏苡仁、绿豆、莲子、山药等。这些食品有健脾利湿的作用，要少食冷饮、油腻、海腥、油炸食品，以防伤脾生湿。二是尽量避开潮湿之地，在多雨的时候，出门要带雨伞，这样可以避免脚湿气、下肢溃疡的发生。三是注意衣服的更换，以棉质、透气性好、浅色衣服为佳。出汗后的衣服要及时更换，以免湿气伤及皮肤。不少年轻人背部、胸部有许多汗斑，就是出汗后不及时更换衣服所致。

二、清心祛暑

小满以后，气温不断升高，我国大部分地区的气温已经达到22℃以上的夏季界定温度。这个时候人的生命活动比较旺盛，人们在紧张工作之余，常常感到心烦、急躁，甚至口舌生疮、大便干结、彻夜不眠。如果天晴无雨，"上火"的症状会更为突出，这是暑气伤心的表现，应当以清心祛暑为法。

预防的方法有三：一是多饮水，以凉白开最好，以少量多次为宜，不要以饮料代替水，因为饮料会增加热量。二是多吃新鲜蔬菜与水果，如丝瓜、冬瓜、苦瓜、西瓜、水芹、西红柿、莲藕、木瓜、白萝卜等，忌食或少食烧烤、油腻及腌制的肉和菜类食品，其中尤以苦瓜最能降心火。苦入心，心火降了，人就会感到神清气爽；苦味食物还可以安神、宁心、解渴，是夏季清心降火的佳品。三是多到树林、江河边锻炼，以散步、打太极拳为宜，不要进行剧烈的运动，以免汗出过多，发生中暑、休克等危急情况。

142. 5月22日

清除体内自由基　饮食运动两相宜

正常的生命活动需要一定数量的自由基，它在体内不断产生，又不断被清除，使体内自由基浓度始终保持在一种有利无害的平衡状态。人到了老年，体内抗氧化功能减退，不能清除自由基，就会促进衰老。如果能保持体内自由基的正常含量，就能延缓衰老并防治疾病，使高血压减少71%，脑卒中、冠心病减少75%，肿瘤减少2/3等。要保持体内自由基的正常含量，饮食与运动十分重要。

一、合理饮食

经常吃一些消除或抑制自由基的食物，以下食物具有抗氧化作用。

1. 生姜

生姜所含的姜辣素有很强的对付自由基的本领，比维生素E强很多倍。

2. 西红柿

西红柿所含的番茄红素是很强的抗氧化剂，对清除自由基非常有效，但只有加热烹调后，才更有利于发挥它的作用。

3. 葡萄

将葡萄干与醋结合，更有利于抑制自由基。取一茶杯葡萄干，加入500克醋，浸泡一夜，即可食用。每天吃醋制葡萄干一大匙，可以减少自由基的产生。

4. 圆白菜

圆白菜有很强的清除自由基的作用。圆白菜生吃最好，可凉拌、做沙拉、榨汁，炒时不宜加热过久。

5. 大蒜

大蒜含有丰富的超氧化物歧化酶。

6. 维生素E

含有维生素E的食物有豆类、花生、芝麻、胡桃仁、蛋黄、奶油、玉米等。

7. β胡萝卜素

含有β胡萝卜素的食物有紫菜、紫甘蓝、红豆、胡萝卜、心里美萝卜等。

二、锻炼身体

每天坚持步行30～45分钟，能增强抗氧化功能，有效地抑制自由基的产生。

三、戒烟限酒

一口香烟中含有百万个数量级的自由基，过量饮酒也会产生过多自由基。所以戒烟限酒是延缓衰老的必要前提。

143. 5 月 23 日

夏令常见病增多　家庭必备中成药

暑夏不但是暑温、暑湿病多发季节，而且也多发皮炎、痱子、腹泻、皮肤疖肿等疾患。为了更好地度夏，家庭小药箱应当储备下列中成药。

1. 藿香正气水（丸、口服液、胶囊）

其有祛暑化湿、解表和胃功效，可用于夏季寒湿感冒，或吃了不洁食物引起的急性胃肠炎，如见发热恶寒、头痛胸闷、恶心呕吐、腹泻等。

2. 风油精

内服、外用均可。常用于蚊虫叮咬，还能提神醒脑，防治感冒、头痛、牙痛、风湿骨痛等。平时涂于太阳穴等部位，可消除头昏脑涨，保持耳聪目明。在洗澡水中加入几滴风油精，可以防治痱子与蚊虫叮咬，还可祛除汗臭。

3. 人丹

人丹为传统的解暑良药，有清热祛暑、解毒生津、开窍安神的功效。需要时，可以吞服或含服，每次 5 ~ 10 粒；但孕妇与小儿不宜服用。

4. 六神丸

六神丸为传统名中药，具有清热解毒、抗菌止痛的功效，可用于咽喉肿痛、带状疱疹、皮肤痈疖等。

5. 牛黄解毒丸

牛黄解毒丸为清热解毒、润肠通便的传统中成药。可用于夏季火热内盛引起的咽喉肿痛、牙龈发炎、口舌生疮、眼睛肿痛、大便秘结等。一般不用于儿童。

6. 黄连素

黄连素有清热解毒、抗菌消炎作用，可用于夏季由痢疾杆菌、大肠杆菌引起的肠炎、痢疾或腹泻等，成人每次 6 ~ 8 片，儿童减半。

7. 十滴水

十滴水有清热祛暑、解表和胃作用，可用于夏季烈日下的中暑，症见头痛、头晕、恶心呕吐、腹胀腹泻、胸闷、心慌等。可取十滴水数滴加入开水中搅匀服用，儿童减量，孕妇不宜。

8. 生脉饮

生脉饮由人参、麦冬、五味子 3 味药组成，是益气养阴的名药。可用于夏季劳顿过度引起的心慌、气短、神疲、汗出，甚至有虚脱之兆，每次服 10 ~ 20 毫升，静卧休息后即能恢复。

此外还可备一些外用药，如创可贴、云南白药、正红花油、片仔癀等。

要注意药物的使用方法和质保期，病情较严重者，要立即到医院抢救。

144. 5 月 24 日

夏季旅游莫匆忙　取来中药保健康

1. 香连丸

香连丸由木香、黄连组成。香连丸对于细菌性痢疾引起的腹痛、呕吐、下痢赤白、里急后重等症，具有清热解毒、行气化滞、消炎杀菌作用。水丸，每次服 3 ~ 6克，1 日 3 次，空腹服用疗效明显。

2. 羚翘解毒丸

羚翘解毒丸由传统名药银翘散去芦根加羚羊角组成，主要用于感冒发热重者、急性扁桃体炎、急性支气管炎、急性肺炎等。具有辛凉解表、清热解毒、抑菌消炎等作用。蜜丸（9 克重），每服 1 丸，1 日 3 ~ 4 次；病重者可 2 小时服 1 丸，温开水送服。同类药还有银翘解毒丸、羚羊感冒片等。

3. 片仔癀

片仔癀为明代末年京都太医秘方，具有清热解毒、消肿止痛功效，广泛用于各种炎症，在欧美、东南亚及港澳台地区统称为神药，有"中药特效抗生素"之称。旅游时，若患牙痛、咽喉肿痛、烫伤、灼伤、扭伤、蜂蛇咬伤、疔疮、无名肿毒及一切炎症所致的疼痛、发热等均可使用。本药有丸剂与胶囊剂，内服，每次 0.6 克，1 日 2 ~ 3 次；外用切成薄片，冷开水调化，涂敷患处，1 日数次，保持湿润。

4. 藿香正气水

藿香正气水具有祛暑解表、化湿和中功效，是暑月感冒、消化不良、腹泻及食物中毒的首选中成药，特别是腹泻、胃肠型感冒，或水土不服引发的厌食、恶心、呕吐等，疗效尤佳。酒水剂，每支 10 毫升，1 次服 10 毫升，1 日 3 ~ 4 次。同类药还有藿香正气丸、藿香正气口服液、藿香正气胶囊、藿香正气软胶囊等。

5. 健胃消食片

健胃消食片既有补益中气、健脾养胃功效，又有消食化积、增加食欲的作用，特别适用于老人、小儿服用。外出旅游时，既可作为健胃之品服用（每次 3 片，1 日3 次），又可作为急性胃炎、神经性呕吐、水土不服而致食欲不振的治疗药品（每次8 ~ 12 片，1 日 3 次，以嚼服为佳）。

6. 风油精

风油精是消炎镇痛、清凉止痒、祛风解毒之良药。凡伤风感冒引起的头痛、关节疼痛、牙痛、腹部胀痛、车船昏晕和蚊虫叮咬引起的瘙痒不适，均可使用。外用适量，涂抹患处。口服 4 ~ 6 滴，小儿酌减。本品还可用治烫伤、烂脚丫、咽喉痛、肛门瘙痒等。同类药还有清凉油、本草油等。

145. 5月25日

左眼跳灾右跳财 实际都是无稽谈

民间所说的"左眼跳灾，右眼跳财"，果真如此吗？回答是否定的。眼皮跳动是肌肉放电的生理现象，是末梢神经"短路"而引起的。

引起眼皮跳动的原因很多，大致有以下几种：①睡眠不足。②熬夜过度。③喝咖啡等饮料太多。④缺钙。⑤眼睛疾患。⑥面神经麻痹。⑦颅内肿瘤。⑧局部肌张力不全等。

"左眼跳灾，右眼跳财"是封建社会遗留下来的民间俚语，它是在科学不发达，对某种现象解释不清的状况下的误读。眼皮跳动与"灾"和"财"毫无关联。通常是在神经传导出现问题的情况下发生的，且很难在短时间内得到改善。因此，患者应到神经内科去检查原因。病态性眼皮跳动，多会牵动面部其他肌肉跳动；非病态性眼皮跳动，面部肌肉无凹陷现象，也不会出现鼻唇沟不对称症状。但颅内肿瘤千万不可忽视，据统计，病态性的眼皮跳动约有1%可能是因颅内肿瘤、蛛网膜粘连等引起，是颅内肿瘤等恶性病的先兆，必须在医生指导下进行检查与治疗。

怎样解除眼皮跳动呢？

1. 出现眼皮跳动的时候，医生多嘱先观察几个小时，多数会在一半天内得到改善。

2. 患者也可尝试服用有镇静神经作用的B族维生素，或服用有助于神经传导正常的钙等微量元素，可能有辅助疗效。

3. 如果眼皮跳动超过3天，患者就要到医院进行检查。治疗眼皮跳动的药物，属于调整动作障碍的药物，具有镇静作用，用药后有嗜睡等副作用。

4. 对局部肌张力不全的眼皮跳动，目前最常用的药物是肉毒杆菌素注射。此药注射1次，可以维持6~9个月不会发生眼皮跳动。

146. 5月26日

指甲月牙看健康　是热是寒细分详

最近在门诊把脉看病时，有不少女性要让看一看指甲的月牙，说是看一看她是什么体质？是寒是热？那好，我们就看一看吧！

指甲上的月牙，俗称"小太阳"，是身体健康风向标之一，能判断体质的寒与热。月牙位于手指甲下方1/5处，是人体阴阳经脉的交界线，是机体精气旺盛与否的标志，也叫"健康圈"。

一、健康月牙

正常的手指月牙应当是红润含蓄，坚韧有度，有自然光泽。健康人除了小指外，一般十指中应有 4～8 个"小太阳"，如果不是这样，就应当注意体质的调理了。

中医学认为，健康人的拇指一般会有月牙，食指与中指也应该有月牙，无名指可以没有月牙。月牙的宽度以占指甲的1/5左右为宜。月牙越少，表示精力越差，体质越差，免疫力低下，人也容易疲劳，多属气血亏虚的寒性体质。

二、寒性月牙

1. 两个拇指有月牙，其余均无月牙者。

2. 十指均无月牙者。

3. 十指中虽有 3～7 个月牙，但月牙的宽度仅有 1～2 毫米。

三、热性月牙

1. 十指中有 8 个以上有月牙，且月牙偏大者。

2. 十指均有特大月牙者。

3. 十指中虽有 3～8 个月牙，但月牙大于 3 毫米以上者。

四、注意事项

1. 寒性月牙的人，一般有胃肠道疾患，如慢性胃肠炎、胃下垂等，常见怕冷、恶寒、肢体不温、大便稀薄、疲劳无力等。平时可用生姜、肉桂各 10 克，泡水当茶饮之。

2. 热性月牙的人，多有"上火"症状，如口腔溃疡、面红目赤、口舌干燥、易发脾气、大便秘结等。平时可用金银花、石斛、莲子心、麦冬等煲汤或泡水饮之。

从指甲月牙看人的健康只是一个方面，而且其准确程度还待进一步研究。以上所言及的判断仅供参考。

147、 5 月 27 日

咳嗽数月不自治 一味黄芩祛顽疾

话说明代著名本草学家李时珍，在他 20 岁左右的时候，由于科举考试，挑灯夜读，患上了伤风感冒，时时咳嗽，李时珍自恃年轻力壮，从未在意。久而久之，不但咳嗽未愈，皮肤灼热得火烧火燎，痰涎一天比一天多。病情从春天拖到夏天，还是不见好转。他给自己开了不少药方，还是"医不自治"。一连几个月过去了，也不见起色。

李时珍的父亲李言闻也是一位名医，他听说儿子有病，久治不效，便前往诊治。一番望闻问切之后，笑道："吾儿可曾记得 4 年前带你去为柳如府治病？那柳如府患的是什么病？"

李时珍回答："遍身火烧，烦躁引饮，白日加剧，肺热之症也。""为父为他开了什么药？"

"单味黄芩煎汤，以泻肺经气热也。"说到这里，李时珍恍然大悟："为儿患的正是肺热证也。"随之，李时珍取黄芩一两，加水半斤，煎汤，1 次服下。很快，全身热退，痰嗽旋止。几个月的病痛就这样用一味黄芩治好了。

黄芩，味苦性寒，入肺、胃、胆、大肠经，具有清热燥湿、泻火解毒、抗菌消炎、健胃安胎之功效。常用于黄疸、咳嗽、感冒、热病、湿温、疮毒等，为清肺热首选之药。

许多清热解毒的中成药都含有黄芩的成分，常用的双黄连粉针剂就是由黄芩、金银花、连翘所制成的；柴芩颗粒即由柴胡与黄芩两味药组成；有人还用黄芩与金银花煎水服用，治疗麦粒肿 150 例，竟然 1 ~ 2 剂就全部治愈；黄芩还可以用于高血压、病毒性肝炎、流脑带菌者等。

中医学认为，黄芩一般只适于上焦（肺、心）和中焦（脾、胃）之热证。黄芩毕竟是苦寒药，过用苦寒药会损及中气，也会化燥伤阴，损阳败胃。因此，凡肺、脾、胃虚寒所致的咳嗽、腹痛、便溏、纳呆等不宜使用黄芩。

148、 5 月 28 日

初夏水果三姐妹 枇杷樱桃与杨梅

枇杷、樱桃、杨梅为初夏水果三姐妹。

一、枇杷

原产于我国，已有两千余年的历史，主要产地为杭州余杭、江苏吴县、浙江台州、福建莆田、安徽歙县等。枇杷营养丰富，其果肉中含蛋白质、糖、果酸等。此外，还含有钙、磷、铁等矿物质和丰富的维生素，所含胡萝卜素比苹果、梨高出 10 倍以上。枇杷味甘酸，性凉，具有润肺、止渴、下气之功效，用于肺热咳嗽、咳痰咯血、衄血、燥渴、呕逆等。枇杷叶、枇杷花、枇杷核、枇杷根均可入药。如果把枇杷去皮、去核，取 12 个，加冰糖 30 克，加水煮汤饮用，可以治疗肺热咳嗽。

二、樱桃

樱桃原产于东北亚，与杏、李子、桃子、苹果有很近的亲缘关系。樱桃性温热，可助发育。男子 16 岁、女子 14 岁，每日食樱桃十几粒，连食六七日，会使火气上升。停食数日后，继续食用，有助长发育之功。小儿咳嗽怕吃药，可用杏仁 10 克，桔梗 10 克，樱桃 10 粒，同煲汤饮用，适宜于小儿咳嗽数日不愈者。樱桃含铁量极高，为各种水果之首，常吃樱桃可补充体内对铁元素的需要，促进血红蛋白再生，既可防治缺铁性贫血，又可增强体质。樱桃含钾量也很高，可以用于风湿病。此外，樱桃还有健脑益智、润泽肌肤的功效。

三、杨梅

杨梅是中国特产水果之一，有"一颗值千金"之美誉。主要产于温带地区，如江苏、浙江、江西、安徽等，绍兴、宁波产品尤为著名。杨梅性温，味甘酸，有生津止渴、和胃消食的功效，对于食后饱胀、饮食不化、胃阴不足、津伤口渴等症有较好的食疗效果。主要用于急性胃肠炎、痢疾、胃气痛、咽喉炎等。其富含维生素 B、维生素 C，能增加胃酸的分泌，提高消化能力。肝阳头痛，不愿服药者，可用杨梅几粒，薄荷 3 克，与龙井茶同煲，当饮料饮用，服后便可痊愈。

149. 5月29日

夏季养生重阳气 调神运动慎起居

夏季平均气温在22℃以上，7~8月份可达35~40℃，阳光普照，热气蒸腾，人体的阳气也随之旺盛，汗出透衣，体内阴津随汗液而外泄。人们非常注意阴津的外耗，补充液体就是很自然的事了。但在这个时候，人们往往忽视了保护阳气。要知道汗液的外泄，人体的阳气也随之失于腠理，加之人们贪凉纳饮，不但消耗了阳气，也使阳气失去温煦作用。所以夏季在补充液体的时候，也要注重"养阳"，以使阴阳平衡，使机体处于健康平衡的状态。

一、调精神

夏季养神，重在清静，不急躁，不上火，不郁闷，泰然处之，内心恬静，遇事冷静对待，不急于求成，"心静自然凉"，心静则阳气勿泄。

二、慎起居

夏季要晚睡早起，尽量接受阳光的温煦，以补充体内阳气的不足，早起散步，吐故纳新，以使阳气舒展，利于阴阳平衡。

三、勿贪凉

中老年人阳气不足，夏季不可过多地贪凉纳饮，或长时间待在空调房内，以免阳气被遏制，血行不畅，反而引起头昏脑涨，精神困倦，甚则发生中暑（阴暑）。

四、节饮食

夏季昼长夜短，体液消耗较多，饮食量也会增加，但不可贪食油腻之物。喝茶不可1次喝得太多，可以频频饮之，不可喝隔夜茶，以免伤及脾阳。

五、子午觉

由于夏季白天时间长，午睡对于解除疲劳至关重要。晚上要在子时（23时）前入睡，以收敛人体的阳气，免得消耗过多。常人每日要有睡"子午觉"的习惯，以调节人的阴阳，使之平衡。

六、练太极

太极拳的缓缓云手、呼吸吐纳、左右踢腿、白鹤亮翅等，有利于调整呼吸，增强心肺功能，使阳气布散周身，亦不会引起过度疲劳；还可使心火下降，肾水上济，达到阴阳平衡状态。

150、 5 月 30 日

明代郑和下南洋　带回苦瓜供品尝

苦瓜，又名凉瓜、癞葡萄、癞瓜，属葫芦科，原产于印度尼西亚。明代永乐皇帝诏郑和带领士兵 3 万余人，造船 30 余艘，从南京出发，远到南洋各国，进行文化交流。郑和从印度尼西亚带回苦瓜，其原在我国华南栽培，现在全国各地均有种植。

苦瓜是所有蔬菜中唯一有苦味的食用菜，但它的苦味并不使人讨厌，反而吃了以后有清爽舒适的感觉，是人们喜爱的清暑泻火的佳蔬。明代《救荒本草》始有苦瓜的记载。

苦瓜味苦性寒，具有清暑泻火、清心明目之功，还有抗癌、抗病毒的作用，对于痢疾、疮肿、热病烦渴、眼结膜炎、小便短赤等有一定治疗效果。苦瓜的茎、叶、根、花均可入药。茎叶捣烂外敷可以治疗外伤、湿疹皮炎、热毒疖肿和毒蛇咬伤。苦瓜籽炒熟研末，黄酒送服，能益气壮阳，治疗阳痿遗精。

苦瓜含有丰富的营养物质，每百克含碳水化合物 3.2 克，蛋白质 0.9 克，脂肪 0.2 克，粗纤维 1.7 克，灰分 0.6 克，钙 18 毫克，磷 29 毫克，铁 0.6 毫克。最为突出的是其维生素 C 含量高达 84 毫克，是橘子的 3 倍，西红柿的 7 倍，黄瓜的 14 倍，苹果的 21 倍。此外，苦瓜还含有苦瓜苷、苦瓜素、多种氨基酸和果胶等成分。

现代研究表明，苦瓜含有类似胰岛素的物质，有显著的降低血糖作用，营养学家推荐苦瓜为糖尿病患者的理想食品。苦瓜还含有一种抗氧化作用的物质，可以强化毛细血管，促进血液循环，预防动脉硬化。美国科学家还从苦瓜中提取味极苦的奎宁，这是治疗疟疾的特效药物，对疟疾发热有良好的抑制作用。

苦瓜还具有一定的药用价值，下面介绍几款小方供参考。

1. 目赤：苦瓜片 15 克，木贼草 15 克，水煎服。

2. 暑热：苦瓜片 15 克，生甘草 10 克，水煎服。

3. 热痱：苦瓜切成小片，遍搽热痱处；或用苦瓜片捣汁，搽之。

4. 痢疾：苦瓜 150 克，大米 50 克，同煮成粥，加红糖食用。

5. 预防中暑：苦瓜切碎，加入绿茶 5 克，水煎，代茶饮。

因苦瓜性寒，脾虚气滞、腹泻便溏、胃脘胀满、舌苔厚腻者，不宜食用。

151、 5月31日

请来专家谈烟草　拒绝吸烟保健康

1989年，世界卫生组织执委会决定将每年5月31日定为世界无烟日。

世界无烟日的确定已经过去了30多年，吸烟的危害可以说是众人皆知了。但至今在我国许多地区仍然可以见到"香烟缭绕，满口喷雾"的人，他们不但危害自己，而且伤害他人，污染空气。据世界卫生组织统计，全世界每年因吸烟而死于相关疾病的人数高达600万，即平均每6秒钟就有1个人因吸烟而死于相关疾病，其中吸烟者约540万。现在的吸烟者将会有一半人死于吸烟相关疾病，吸烟者的平均寿命要比不吸烟者缩短10年。

臧英年教授是中国大陆、台湾和澳门地区五个重要控烟组织的名誉理事和顾问，在国内外报刊发表控烟文章近200篇，并有专著出版。他的看法如下：

一、吸烟的害处

1. 吸烟是一种慢性自杀。烟草中含有4700多种化学物质，已知烟草烟雾中至少含有69种致癌物质，可以直接导致癌症。吸一支烟，冠状动脉收缩35%，且持续30分钟。若吸烟者患有心脏病，则可诱发心律失常、心绞痛、心脏病发作。

2. 每吸一支烟寿命缩短7分钟，每包烟则缩短寿命2小时20分钟，终生吸烟缩短寿命6年；吸烟可使肺癌发病率增高22倍，脑中风死亡率增高两倍。

3. 据某三甲医院的调查，在收治的1000例肺癌病人中，80%是长期吸烟引起的。如果每日吸烟25支以上，12%的人会发生肺癌。

4. 吸烟还可引发阳痿，并对视觉、味觉、嗅觉以及牙齿功能带来极大的破坏。

5. 吸烟不仅是一种慢性自杀行为，而且对他人亦是一种伤害。

二、如何戒烟

1. 远离烟草危害，从拒绝第一支烟开始，这对青少年戒烟非常重要，其中父母的言传身教很重要。卫生教育专家洪昭光说："吸烟者长寿是特例，难以效法；不吸烟者长寿是常规，理当遵从。"

2. 对吸烟者，要耐心开导，诚恳说服；不要责备他们，更不要训斥。强迫性的戒烟是暂时的，不能长久，更容易引起反弹。

3. 要营造轻松自在的氛围，彼此要感到轻松愉快，有安慰，有鼓励；吸烟者对戒烟感到心情舒畅，才会减少吸烟，或忘记吸烟。

152、 6月1日

不可忽视低血压　明确原因预防它

人到老年，高血压是一个危害健康的重要因素，但人们常常忽视了低血压的危害性。医学调查表明，老年人中 2/5 的中风、1/4 的心肌梗死，都是由低血压引起的。低血压是指收缩压小于 90mmHg 和（或）舒张压小于 60mmHg。低血压可以是一过性的，也可以是慢性长期的。据统计，慢性低血压发病率为 4% 左右，老年人群可高达 10%。

对于老年性低血压病人，首先要查清病因，比较常见的有慢性贫血、慢性溃疡病出血、长期消化不良、慢性腹泻等。直立性低血压多是一过性的，预防的方法为：站立或起床时动作尽量迟缓，不要太急；身体虚弱者要加强营养，适度增加体育锻炼；有慢性溃疡病或慢性腹泻者，要到医院进行对症治疗，不要自行购药服用。

中医学认为，低血压多是先天不足、后天失养，或长期疲劳、营养不足，导致气血亏虚所引起。对此，中医有一套治疗方法，一般效果比较满意。

一、水煎剂

1. 红参 5 克，麦冬 15 克，五味子 5 克，水煎服。

2. 黄芪 15 克，党参 15 克，炙甘草 6 克，水煎服。

3. 黄精 30 克，党参 15 克，五味子 5 克，水煎服。

4. 黄精 30 克，炮附子 5 克，炙甘草 30 克，水煎服。

5. 桂枝 10 克，炙甘草 10 克，水煎服。

6. 桂圆 10 克，大枣 10 枚，水煎，代茶饮，可加红糖调味。

7. 党参 10 克，莲子 10 克，大枣 5 枚，糯米 100 克，煮粥食用。

以上均为 1 日用量，可以分次服用。

二、中成药

十全大补丸、金匮肾气丸、归脾丸、补中益气丸、右归丸、全鹿丸、古汉养生精等，这些中成药都偏于热性，不宜随意购买服用，应在医生的指导下，对症选用。

三、艾灸

艾灸也是纠正低血压的良好选择，可选百会、神阙、关元、足三里、气海、三阴交等穴，用艾条灸或艾炷灸，长期坚持，一定能收到明显效果。

153. 6月2日

北宋文豪苏东坡 善于养生近古稀

北宋苏东坡（字子瞻，号东坡居士），是一位才华横溢的大文豪。他一生坎坷，但善于养生，活到66岁，这在"人生七十古来稀"的封建社会，可谓一位长寿者。

一、不信炼丹，崇尚医药

苏东坡26岁时任大理寺评事（审判员），奉命到陕西宝鸡等地巡视。一天，一位高僧来访，说他有一秘方，可以化朱砂为精金，愿意献给苏东坡。苏东坡直言道："我不喜欢炼丹术。"他在担任杭州太守时，拿出俸银50两，在城中开设"病坊"（诊所）一所。聘请当地名医为百姓把脉看病，3年之内，治好病人上千。

二、仕途坎坷，乐观开朗

苏东坡当了近20年的地方官。他一身正气，廉洁奉公，过着"布衣蔬食"的生活。他在黄州当团练副使时，生活更加贫困，但他却乐观豁达。他开荒种稻50亩，还养了一头牛，种了许多菜。这既锻炼了身体，又改善了生活，还使心情得到安慰。

三、生活"三养"，睡眠"三昧"

苏东坡谪居黄州期间，生活坚持"三养"，即安分以养福，宽胃以养气，省费以养财。这"三养"强调的是'安'与'和'。"安"就是安贫乐道，随遇而安；"和"就是心平气和，和睦相处。他常说："人之至乐，莫若身无病，而心无忧。"

苏东坡倡导的"寝寐三昧"，用现在的话说就是初睡时，肢体平稳地安于床上，四平八稳，如身体某处疼痛，可以略加按摩，然后闭目调息。呼吸均匀后，肢体虽有痒感，亦不可活动，力求心神稳定。片刻后，肢体经络，无不通和。这样睡意即会到来，睡着后不会昏昏沉沉地好像睡不着一样。

四、广交朋友，待人宽厚

苏东坡待人宽厚，喜欢交天下志士。他说自己上可以交玉皇大帝，下可以交救济院的乞儿。他几次到杭州，总是广交朋友，促膝谈心，既从他人那里获得了知识，又使自己心胸得以开阔，有利于身心健康。

五、克制食欲，专心练气

苏东坡45岁时，因痔疮发作得厉害，在床上整整躺了两个月。他断定自己的病是贪食好滋味引起的。于是他断掉了酒、肉、酱菜，只吃淡面（炒面粉）。偶尔再吃些黑芝麻、茯苓等。同时，日夜让他弟弟子由教他炼气之术，这样双管齐下，终于使痔疮痊愈。

154. 6月3日

春秋齐国一名相　寿逾九十有秘诀

春秋齐国有一名相，即晏子，名婴，字平仲，莱之夷维（今山东潍坊高密）人。据学者考证，他的生卒年是公元前595至公元前500年，寿至98岁。在两千五百多年前的奴隶社会，在生产力与生活水平非常低下的时期，一位政治家竟然能达到如此高龄，人们不禁要问，他有什么秘诀吗？应当说：有！

一、仁者长寿，和者健康

"仁"是儒家施政的主要思想，"和"是社会稳定的主要因素。晏子非常推崇管仲的"欲修政，以干时于天下"，必须"始于爱民"。他认为，"意莫高于爱民，行莫厚于乐民"。遇到自然灾害，颗粒无收时，他就将自己家的粮食拿来分给灾民救急，然后劝谏君王发粮赈灾，从而深得百姓爱戴。对外他主张和睦相处。齐景公要讨伐鲁国，他劝说道："请礼鲁以息吾怨，遗其执，以明吾德。"齐景公听后"乃不伐鲁"。晏子的言行受到诸侯国的称赞。在这施仁政且和睦的社会里，晏子心胸开阔，得到万人称誉，自然健康长寿。

二、心胸坦荡，廉洁勤恳

晏子辅佐齐国三公，始终廉洁勤恳，清白公正。他说："廉者，政之本也，德之主也。"在管理国家方面，他秉公无私，亲朋好友求他办事，他以公为准，该办者办，不该办者不办。他从不接受礼物，大到房产，小到车马、衣服等，他一概谢绝。他不但不贪不占，而且还将自己的俸禄送给亲朋好友及贫苦百姓。这种无私的胸襟与奉献的精神也是他长寿的原因之一。

三、乐观豁达，顺其自然

晏子虚怀若谷，闻过则喜。孔子赞他是："不以己之是，驳人之非，逊辞以避咎，义也夫！"说他随和大度，尊重他人，注重自己的品德修养。对于生死他漠然视之，顺其自然。他从来不"患死"，不"哀死"，而是将生老病死视为自然规律，不可抗拒。他也从不去寻找长生不老药，寻求神灵保佑等。

四、清心寡欲，生活简朴

晏子对于生活，不求美色、美食。齐景公见晏子妻子"老且恶"，想将他的爱女嫁给他，晏子坚辞不纳。他的生活也非常简朴，吃的是"脱粟之食""苔菜"，可谓"食菲薄"，穿的是"缁布之衣"，也就是吃的是粗茶淡饭，穿的是粗布衣裳。他上朝时，坐的车也比较简陋，住的也是"陋室"。用现在的话说，就是生活非常低调。他的政治主张是亲民、和睦，这也是他长寿的重要原因。

155、 6 月 4 日

百岁老人养生经 说来于君细细听

1992 年的一份《长寿》杂志上，记述了 8 位百岁老人的养生经验。其内容翔实，读来可信。现择录如下，请读者细细体味。

这 8 位百岁老人均为湖南省溆浦县人，女性多于男性，农村多于城镇，山区多于平原。其中男性 2 人，女性 6 人；101 岁 2 人，102 岁 3 人，103 岁 1 人，104 岁 2 人。他们的长寿奥秘有五条。

一、终生劳作，坚持运动

8 位老人都从事农业生产，一年四季经常上山打柴，下地干活。七八十岁，男人还能放牛打柴，女人还能种菜，干家务劳动，经常是手不闲，脚不停。一位 104 岁的老人还能种菜、砍柴，经营自留地。

二、起居有常，食物多样

8 位老人黎明即起，日落而息；一日三餐，按时进食。常以玉米、红薯、土豆、葛粉当餐，蔬菜以南瓜、冬瓜、萝卜、松菇、竹笋、魔芋、青菜为多，同时还吃些水果。也经常吃些荤菜，绝大部分喜欢吃猪肉和动物内脏。生活十分有节制，不纵欲。有 6 人终生不吸烟，两人进入花甲后戒了烟。

三、思想开朗，性情温和

8 位老人思想开朗，性情温和，安分守己，处事大度，不拘小节，克己让人，与邻居乡亲和晚辈和睦相处。在他们的一生中遇到过许多想象不到的困难与曲折，但是他们能自慰、自量、自控、自乐，泰然处之。对生活充满信心和勇气，以乐观向上的态度去战胜困难，并迎接新的生活。

四、环境优美，社会安定

8 位老人所生活的环境气候温和，雨量充沛，环境污染少，空气新鲜。8 位老人中有 7 位居住在农村，房屋周围竹木葱葱，柑橘树、桃树、梨树布满庭院，一年四季花开花落，水果飘香，宛如世外桃源。居住在这里，为长寿提供了良好环境。

五、先天之本，基因遗传

据调查，8 位老人中其父母至少有一位是长寿者。8 位老人的父母年龄合计 1345 岁，平均年龄为 84.1 岁。其中父亲平均年龄为 77.6 岁，母亲平均年龄为 90.5 岁。同时还发现，父亲长寿者，其儿子的寿命比女儿长；母亲长寿者，其女儿的寿命比儿子长。

156. 6月5日

芒种时节热伤风　蔬菜水果养心经

芒种是一年二十四节气中第九个节气。

"芒种芒种忙忙种，过了芒种白白种"。意思是说进入芒种，有"芒"的作物（主要指麦类）开始成熟收割，这时也是有"芒"的谷类作物如晚谷、黍、稷等播种时期。此时已经进入典型的夏季，过了这一节气，农作物的成活率越来越低。

芒种一般在农历五月端午节的前后。此时节，天气炎热，雨量增多，蚊虫滋生，传染病多了起来，具有毒性的五种动物，即毒蛇、蜈蚣、蝎子、守宫、蛤蟆也活跃起来，所以人们称农历五月为"百毒之月"，又有"恶五月"之称。

芒种时节，午后更加炎热，出汗较多，很容易中暑。这时要勤洗勤换衣服，还要常洗澡，以使皮肤松弛，内热易于发散。但不宜用冷水洗澡，以免"汗出见湿，乃生痤痱"。中老年女性可选用美容护肤方，即绿豆、百合、冰片各10克，滑石、白附子、白芷、白檀香、松香各30克，研为细末，装纱布袋中，煎汤洗浴，可使容颜、肌肤白润，香体。

芒种时节的感冒为"热伤风"。除具有感冒症状外，常伴有胃肠道症状，如恶心、呕吐、腹痛等。对此一般治疗感冒的药作用不大，而比较合适的是藿香正气散（丸、水、胶囊、软胶囊等），或新加香薷饮（金银花、连翘、香薷、白扁豆、厚朴花）。如果常吃用鲜藿香、鲜荆芥、鲜香菜等做的菜肴，则有预防和治疗"热伤风"的双重作用。

芒种时节的饮食宜清淡，而不宜荤腥。如新鲜的蔬菜、豆类可以提供所必需的糖类、蛋白质、脂肪和矿物质，以及大量的维生素等。对于老年人来说，多吃瓜果蔬菜，可以补充缺失的维生素C，而维生素C对血管有一定的修复作用，能把血管壁内所沉积的胆固醇转移到肝脏变成胆汁酸，以延缓动脉硬化的进程；蔬菜中的纤维素对保持大便通畅、减少毒素的吸收以及防止衰老，预防由便秘引起的直肠癌至关重要。

芒种时节的锻炼不宜运动量大，可以做一些八段锦、太极拳、轻松的体操、穴位按摩等，以防出汗过多，耗伤心经的气阴，诱发心悸、胸闷、心烦、头痛，以及一些"上火"等症状。如果汗出过多，出现心慌、头晕等症状，可用枸杞五味饮调养。方法为：枸杞子15克，五味子8克，白糖适量。将枸杞子、五味子放入瓷杯内，以沸水冲泡，温浸片刻，加入白糖，即可饮用。具有滋阴助阳、恢复体力的功效。

157、6月6日

流水不腐动养形　命不由天我做主

《吕氏春秋》为春秋战国时期秦国吕不韦及门客所撰。书中有关养生学的内容，至今读起来仍倍感贴切实用。

一、利性取之，害性舍之

吕氏认为，自然界的气候变化以及个人欲望，莫不为利，莫不为害。如《本生》篇指出，出入乘车，以代步履，但伤筋软骨；肥肉厚酒，适口丰体，但壅伐肠胃；过恋美色，陶醉淫乐，但耗散肾精。懂得养生的人，则重生轻物，对于外物"利于性则取之，害于性则舍之"，故能终其天年而不衰。《贵生》篇认为，要达到"全生"，必须控制身、目、鼻、口的欲望。欲望过极，就是"迫生"，生命也就毫无意义了。吕氏这种明害知本说，辩证地阐明了身外之物与生命价值的关系，值得回味。

二、流水不腐，户枢不蠹

《尽数》篇说："流水不腐，户枢不蠹，动也。"这是强调"生命在于运动"的东方文化的至理名言，至今仍脍炙人口。只有形体像流水那样川流不息，像门上转轴一样转动不已，精气才能贯彻全身，营灌脏腑。华佗受其启发，创立"五禽戏"，可谓形体运动的上乘之作。吕氏还在《上乘》篇说："非老不休，非疾不息，非死不舍。"预防精气郁滞的方法，则是"舞以宣导之"。"舞"是最早百姓休息时的娱乐活动，用以宣通血脉，舒松筋骨，以不使精气郁滞，这比单纯药物健身要有效得多。

三、无饥无饱，清洁水源

《本味》篇记载了我国最早的食养家伊尹的故事。伊尹从水火、五味、烹调等方面，为商汤讲述了良好的饮食养生方法。吕氏受其益，提出"凡食为道，无饥无饱，是之谓五脏之保。"即饮食要保持不饥不饱的状态。强调"食能以时，身必无疾。"即饮食要定时定量。书中还提到饮水卫生，尤为难能可贵。如《尽数》篇指出，水中多盐与矿物质的地方，人多患脚肿与痿躄不能行；水味辛的地方，人多长痈疽与痤疮；水味苦涩的地方，人多鸡胸与驼背；而水味甘甜的地方，人多善良而美丽。

四、命不由天，防重于治

《吕氏春秋》不承认天命，不相信鬼神。《节丧》篇指出："凡生于天地之间，其必有死，所不免也。"其对"命"作过科学解释，认为"命"是客观存在的，靠聪明乖巧是不能领会其中奥义的。靠近它未必能够得到，离开它未必能失去。人要长寿，就要顺其自然。如《先己》篇所言："顺性则聪明长寿"。要做到见微知著，防患于未然，这是预防医学的基本指导思想。医生要能明察疾病发生或传变的端倪，正确指导病人适应性地去锻炼身体，保养元气，以杜绝疾病的发生。

158. 6月7日

夏季炎热身酸困 寻觅中药煎汤饮

炎热的夏季，由于气温高、湿度大、出汗多，人们感到身热困乏。为了避暑祛热，常常贪饮纳凉，喝冷饮，吃冷的瓜果，有的饮啤酒解渴，这些方法很容易引起胃肠道疾病。此时，若能选择几味中药煎汤饮用，既方便又有效，何乐而不为。

一、藿香

藿香有解暑化湿、理气和胃的作用，可用于感冒头痛、恶心呕吐、身体酸困，或有腹泻。取干藿香10克，煎汤饮用；鲜藿香可用20～30克。若自家能种一些藿香，每年夏秋两季可随时采用。鲜藿香还可以与白面混合做成菜饼食用，其味道清鲜可口，有醒脾开胃之效。

二、佩兰

佩兰有解暑、化湿、醒脾的作用。可用于头晕烦闷、口中有秽浊之气、恶心干呕、腹泻。取佩兰10克，煎汤饮用。鲜佩兰可用20～30克。佩兰是解除口臭的要药，如口中常感秽臭，可将佩兰煎汤，当茶饮之。

三、香薷

香薷偏于温性，有发汗解表、祛暑化湿的作用，是治疗夏季感受风寒的要药，如症见恶寒发热、无汗身痛、腹痛腹泻等，每次取6～10克，加几片生姜，沸水冲泡饮用。

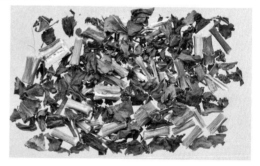

佩兰

四、荷叶

荷叶有清暑利湿的作用。可用于中暑头痛、痱毒、身困。每次取15～30克，煎汤饮用。或作荷叶米粥亦可。

五、西瓜翠衣

西瓜翠衣即西瓜的青皮外衣。有清热解暑、止渴利尿的作用，可用于暑湿所致的燥热、心烦、口渴、小便不利。每次取30～50克，煎汤饮用。

六、竹叶

竹叶有清热除烦、利尿祛湿的作用。每次30克，煎汤饮用。如口舌生疮，更为适宜。

七、丝瓜皮

丝瓜皮有清暑热、除烦渴的作用，可用于中暑引起的心烦、口渴、咽干痛、小便不利等。取鲜丝瓜皮30克，煎汤饮用。

159. 6月8日

冠心夏季热难熬　安全度夏有七招

进入炎热的夏季，冠心病患者常常感到胸闷、憋气，有时需要到医院就诊才能缓解。冠心病患者如何安然度夏呢？专家提出以下七招：

一、三个半分钟，防止病突发

专家建议，冠心病患者夜间醒来方便时，先在床上躺半分钟，然后坐起半分钟，再双腿下垂半分钟，这样可以防止突发性病证的发生。

二、饮食是基础，多彩食物好

平时注意多吃些红、黄、绿、黑、白5种颜色的食物。红是指红葡萄酒，每日可饮50~100毫升，有助于预防冠心病发作。黄是黄色蔬菜，如胡萝卜、红薯、西红柿等。这些食物富含胡萝卜素，能减轻动脉硬化。绿是指绿色蔬菜。白是指燕麦粉、燕麦片，每日食用50克，能有效降低甘油三酯、胆固醇水平。黑是指黑木耳，每日食用5~10克，可降低血黏度和胆固醇水平。

三、及时补水分，绿茶是基础

心血管疾病发生死亡，其原因与出汗过多、未及时补充水分，以及血液浓缩有关。一般每人每天排尿量为1500毫升左右，而要保持正常的尿量，每天要喝8杯水。早晨起床必须喝1杯，晚上睡觉前喝1杯，夜半起夜也要喝1杯，这对防止血管堵塞很重要。绿茶具有抗氧自由基的作用，以及良好的防癌、防动脉粥样硬化的效果。

四、勿暴饮冰水，防心梗猝发

人在饮用3杯以上冰水时，心电图会发生改变。在短时间内饮用过量的冰水，可诱发心绞痛和心肌梗死，这在临床上屡见不鲜。

五、午睡半小时，死亡少三成

中国人有睡"子午觉"的习惯。科学证明，这种习惯有益于心脑血管的健康。调查显示，每日午睡半小时的人比不睡者冠心病的死亡率少30%。其原因与午睡时血压下降、心率减慢有关。

六、情绪稳定，淡泊宁静

据调查，在急性心肌梗死发作诱因中，情绪激动所占比例排在第1位。所以预防心绞痛、心肌梗死的发作，情绪稳定、淡泊宁静是很重要的。

七、谨防"魔鬼时间"

人体生物钟节律表明，在一天中，上午6~11时是急性心梗、脑卒中猝死发生的高峰时间，被称为"魔鬼时间"。患有心绞痛、心肌梗死的病人，要提前服用药物，稳定情绪，缓解压力，减少活动量，安然度过"魔鬼时间"。

160、6月9日

炎夏酷暑热浪滚 心脏病人怎安稳

一、坚持用药，预防为先

心脏病人多患有高血压、高脂血症、糖尿病、动脉硬化及其他疾病。酷暑来临之际，要在医生指导下，积极预防这些疾病的发作，切不可自作主张地停用治疗药物。即使是减少药量，也要请教医生，不可随意改动，以免病情突然恶化。

二、饮食清淡，勿腻勿寒

心脏病人夏季饮食应清淡。可多吃些新鲜水果、蔬菜，以利于消暑开胃。还可吃些瘦肉、鸡蛋、鱼、虾、乳品、豆制品等，以补充必要的营养。切不可食用冰镇寒凉之品，以防伤及肠胃，引起急性胃肠炎，加重心脏负担。

三、午间小睡，宁心健脑

午睡是夏季养生的必要项目，可以保护人体生物节律，减少冠心病发作。夏季昼长夜短，尤宜午睡。午睡时间以1小时左右为宜。睡前不要吃得太饱，睡时要放松腰带，采用右侧卧位，这样可以减少回心血量，也有利于食物消化。

四、心情安怡，丢掉烦恼

高温的夏季，人体需要增强心肌活动，加快血液循环来适应高温环境。此时，人容易发脾气，动肝火。如果不能平静对待，会引起心脏病发作。因此，既要避免长时间在高温环境或烈日下活动，还要保持情绪稳定。

五、运动适中，散步为好

心脏病人夏季运动以散步、打太极拳为宜，尤以散步为好。散步时，宜和缓自然，百事不思。运动量应掌握在活动后心率不超过每分钟110次为宜，或身体似有微汗为度。出汗过多，会使血液黏稠度增加，导致血栓形成，发生中风与心肌梗死。

六、注意先兆，及时自救

盛夏季节，心脏病人出现烦躁不安、心悸、胸闷、头昏，或无明显原因的急性上腹痛，或夜间突发性呛咳等，都应视为发作征兆。此时要保持安静，可于舌下含化速效救心丸6～10粒，半小时后若不缓解，可再含服1次。

七、适量饮茶，主动饮水

患冠心病的人适量饮茶，既可消暑化湿，醒脑健胃，还可防止胆固醇升高，增加冠脉流量。茶以绿茶为佳，宜淡不宜浓。不喜欢饮茶者也要养成主动饮水的习惯。

八、中药保健，有备无患

生脉散可作为常规保健中药服用。药取西洋参6克，麦冬15克，五味子5克，分两次煎取500毫升左右药液，多次少量饮服。

161． 6 月 10 日

夏日炎炎似火烧　取来凉茶自逍遥

夏日炎炎，如似火烧，高温的天气在消灼着人们的体液，这个时候凉茶是最好的饮料。但由于年龄、体质、性别，以及地域的不同，所需用的凉茶也不一样。

一、阴虚体质

这类人大多口干舌燥，心烦易急，面部时时有烘热感，大便干燥，或有盗汗，失眠，舌红少苔，脉象细数。所饮之茶，可选生地、沙参、玉竹、麦冬、天冬、金钗石斛、玄参等。此类药有滋阴清热、生津止渴的功效。

二、阳虚体质

这类人大多精神疲倦，气短懒言，自汗怕冷，三伏天出汗更多，秋冬季节手脚不温，舌淡苔白，脉象无力。所饮之茶，最好选用黄芪、党参、太子参、白术、枸杞、大枣等。其在补气助阳的基础上，有补气生津之效。

三、阳亢体质

这类人大多伴有头晕目眩、面红目赤、心浮气躁、声音洪亮等，多有"三高"症（高血压、高脂血症、高血糖），舌质红赤，脉象偏大。所饮之茶，可选莲子心、射干、栀子、黄芩、杭菊花、绞股蓝、夏枯草等。其具有平肝潜阳、清心泻火的作用。大便干结者，可加生大黄或胖大海。

四、湿热偏重

这类人大多体形肥胖，常有头身困重，汗出不畅，口中黏腻，舌苔腻偏厚，脉象滑缓或数。所饮之茶，可选藿香、佩兰、香菜、鲜荷叶、薏苡仁、西瓜皮、芦根等。其具有清热除湿、芳香开胃之效。

五、神经衰弱

这类人多见于年轻人，常见失眠、健忘、头昏脑涨，女性多有面部褐斑，舌体薄瘦，脉象沉细。所饮之茶，可选酸枣仁、五味子、茯苓、柏子仁、甘草、百合、莲子等。其具有宁静安神、健脑除烦的功效。

六、更年期者

主要是指女性更年期者，多见心烦急躁，轰热汗出，头昏脑涨，口干欲饮，舌苔薄白，脉象弦细。所饮之茶，可选白菊花、枸杞、桑叶、地骨皮、牡丹皮、荷叶、何首乌、五味子等。其具有滋阴清热、健脑安神的功效。

162. 6月11日

苦寒良药板蓝根　清热解毒抗病菌

板蓝根，为十字花科植物菘蓝和草大青的根，或爵床科植物马蓝的根茎及根，又名靛青根、蓝靛根、靛根、大青根、大蓝根等。我国南北许多省与地区都有出产。明代李时珍《本草纲目》曰："主热毒痢，黄疸，喉痹，丹毒。"又曰："解斑蝥、芫菁、樗鸡、朱砂、砒石毒。"至清代，《本草正义》进一步论述了大青叶的功能与应用，曰："蓝草（大青叶）味苦且寒，为清热解毒之品，专主温邪热病，实热蕴结，及痈疡肿毒诸症，可以服食，可以外敷，其用甚广。"

现代对板蓝根（及叶）进行了深入的研究。其主要作用为抑菌、抗病毒、解热等。对于流行性乙型脑炎、流行性脑膜炎、流行性感冒、咽喉炎、扁桃体炎、腮腺炎、病毒性肺炎、急性支气管炎、急性胃肠炎、急性阑尾炎、传染性肝炎、细菌性痢疾等多种细菌性、病毒性感染性疾病，均有良效，广泛应用于内、外、妇、儿、口腔、五官诸科感染性疾病。一般用量为 10 ~ 30 克，鲜品可用至 60 克。外用适量，捣敷或煎水外洗。板蓝根的制剂有冲剂、片剂、胶囊、糖浆、口服液、注射液等。以板蓝根为主的复方制剂有抗病毒口服液、抗病毒冲剂、抗感解毒颗粒等。

板蓝根虽然对病毒具有抑制作用，但不要忘记它是一味苦寒药物。所以，对于感染性疾病，只有出现温热（或湿热）证候时，才能使用。笔者根据文献记载，结合临床实践，归纳出板蓝根应用指征为：①时行热病，高热神昏。②痰热郁肺，咳痰黄稠。③肝胆湿热，二便不利。④疮疖痈毒，红肿热痛。⑤舌苔厚腻，脉数有力。凡出现上述前 4 项中任何一项，兼见第 5 项者，均可选用板蓝根治疗。若体质素虚，经常感冒，切不可动辄服用板蓝根。他如患有胃下垂、慢性肠炎、消化性溃疡、低血压、甲状腺功能减退、心律失常、贫血等也要慎用。近年来，有关板蓝根所致的过敏反应已有不少报道。过敏反应的主要临床表现为头昏、眼花、胸闷、气短、呕吐、腹泻、腹痛、面色青紫、四肢麻木，或皮疹等，严重者还可以引起过敏性休克，甚至危及生命。笔者曾见到，有的幼儿园为了预防感冒，让所有儿童服用板蓝根冲剂。有的家长把板蓝根作为治疗感冒的万能药，小儿偶患感冒，就让其服用板蓝根冲剂，这些都是不正确的。板蓝根（包括制剂，如注射液、冲剂、片剂等）一定要在医生指导下使用。

切记：板蓝根是苦寒良药，体虚无实火热毒者慎用。

163. 6 月 12 日

端午时节祭屈原　历史传承越千年

每年农历的五月初五，为传统的端午节。

端者，初也，"端午"即是初五。端午节又叫端阳节、五月节、重五节、艾节等。它与春节、中秋节并称中国民间三大传统节日。

端午节的起源，历代众说纷纭，但民间还是将端午节看成是纪念屈原的节日。屈原是战国时期楚国人，生于湖北秭归。青年时期的屈原颇有抱负，决心政治改革，统一国家。约 25 岁进入楚国国都，受到楚怀王的重视，不久就担任了仅次于宰相的左徒之职。后来楚怀王听信谗言，疏远了屈原，太子当政后将他流放到外地。在流放地屈原写成绝笔诗篇《怀沙》后，于公元前 278 年 5 月 5 日，投身于滚滚的汨罗江中。屈原不但是伟大的爱国忠臣，也是我国最早的著名诗人。1953 年世界和平理事会把屈原列为世界十大文化名人之一。传说，屈原投江后，当地百姓悲伤之极，便驾舟奋力营救，故有龙舟竞渡之风俗；又传说人们常放食品到水中致祭屈原，但多为蛟龙所吃，遂改为粽子样食品投放，这就是五月端午吃粽子的来由。端午节，民间还有挂艾草、佩香袋的习俗。端午节除将艾叶插在门上以避山岚瘴气外，还用艾叶粘在布老虎上，以示威武压邪；有的将艾叶制成药酒，俗云饮之可以祛邪防病。香袋多用丝绸制成，内装艾叶、山柰、苍术、白芷等。这些药物一般具有芳香避秽、辛温透窍的作用，可以用来避蚊虫，防潮湿，很受老人、小儿的喜爱。

端午节还有喝雄黄酒的习俗。雄黄，辛温有毒，具有解毒杀虫、燥湿祛痰的功效。人们认为，端午节喝雄黄酒，可以驱瘟避毒。有的地方用雄黄酒涂抹小儿面颊、耳鼻，典型的方法是用雄黄酒在小儿额头画一个"王"字，一借雄黄以祛毒，二借猛虎以镇邪（额头画"王"似虎，以代虎的威武）。

有的地方在端午这一天，有采药的习俗。多在早晨起来，采集鲜草药，如艾叶、车前子、菖蒲、苍术等，以作预防温疫之用。

164、 6 月 13 日

黄金有价可以买　后悔无价难追回

俗话说："黄金有价可以买，后悔无价难追回。"这句名言，放在对待自身健康这个问题上，是最切题的。

我们每个人在成年之后，经常听到或看到这样的事实，某某人由于饮酒过度而身患肝硬化，追悔莫及；某某人由于不节制饮食而患上痛风，痛苦万分；某某人由于长期生气而患上绝症，郁郁寡欢，这般事例还会举出一些。但是在他们患病之前，你劝他戒酒，他说饮酒可以活血，可以长精神；你劝他节制饮食，他说这是口福，不吃白不吃；你劝他少生气，他却天天在那钻牛角尖，疑神疑鬼。一旦患上病，他们又都后悔莫及，酒也戒了，饮食也控制了，天天在那里说："早知如此，怎么怎样……"至此方才体会到"健康比什么都重要"！

古希腊诗人荷马曾说道："过去的事已经过去，过去的事无法挽回。"后悔不能改变过去，更不能创造未来。如果天天在那里责备自己，非但于事无补，而且往往会浪费时间，延误疾病的治疗。

中医学提倡"治未病"，就是在疾病发生之前，要主动地去增长健康因素。例如坚持天天锻炼，坚持节制饮食，坚持戒烟限酒，快乐面向生活，正确面对困难。有了困难，主动地与家人或周围的朋友商量解决办法，把困难与痛苦减少到最小限度。

研究表明，人若生气 10 分钟，所分泌的毒素不亚于 1 次 3000 米赛跑消耗的精力；人若能主动地节制饮食，可以使寿命延长二三十年；吸烟的人戒了烟，其肺功能 5 年内可以恢复到同年龄的人。总之，在健康理念方面，要把"预防"二字放到第一位，不做"马后炮"，不吃后悔药。

得了病以后，一味地叹息、后悔是没有用的。正确的态度是科学地应对，不听谣传，不服用没有"国药准字"号的药物，更不能服用没有科学根据的祖传秘方。而应主动到医院进行检查、治疗，听从医生的嘱咐，按时服药，定时检查，积极地配合医生，积累正能量，消除负能量，使致病因素向好的方面转化。

165.　6 月 14 日

清热解毒醒脑窍　安宫牛黄丸第一

2004 年冬季，香港著名主持人刘海若在英国不幸遭遇车祸，被外国专家诊定为终生植物人不可逆转。其家人毅然将其带回到祖国，在北京宣武医院经过中西医专家精心治疗，海若女士终于从深度昏迷中清醒过来，逐渐走向康复。当海若女士处于高热不退、深度昏迷时，中医专家果断地应用安宫牛黄丸进行抢救性治疗，这对于抗感染、防止病情恶化起到了重要作用。

安宫牛黄丸是中医治疗温病的"三宝"之一，适用于温病邪陷心包、神昏不醒之危重症，具有清热解毒、开窍醒神、通腑泄热的作用。海若女士所患虽非温病，但由于严重的绿脓杆菌感染而出现的高热昏迷正与温病邪陷心包相符合。根据中医"异病同治"的原则，选用安宫牛黄丸治疗如矢中的，所以能收到良好的效果。

中医治疗温病的"三宝"是安宫牛黄丸、至宝丹、紫雪散，又称"凉开三宝"。至宝丹、紫雪散出自宋代《太平惠民和剂局方》，至今已近 900 年历史；安宫牛黄丸则出自清代吴鞠通的《温病条辨》，至今也有 200 年历史。

安宫牛黄丸顾名思义，"安"有安定之意；"宫"指皇宫，君主所居，此处指心包。中医学认为，心是人体重要脏器，如同一国之君，故曰"心为君主之官"。心在心包之中，因此，将心包比作"宫"。热邪内陷，先经心包，心包受邪，络脉不通，心失其职，故有神昏谵语等神志不得安宁之症，取"安宫"之名，即安定心之宫城——心包、宁其心神之义。

"三宝"多系名贵中药组成，均含有麝香、犀角、朱砂；至宝丹、安宫牛黄丸还含有西黄、腰黄、冰片；紫雪散还含有羚羊角，其他不同药物多为清热、镇惊、凉血开窍之品。"三宝"以清热解毒、开窍醒神而功著于医林。临床实践表明，"三宝"对乙脑、流脑、中风等危重病证有清热醒神、息风开窍、豁痰通闭之效。安宫牛黄丸还可用于中毒性痢疾、中毒性脑炎、肝昏迷、大脑发育不全、小儿病毒性脑炎、脑外伤后遗症等。

药理研究认为，安宫牛黄丸具有镇静、镇痛、抗惊厥、解热、抗炎、增强免疫功能、保护脑组织等作用。

安宫牛黄丸问世之后，受到医家的高度重视。当代中医学家蒲辅周、岳美中先生都善用安宫牛黄丸治疗乙型脑炎等危重疾病。笔者亦常用安宫牛黄丸治疗脑卒中。体会有三：一是发病后用得越早越好，最好在发病后 24 小时内用上效果最好；二是开始每日 3～4 次，每次 1 丸，温开水化开服用，或鼻饲，或灌肠；三是对昏迷不语效果比较明显。多数病人用药 3～5 天，语言会得到不同程度的改善。

166. 6月15日

天然白虎性寒凉　夏令瓜果它为王

盛夏时节，清凉可口的西瓜上市了。西瓜吃到嘴里，满口凉甜，清爽至骨，是人们消暑解渴的佳品。

西瓜，又称"寒瓜"，以清甜多汁、营养丰富著称。前人对西瓜有着颇具神韵的赞叹："玉盘秋露水精寒，冰齿余香嚼未残。暑月为君清到骨，不知身在画中看。"还有的写道："香浮笑语牙生水，凉入衣襟骨有风。"人们称它是"夏令瓜果之王"，中医称它为"天然白虎汤"。

何为"天然白虎汤"？原来在医圣张仲景的《伤寒论》中有一张药方叫"白虎汤"，由石膏、知母、粳米、甘草四味组成。它的作用是清热生津，泻火解毒，是治疗热性病的著名方剂。而西瓜犹如白虎汤中的石膏与知母，既清热泻火，又生津止渴，所以到了清代温病大家叶天士手里，西瓜有了"天然白虎汤"的美称。

西瓜是寒凉瓜果，有清热解暑、生津止渴、利尿消肿的功效。炎炎夏日，酷暑难耐，若吃上一块西瓜，清凉与甘甜的汁水直抵肺腑，心旷神怡，暑热顿消。俗话说："热天一块瓜，胜如把药抓。"民国十七年，康有为病于上海，小便不通，刺痛难忍，有人建议他吃西瓜。结果康有为吃了西瓜后大呼痛快，第二天小便通畅，刺痛乃止。20世纪50年代，河南开封有一位中医，将中药装入西瓜内进行烧制，然后研成散剂，名为"西瓜散"。用于治疗肾病，效果明显，远近闻名，后被列入科研项目成批生产，至今临床还在使用。

西瓜含有丰富的葡萄糖、果糖、蔗糖、磷酸和维生素C等。人们在吃西瓜的时候，常常把西瓜皮扔掉，这是很可惜的。西瓜皮有一个美丽的名字——西瓜翠衣。西瓜翠衣不但可以食用，还可以作为药用。

西瓜翠衣可以做许多美味佳肴，若配以肉丝、辣椒，炒出"翠衣肉丝"，是一道色、香、味俱全的美食。若将西瓜翠衣去掉外皮，切成细条，加少许食盐腌制，配以调料，可以做出一盘醒脾开胃的凉拌菜。若用西瓜翠衣与花生各二两，麦芽一两，薏苡仁一两，煮成浓汤，连食数日，可以消暑气，增食欲。若将西瓜翠衣单味煎煮代茶饮之，可以收到消暑解渴的效果。

民间用西瓜翠衣60克，六一散（药店有售）30克，香薷5克，煎煮代茶饮，可以预防中暑，治疗因中暑引起的烦渴、食欲不振、头晕心慌等。若用西瓜翠衣100克，玉米须100克，香蕉一个（去皮），煮水饮之，可以治疗高血压引起的头晕头痛、目昏耳鸣。若用西瓜翠衣100克，白茅根60克，煎汤服用，1日1剂，可用于小儿急性肾炎。

另外，西瓜还可以用于解酒。酒醉之人，用西瓜汁慢慢灌饮，可以使其尽早苏醒。但脾胃虚寒的人，还是要少吃西瓜，以免伤及脾胃之气。

167、 6 月 16 日

请君多喝凉白开　身体健康自然来

人体内有一个水平衡调节系统，它可以确保液体摄入量与丢失量之间处于动态平衡。当身体出现液体不足时，人就会产生口渴感，提醒要喝水了。如果机体缺水超过体重的1%以上，而且不能及时补充，就会出现缺水症状，如口渴、食欲减退、头痛、烦躁、困乏，甚至晕厥等。喝凉开水，则是补充水的最佳方法。

喝凉开水对身体有益，许多人不明白这个道理。

凉开水，就是将烧开的水装进容器，盖上盖子，冷却到20℃左右，简称"凉白开"。"凉白开"又称"活性水"，矿泉水就是天然活性水。经常饮用"凉白开"对身体有益。

"凉白开"容易渗透细胞膜而被人体吸收，促进新陈代谢，增加血液中的血红蛋白含量，改善人体免疫功能。经常喝"凉白开"的人，体内脱氢酶活性提高，肌肉组织中的乳酸积累减少，人就不觉得疲劳，所以说："多喝凉白开，健康自然来。"

另外，经常喝"凉白开"有一定的保健作用，可以预防感冒、咽喉炎和皮肤病。医学研究表明，每天定时喝"凉白开"，能使肝脏和肾脏解毒、排毒能力增强，有助于降血压，预防心肌梗死。

一天喝"凉白开"的最佳时间是：早晨起床后、10点左右、16点左右、睡觉前，共四个时间段。在这四个时间段，不管渴与不渴都要主动地喝水。每天喝水量，健康人以1000～1500毫升为宜。喝得多了，会引起"水中毒"，就是水分会被吸收到组织细胞内，使细胞水肿，人会出现头晕、眼花等症状。

正确的喝水方法是：先用水漱漱口，以湿润口腔与咽喉，然后再喝少量的水，1次不要喝得太多，少量多次才是正确的喝水方法。

另外，糖尿病患者用"凉白开"泡茶，有一定的降糖作用。茶叶中含有一种既能促进胰岛素合成又能去除血液中多余糖分的茶多糖类物质。用"凉白开"泡茶，会溶解并保留该类物质。这种物质在白茶中可达36.8%，在绿茶中可达31.7%，在红茶中可达19.4%。

"凉白开"泡茶的方法是：茶叶10克，"凉白开"200毫升浸泡，半小时后方可饮用；每次饮用50～100毫升，1日3次。

"凉白开"虽然对人体有益，但患慢性胃肠炎的人，或者经常出现腹泻、腹痛的人不适宜喝。

168、 6 月 17 日

宋江吃鱼腹泻痛　六和汤药显威灵

　　翻开《水浒传》第三十九回，书中说道宋江因吃了张顺送来的大鲤鱼，肚里绞痛，五更到天明一连泻了 20 多次。众人打圈看着宋江，却没有了主意。还是有文化的宋江开了口。他忍着痛对张顺说："你只与我买一贴止泻六和汤来吃，便好了。"只说宋江吃了六和汤，休息了五六日，果然痊愈无事了。

　　宋江吃鱼何以腹泻？六和汤止泻何以这么有效？

　　原来宋江的腹泻就是吃鱼引起的。鲤鱼虽然好吃，但离开了水，就会变成死鱼。死鱼的变化是先从内脏开始的。其组织中的酶类及代谢产物很快会对鱼的蛋白质、脂肪进行分解，造成鱼的内脏肠杂腐败变质，所产生的毒素逐渐向鱼体渗透，但从鱼的外观上很难看出来。这样的鱼经过烹调加工，再配一些姜葱佐料，食用者很难从口味上觉察，人吃了难免不发生食物中毒。特别是在春夏季节，气温较高，更容易出现此类问题。宋江就是吃了这样的鱼而患上急性胃肠炎的。

　　宋江所服用的六和汤出自宋代《太平惠民和剂局方》，方由藿香、厚朴、杏仁、砂仁、半夏、木瓜、赤茯苓、人参、白术、白扁豆、甘草、生姜、大枣 11 味药组成。其医疗功效为健脾祛湿，止呕止泻，兼能解表。凡夏季吃了不洁净的瓜果、冷饮、馊菜等，患上急性胃肠炎，出现腹痛腹泻、呕吐干哕这类症状，就可以用六和汤治疗。六和汤中的药物比较平和，有芳香健胃的藿香、砂仁，有健脾化湿的人参、白术、白扁豆，有降逆止呕的半夏、生姜，有化湿止泻的木瓜、赤茯苓，还有行气解痉的杏仁，健脾和中的甘草、大枣等。笔者在夏季常用这张方子治疗急慢性胃肠炎，或者初到某地水土不服，服用这张方子也很有效。

　　六和汤是水煎剂，服用起来有点不方便。有个中成药可以代替，名为六和定中丸，与六和汤的药物组成略有出入，但其功效基本一样，适用于夏季外感暑湿、内伤生冷引起的腹痛腹泻、恶心干呕、大便气秽等病痛者。简单的方药还可用藿香 10克，苏叶 10 克，黄连 6 克，山楂 30 克，水煎加红糖，当茶频频饮之。此方对于夏秋季因饮食不洁而引起的普通胃肠炎有良好效果。

169. 6 月 18 日

苦辣酸甜咸五味 各入其经效相异

中医学有"五味入五脏"之说，即酸味入肝经，苦味入心经，甜味入脾经，辣味入肺经，咸味入肾经，说明药物或食物的气味具有亲和性。《黄帝内经》中有一篇"脏气法时论"说："辛散、酸收、甘缓、苦坚、咸软"，概括了五味的性能。

一、酸味

酸味入于肝经，适量吃些酸味食品可增进食欲。酸味药物有养肝开胃之功，可以增强肝脏功能，提高人体对钙、磷的吸收，还可以治疗虚汗、泄泻、尿频、遗精等。酸味药物有白芍、乌梅、五味子、山萸肉、诃子等。但过食酸味食品或过量使用酸味药物会引起胃肠痉挛、消化功能紊乱等。

二、苦味

苦味入心经，适量吃些苦味食品可泻火解毒。苦味药物有清热解毒、泻火通便、健胃燥湿等功效，药如黄连、黄芩、大黄、苍术等，夏季吃苦瓜可以清暑解热。但苦味药物也会引起腹泻、消化不良，还会耗气散血，因此不宜多用或久用。

三、甘味

甘味入脾经，甘甜味食品及药物具有滋补作用是人所共识的。甘甜味药物如补气的黄芪、人参、山药、甘草，补血的熟地、当归、枸杞、桂圆；食物如糯米、小米等。但甜味食品与药物易于碍胃，反而影响消化。凡胃脘胀满的人不宜多食甜味食物。

四、辛味

辛味入肺经，辛辣味药具有发散、行气、活血、通窍作用，如麻黄、细辛、辛夷、白芷等。辛辣食物可刺激胃肠蠕动，增加消化液的分泌，促进血液循环和肌体代谢，并可祛风散寒，解表止痛，如糖姜饮、鲜姜汁、药酒等。但过食辛辣会刺激胃黏膜，使人患上痔疮、肛裂、便秘、消化道溃疡等。

五、咸味

咸味入肾经，凡咸味药物能软坚润下，如玄参、牡蛎、海藻、昆布等。咸味具有调节人体细胞和血液渗透至平衡，及水、钠、钾代谢的作用，在呕吐、腹泻、大汗后，适量摄入淡盐水，可以防止体内微量元素的缺乏。但过食咸味会使血液流动不畅，面部变得黧黑，血液黏稠度增高。一般成年人每天吃6克食盐就足够了。

170、 6月19日

甘为慈母苦呻吟　叶桂拜师尽孝心

叶桂（1667—1746年）是清代著名的温病学家，他为人治病总是得心应手，深受百姓爱戴。而他为自己高寿的慈母治病时，常常苦思冥想，犹豫难决。

这一天，叶母偶然得病，叶桂亲自诊治，然疗效甚微。他也曾恳求当地著名医家为之诊治，亦未奏效。作为孝子且懂得医术的叶桂非常痛苦，看着躺在病榻上的母亲，忧心如焚，痛感自己医术之拙。于是，他问家仆："这里有没有学问高深、医术精湛、身怀一技之长，但又没有什么名气的医生呢？"家仆告之："后街有一位章某，平时好自卖自夸，可求他看病的人却寥寥无几，很可能是一个吹牛者。"叶桂听了，说道："既然能出如此之言，不可小看，你赶紧把他请来。"家仆遵命前往。章某详细询问了叶母的病情，并探知叶桂当下的情况。家仆直言说道："我家主人徘徊不定，嘴里还不停地重复着说：'黄连''黄连'。"章某将此言暗记在心，胸有成竹地跟着家仆前往叶家。

经过简短的寒暄之后，章某在叶桂的引导下进入内室为叶母看病。章某按照中医望、闻、问、切探索疾病的方法，有条不紊地诊病。诊后便向叶桂索要以往所用的处方。他一边看，一边沉吟。过了一会儿，他从容不迫地对叶桂说："所开之药，倒是与病证相合，理应取效，但老夫人的病是热邪郁于心胃之间，所以方子里加一味黄连以清热，才能见效。"叶桂听了欣然跃起，拍案叫绝，连声说道："我早就想用黄连了，只是家母年事已高，恐灭真元之气，所以不敢妄投。"章某答道："太夫人两尺脉长而有神，说明本元坚固，用黄连只是来清热，不必担心有什么害处。"叶桂听罢心悦诚服，甚以为是。于是投下黄连合剂，叶母初服便身安，再服病告愈。

叶桂虽为名家，但医不自治，顾虑重重，还需要同行点拨，方能有的放矢，足见叶氏问道求艺之虔诚！

171、 6月20日

阴阳双补海参好　滋阴壮阳润肠燥

中国人食用海参已经有一千多年的历史了。早在三国时期沈莹《临海水土异物志》一书中，就有食用海参的记载。到了元代，贾谊在《饮食须知》中比较详细地描述了海参的药用价值。明代开国皇帝朱元璋最喜用海参烩肥鸭。到了清代，海参进入八珍之列，成为名贵食材，有"鲍、参、翅、肚"之谓。在过去，海参只是王宫贵族的美味佳肴，对于老百姓而言，只能是嘴上说一说而已。

海参的营养价值极其丰富，每百克海参中含蛋白质76.5%，脂肪0.9%，碳水化合物10.7%，矿物质3.4%，还有许多维生素。特别是它所含的大量黏蛋白，有延缓衰老的作用。

海参是一味滋补良药。它的味道是甜的，性温，可以滋补五脏。它既滋阴养血，又益精壮阳，具有双向滋补的功效，尤以补肾作用突出。凡肾虚所致的阳痿、遗精、早泄、尿频、不育、不孕，以及肠燥便秘、虚劳咳嗽、神经衰弱、病后体虚、外伤失血等都可以选用。对于高血压、冠心病、动脉硬化都有比较好的预防作用。近年研究发现，海参还有抗癌作用。海参的再生能力很强，当遇到敌人袭击时，它会把自己的肠子排出来给敌人吃，而自己会迅速逃走。以后肠子又会长出来。更为奇特的是，把海参分成数段，每段均会长出海参。说明海参的修补组织能力非同一般。

我国所产的海参有两大类，一类是刺参，一类是光参。海参的体长为30~40厘米，最长的可达90厘米。以辽东所产的刺参体大肉厚，视为上品。

海参的食用方很多，今择其四，列述如下。

1. 冰糖海参汤

海参、冰糖适量。将海参炖烂后，加入冰糖，再用文火炖片刻，即成。早饭前食用。具有滋养润燥的作用，用于高血压、大便秘结、早衰等。

2. 海参炖猪肉

海参（浸透）、瘦猪肉适量。切片炖烂，加少许生姜、食盐，食肉喝汤。具有补肾壮阳的作用，用于阳痿、遗精等。

3. 海参木耳汤

海参、黑木耳适量，煮熟食用。对老年肠燥便秘有良效。

4. 海参珍珠茶

海参500克，煮至溶化，加入蜂蜜250克，白糖500克，再加珍珠粉30克，混匀后备用。每次1茶匙，1日3次。用于肝炎、肝硬化病人。

172、 6 月 21 日

夏至气温持续高　护阳饮水很必要

夏至是一年中第十个节气。

夏至这一天，太阳逐渐南移，白昼的时间是北半球一年中最长的一天。"至"有极、最的意思。夏至过后北半球的白昼一天比一天短，同时黑夜逐渐加长。

夏至这一天，类似于一天中的中午，是阴气生长的开始，"夏至以后一阴生"，从此阴气开始生长，阳气开始减弱。所以说，夏至是阴阳之气交接的日子。

中医学认为，夏至这一天阳气最旺。夏至以后至立秋后的三伏天，也是一年中最为炎热的时期，我国有些地区的最高气温可达40℃左右。因此就养生而言，保护阳气，顺应阳盛于外的特点是这一时期的主要话题。

嵇康在《养生论》中说："更以调息静心，常如冰雪在心，炎热亦于吾心少减，不可以热为热，更生热矣。"这是说在炎热的夏季，应当调整呼吸，运用气功，使自己的心神安定下来，意念中常想心中存有冰雪一样，便不会感到天气炎热了。

这个时候应晚睡早起，并利用午睡补充夜间睡眠的不足。有研究表明，炎夏的午睡能降低脑出血和冠心病的发病率。唐代医学家孙思邈认为，老年人春夏纳凉过多、饮冷太过都会伤及肠胃，使其体弱多病。因此老年人夏季要少食生冷之物。

夏季心火当令，心火过旺会克伐肺金，故《金匮要略》有"夏不食心"的说法。即是说不可对心脏补益太过的意思。从阴阳角度上讲，夏季伏阴在内，饮食不可过凉。虽然绿豆、西瓜等都是消暑解渴之良品，但大可不必非冰镇不食。如果过凉，就会影响心肾两脏的阴阳交合。

夏季温度高，会促使血管扩张，使外周血管阻力降低，血压可能会自然下降。但常常因为天气闷热，出汗多，使得血液浓缩。为了缓和夏季炎热对心脑血管带来的压力，减少其发病率，心脑血管病人应适当饮水，不可过分贪食寒凉食物，应勤洗澡以清洁皮肤，保持血脉通畅，使心率、体温、血压维持在正常水平。

缺水会使血液浓缩，血流缓慢，容易发生血栓，从而引发脑卒中、冠心病；缺水还会使尿液浓缩，影响肾脏对毒素的排泄，容易形成泌尿系结石和感染；缺水还会使胃肠分泌减少，引起大便干燥，产生内毒素，引起腹胀、头晕等中毒症状。特别是老年人，对缺水反应敏感性差，若到发生"中毒"症状再补水就为时已晚。所以老年人应当"多次少饮"。

盛夏的运动最好选在清晨或傍晚。场地以河湖水边、公园庭院、森林或果木多的地方为宜，锻炼以散步、慢跑、太极拳、广播操为好，不宜做剧烈的运动，以免耗散阳气。如果出汗过多，可以饮一些淡盐水或绿豆汤，切不可大量饮凉开水或冰镇饮料，亦不可立即用冷水洗头、淋浴，否则会引起风湿痹痛，或胃肠道疾病。

173. 6月22日

饮食养生颇重要 要言不烦孙思邈

唐代大医学家孙思邈有"养生大家"之称。他在《备急千金要方》一书中多次提及饮食养生，认为饮食养生是健康长寿的主要因素之一。现将他关于饮食养生的格言归纳如下，以飨读者。

孙氏认为，善于养生的人，饿了就吃饭，渴了就饮水，吃的次数多而量少。不要每一顿都吃得很多，应该做到饱中有饥，饥中有饱。太饱则伤肺，太饥会伤气，太酸会伤筋，太咸会伤骨。所以应当学会吃清淡的饮食，吃的时候应细嚼慢咽。如果是吃米脂类食物，不要饮酒入肠。人在吃东西的时候，不要发怒、烦恼。每次吃饭，不要吃肉太多，多吃肉食会生百病。不要食生菜、生米，以及陈旧的食物。

孙氏认为，一切肉类都要熟食，趁热吃下。吃了肉食，应当漱口数次，这样使你的牙齿不坏，口中生香。凡是吃热食后出汗，不要当风，否则易生头痛病。每次吃饭，应用手摩肚，使津液通畅，以行气消食。饭饱后即睡，食物得不到消化而积聚腹中，会生百病。饱食后仰卧会形成痞气，引起头风；食后受寒，会形成刺风（一种头痛病）。如果吃得很饱就昏昏欲睡，会引起性欲旺盛，所以吃半饱为好。

孙氏在谈到饮酒时说，饮酒不能太多，饮多了就尽快吐出来。久饮酒的人会烂肠胃，还会渍髓蒸肌，伤神损寿。醉了不要当风而卧，也不要让人扇风，否则就会得病。

另外，人不要养成吃夜宵的习惯。即使吃的话，也不能过醉过饱，否则，会消化不良，影响大脑的思维。

从某种意义上讲，饮食给人带来的危害要比声色祸害还要普遍与严重。因为人们完全可以杜绝声色达1年之久，而饮食却不可一日短缺。正因为它对人们的益处非常大，所以它的危害也特别深。如果饮食上犯了禁忌，就会在体内埋下毒素，缓慢地深积多年而形成疾病，最后危及人的生命。

174、 6 月 23 日

药浴疗法流传早　使用方便效果好

药浴疗法，在我国已有两千多年历史。早在西周时期的《礼记·曲礼》中就有沐浴之记载，并有"头有疮则沐，身有疡则浴"的记述。

药浴疗法有全身药浴法与局部药浴法两种。一般是将中药放入锅内煮沸 30 分钟左右，滤渣取液，将药液倾入浴盆内，待温度降至 30～40℃时，进行洗浴。每次 15～20 分钟，每日 1 次，10～15 天为 1 个疗程。也可将药物研为粗末，装入布袋内，放入浴盆，供洗澡时洗浴擦身使用。

药浴用的热水能扩张血管，促进血液循环，增强新陈代谢，清洁皮肤，祛除污垢；中药则能通经活络、温运血脉、祛风散寒、解毒杀虫、消肿止痒等。药浴具有操作简便、安全可靠、效果显著等特点，既补汤药、针灸之不逮，且百姓乐于接受。

今介绍几款常用的药浴方。

一、小儿发热方

金银花、竹叶、霜桑叶、青蒿、荷叶各 20 克，煎汤洗身，有退热功效。

二、高血压方

霜桑叶、桑枝、夏枯草、茺蔚子各 15 克，加水 1000 毫升，煎至 600 毫升，每晚睡前洗脚 30～40 分钟，1 周为 1 个疗程。有降压作用。

三、风湿性关节炎方

透骨草 15 克，追地风 15 克，千年健 12 克，豨莶草 30 克。水煎，洗患部，或药浴全身。每日 1 次。有祛风通络止痛功效。

四、皮肤瘙痒方

浮萍、苦参、土茯苓、地肤子、白鲜皮各 30 克，蝉衣 3 克，煎汤沐浴。

五、湿疹方

金银花、苦参各 12 克，白芷、菊花、黄柏、地肤子、石菖蒲各 10 克。水煎温浴，每日 1～2 次。

六、痔疮方

马齿苋 50 克，五倍子、芒硝各 15 克，苍术、黄柏各 10 克。水煎，待温坐浴。每日 2 次。

七、神经痛方

当归、川芎各 30 克，细辛 6 克。水煎 20 分钟，待温洗浴。具有活血化瘀、疏风止痛效果。

药浴时，水温不宜过高，以防汗出过多而发生休克，或加重心脑血管疾病。另外，妇女月经期或妊娠期不宜药浴；患传染病的人亦不宜药浴。

175. 6 月 24 日

洁白晶莹赛雪霜 益气健脾保健康

提起豆腐，可以说是无人不知，无人不晓。豆腐是家庭最为适宜的食品，它"到处可买，四季皆有，雅俗共赏，贫富不择"。古人说它"洁白晶莹赛雪霜"，苏东坡说它"煮豆为乳脂为酥"。李时珍说它"清热益气和脾胃"。孙中山说它"有肉料之功，无肉料之毒"。足见国人是多么喜爱豆腐。

传说豆腐是汉代淮南王刘安所创，后来传到国外，受到各国人民的青睐。豆腐的营养价值很高，根据现代科学研究，豆腐含有丰富的蛋白质、碳水化合物、脂肪、胡萝卜素、维生素 B_1 和 B_2，以及磷、钙等。豆腐里的蛋白质含量大大超过牛奶，而且其蛋白质也容易被人体吸收，是老年人，以及牙齿脱落、胃肠消化功能不良人群的理想食品。其所含的脂肪多是不饱和脂肪酸，对高血脂、动脉硬化有一定的保健作用，是糖尿病、高血压患者的最佳食品；点豆腐用的石膏或卤水中含有较高的钙与镁，镁盐对心肌有保护作用。

豆腐作为一种美食，可以做成豆腐花、豆腐干、豆腐乳、冻豆腐、油豆腐、豆腐脑等。作为一种药用食品，它能益气宽中，生津润燥，清热解毒，调和脾胃，它还可以抗癌，保护肝脏，促进机体代谢。民间还流传有豆腐的单验方，如豆腐与羊肉、生姜炖熟食用，可以温中散寒，补虚调经；豆腐干与芹菜、姜、葱、蒜同烧菜，可以清肝泻火，降脂降压；豆腐与红糖水煮，加米酒调服，可以活血通乳。乾隆皇帝几乎每餐必吃豆腐，不过他吃的豆腐是变了花样的，如羊肉炖豆腐、锅贴豆腐、菠菜拌豆腐、鸡汤豆腐、盐水豆腐、鸡丁豆腐、鸭丁豆腐等，可谓不胜枚举。想必乾隆皇帝并不知道豆腐的营养成分，但豆腐的营养价值他是知道的。时光到了今天，豆腐的营养价值已被人们所共识。

豆腐好吃，但也有禁忌证。因为豆腐中含嘌呤较多，嘌呤被吸收后会分解成尿酸，经肾脏排出。而痛风就是由于嘌呤代谢紊乱引起血中尿酸过高，尿酸成为尿酸盐晶体沉积于关节、软组织、软骨、肾脏等处，逐渐发展为痛风性关节炎、痛风石、尿路结石与肾脏损害等，且以中老年及男性较多见。所以豆腐也不能无限制地吃，痛风病人更不宜吃豆腐。另外，慢性肾衰病人过多地食用植物蛋白，其蛋白质的代谢产物会在体内蓄积，造成对身体的损害，所以亦不宜选用豆腐与豆制品。

176. 6月25日

汉方养颜品类多　国之瑰宝莫蹉跎

"汉方"一词是日本对中医学的称谓，有的亚洲国家也随此称之。他们对中医学的养颜方药非常崇拜，其开发的力度远在我国之上。特别是对中药的养颜研究更是走在我们前面。现介绍几种中药养颜的方法，供读者在日常生活中使用。

1. 人参

韩国对高丽参的开发领先于我国。他们常用高丽参炖鸡，或将其提取后加到护肤品中使用。人参中含有的皂苷、多糖等成分具有活血的作用，常用于眼部产品，可以促进血液循环，改善黑眼圈，有一定的美白效果。

2. 当归

当归的养血活血作用在养颜中十分突出。可用当归10克，黄芪10克，红枣5枚，沸水泡水，当茶饮之，能使肤色红润。

3. 陈皮

陈皮研粉也是一种美容剂，陈皮粉对面色萎黄有一定效果。

4. 薏苡仁

薏苡仁是抗斑的主药，有"抗斑大王"之称。薏苡仁可以除粉刺，对老年斑、雀斑、蝴蝶斑、妊娠斑等都有一定疗效。对皮肤脱屑、痤疮以及皮肤粗糙也有一定作用。一般与赤小豆煮粥食之为宜。

5. 茯苓

茯苓在清宫保健品中占着重要地位，慈禧太后经常用茯苓制品养颜，茯苓还有美白效果。中药中带有白字的药都具有增白作用，如白芷、白术、白茯苓、白丁香。用法是将药打成粉，调成糊状、敷于面部，犹如美白面膜。

6. 燕麦

许多人不知道燕麦是什么，燕麦是很好的保健食品。它可以通过降血脂、降血压、降血糖而达到形体、面部美容。燕麦可以改善皮肤弹性，如果是红血丝皮肤、红苹果脸，食用燕麦可以得到改善。

7. 燕窝

燕窝可以减少皱纹，使人的皮肤光滑。但燕窝昂贵，可以用银耳代替。如果想去皱，可以选用含银耳的产品；也可以直接食用银耳粥。

8. 山药

山药有抗氧化、抗衰老的功效。特别是野山药效果更好。在泰国有一个民俗，当女儿14岁的时候，母亲就开始给女儿做含野山药的饮食，所以许多泰国女子的身材都十分饱满。具备这种功效的还有石榴，怎么吃都可以。

177. 6月26日

醋之古名为苦酒　开胃进食又杀菌

醋是日常生活中不可缺少的食品，它是"柴米油盐酱醋茶"中的一种。

中国是世界上最早发明醋的国家，醋在古代称"酢"（与醋同音同义）。据说，醋是大思想家老子发明的。公元前八世纪的西周就已经有了"酢"的文字记载。春秋战国时期出现了专门酿醋的作坊。汉代时，醋开始大规模生产，南北朝时期的著名农业专著《齐民要术》记载了20多种制醋方法，至今在山西农村还保留着古代制醋的方法。

常用的醋是用大米、麦芽制成的。此外，还有用苹果、蔗糖、红枣、橙子、香蕉、椰奶等材料制成的各种风味醋。

醋作为药用，最早见于张仲景的《伤寒杂病论》。书中的"苦酒汤"的苦酒就是古代的醋。苦酒汤由半夏、鸡蛋清、苦酒三味组成，用于治疗"咽中伤，生疮，不能言语"，类似于重症咽炎。民间有一个单方用于咽喉痛，含醋一口，慢慢咽下，具有快速止痛的效果。中医外科治疗鹅掌风，用土槿皮煎汤，与醋一起熏洗患处，效果很好。醋加热煮沸，熏蒸房间，可以净化空气，预防感冒。醋还可以用来处理伤口，用于昆虫叮咬、烧伤、头痛，并可缓解慢性疲劳。

醋，性温，味酸苦，具有开胃进食、活血散瘀、化积解毒的功效。适当饮醋，可以杀菌，降低血压，防治动脉硬化。此外，醋还可以滋润皮肤，改善皮肤供血，对抗衰老。临床适用于慢性萎缩性胃炎、胃酸缺乏、流感、流脑、白喉、麻疹、肾结石、输尿管结石、膀胱结石、高血压、小儿胆道蛔虫、传染性肝炎等患者，也适于吃螃蟹过敏、发风疹、醉酒者食用。

现在市场上流行用苹果或葡萄制成的果醋，这些由水果制成的醋，具有消除脂肪、提高免疫力、降低血压、预防癌症、降低患心脏病风险的功效，还可以用来治疗虫咬蜂蜇、淡化雀斑等。

醋是液态调味品，不适合湿气偏盛的病证，如胃酸过多、筋脉拘挛、支气管哮喘、胃及十二指肠溃疡等。

178、 6 月 27 日

谢老服用玉泉丸　漱咽灵液灾不干

6 月 27 日是世界糖尿病日。我国糖尿病病人已接近 5000 万人，超过欧洲和美国的总和。中医药在预防和治疗糖尿病方面有着独特的优势。例如清代名医叶天士所留下来的玉泉丸，就是被医家所常用的名方。有一则玉泉丸的治疗案例值得人们回味。

我国老一辈无产阶级革命家谢觉哉（1883—1975 年），因病于 1959 年 7 月在北戴河疗养。疗养期间，他曾写了"住北戴河杂诗"四首，其中一首是赞誉玉泉丸的。诗云："文园病渴几经年，久旱求泉竟及泉。辟谷尝参都试过，一丸遇到不妨千。"这首诗的意思是：汉代文学家司马相如曾为文帝陵园令（掌守护陵园，后来诗文中以文园指相如），因患消渴，几次委以重任均因病难以承担。现在自己也患上了消渴病，如同久旱的禾苗盼望着泉水雨露，幸好遇到了玉泉丸。虽然过去限制过饮食（辟谷），也用过人参，但效果都不明显。现在服了玉泉丸，病情明显好转。谢老在诗后自注中写道："糖尿病旧称消渴症。我病消渴多年，喝水多，小便也多，夜间睡醒，口干欲裂，要喝水。有时肚子是饱的，但仍要吃，不吃就头晕眼花。西医要我限制吃米麦，每顿只能二两左右。中医要我睡时含参片，可免口渴，但收获都不大。偶于《叶天士手集秘方》中得一方，名玉泉丸：白粉葛三钱，天花粉三钱，麦冬三钱，生地三钱，五味子一钱，甘草一钱，糯米三钱（剂量是由北京医院中医大夫定的）。服之，病若失。谚言：'吃药一千，遇药一丸'，其然乎！"

谢老最后一句谚语是说，吃药再多，都不抵一粒对症的药丸，真是这样呀！

中医典籍里所说的"消渴"，就包括糖尿病。

何谓玉泉？即口中津液，又名玉液。道家非常重视津液的养生。《黄道内景经》云："口为玉池太和宫，漱咽灵液灾不干。"这里说的"灵液"就是玉泉。正是由于口中津液称为玉泉，于是"口"被称为玉池。

叩齿和反舌均可使口中津液分泌增多，道教利用这两种方法，使口腔分泌大量津液，然后吞下，称为"咽津"。《悟真篇》曰："咽津纳气是人行，有药方能造化生。"道教认为，咽津可滋润脏腑，流利百脉，化养万种。

口中津液为肾液所化生，叶天士所拟玉泉丸中的药物是以滋肾阴为主，如生地、麦冬均是滋阴养阴的要药；更有五味子收藏肾阴，不使耗散；葛根、天花粉均有清热生津之功；糯米补肺气，养胃津；甘草清热和胃。这样先天肾阴充足，又有后天胃阴的补充，加上有清内热的药物，消渴病的"大渴引饮"就会消失。所以说，玉泉丸治疗消渴病为治本之法，真正能起到"漱咽灵液灾不干"的效果。

179. 6月28日

伏牛山上抬眼望　喜看茱萸满树红

山萸肉为落叶乔木山茱萸的果实，处方常写山萸肉，别名枣皮、肉枣、药枣等。主产于河南、陕西、浙江、安徽等地。其味甘酸，性微温，入肝、肾二经。主要功效为补肝肾，强筋骨，益阴精，固元气。适用于肝肾不足引起的头晕、目眩、耳鸣、腰酸，以及遗尿、小便频数、虚汗不止、男子不育、妇女月经不调等。因为它是一味平补阴阳的药物，所以不论阴虚或阳虚，均可使用。

2005年夏季，河南省宛西制药股份有限公司邀请省城郑州几位中医专家到宛西制药厂参观学习，走近张仲景的故乡，有种特别的亲切感。当我们走进伏牛山腹地时，被满山遍野的山茱萸吸引住了，灌木丛中，一颗颗微红的果实，好像是向游人招手。只见半山坡上立着一块大木牌，上写着"山萸肉基地"五个大字，非常醒目。沿着山路向上走，路的两旁由近向远望去，尽是山茱萸树，满树枝挂的都是红色的山萸果，中间夹杂着猕猴桃树，红绿相间，十分好看。厂里的技术员说，这里的山萸肉产量占全国2/3，到了10月便是收获季节，采摘加工后，就成了六味地黄丸中的一味中药成分。它将销售到国内外市场，成为人们喜爱的养生保健药品。为此，笔者写了一首诗，以作纪念："伏牛深山好美景，满山茱萸透眼红；圣药走入千万家，养生驻颜传美名。"

山萸肉含有维生素A、山萸肉苷、皂苷、鞣酸、熊果酸、没食子酸、苹果酸、酒石酸等。本品对机体的非特异性免疫功能有增强作用，能促进巨噬细胞功能及升高白细胞；有明显降血糖作用；能抑制血小板聚集，抗血栓形成；能增强心肌收缩力，强心，扩张外周血管，明显增强心脏泵血功能，使血压升高，而抗休克。此外，还具有抗菌、抗病毒、抗炎、抗肿瘤、利尿、抗疲劳、抗衰老、增强记忆力等作用。

2002年夏季，学生王某，21岁。考试前夕，伏案苦读，时常通宵达旦。试毕，忽感精神困顿，频发遗精，甚则一夜两次，继而虚汗浸衣。舌淡苔少，六脉细数。血压80/50mmHg，心率90次/分，诊为精脱。急以秘精固脱方治之。处方为山萸肉60克，五味子10克，炙甘草10克。水煎服。经用1剂，面色红润，精神振作。嘱每日取山萸肉60克，煎煮当茶饮之，5日后随访，遗精、虚汗俱止，病告初愈。

山萸肉可以与粳米做成粥食用，取山萸肉20克，粳米100克，白糖适量。先将山萸肉洗净，去核，与粳米一同放入锅内，加水煮之，待粥将成时，加入白糖，即可食用。此粥补益肝肾，涩精敛汗。适用于肝肾虚弱之人，症见腰膝酸软、盗汗、妇女带下、小便频数等。

180. 6月29日

泰山归来话养生　益气养阴说黄精

泰山归来，先不说泰山之美，首先说一说泰山的民间传说。

说的是明朝年间，有一对从河南经商来到泰安的中年夫妻，在泰安城开了一家小店，经营日用杂货。第二年生得一女，起名叫"宝珠"。

一晃十几年过去了，宝珠长到18岁，其父母不幸患上了瘟疫，病情十分危急。宝珠为了给父母治病，不但请了方圆几十里的郎中，还亲自到泰山采集名贵药材。虽然父母的病情好了起来，但却欠下一大笔债务。宝珠为了还债，只得到地主家当俾奴。后来又被张剥皮买走，想娶她为小。宝珠宁死不肯，便跑进山里，过着野人般的生活。

光阴似箭，转眼又过了两年。一天，一位汉子进山打柴，突然看见一个披头散发的"妖怪"，汉子吓得跑下山来。消息传开，谁也不敢上山了。这件事被官府知道了，便派人进山打听虚实。几经周折，终于捉拿到一个"妖怪"。经过审讯，发现"妖怪"原来是一位年轻女子，而这位女子不是别人，正是宝珠姑娘。

当问及宝珠姑娘在山中怎样生活时，宝珠姑娘说："我吃的东西像萝卜，什么名字我也不清楚。"这件事传到京城，被大医学家李时珍知道了。那时李时珍正在编写《本草纲目》，听说泰山发现了保命药，便昼夜兼程赶往泰山，经过他的辨认，宝珠吃的"萝卜"实际是失传多年的"黄精"。李时珍顿时心中大喜，就把泰山黄精连同所发生的故事，写进了他的《本草纲目》。

黄精是一味补益肺、脾、肾三经的药物。具有润肺补脾、滋肾填精、补气养阴的作用。在古代，是一味有名的补益保健药。近年来还用于高血压、冠心病、白细胞减少、再生障碍性贫血、中毒性耳聋等的治疗，还可预防动脉硬化、脂肪肝，降低血糖等。还能改善人体的营养状况，提高免疫水平和血管韧性而起到强体防病的作用。以下介绍几个方子，供读者参考使用。

1. 治疗高血脂

黄精30克，山楂25克，何首乌15克。水煎服，每日1剂。可用于动脉硬化、高脂血症的防治。

2. 补肾填精

黄精、枸杞各等份。共研细末，炼蜜为丸，如梧桐子大。每服50丸，饭前服用。

3. 黄精蒸鸡

黄精30克，党参30克，山药30克，母鸡1只（约1000克左右）。先将鸡洗净切块，入沸水中烫3分钟捞出，放入汽锅内，加入生姜、花椒、食盐等调料品，再放入黄精、党参、山药。加盖蒸3个小时即可食用。此药膳有补益肺脾肾的功效，可用于冬季怕冷、腰膝酸软等肾虚病证。

181. 6 月 30 日

诗人王粲太自信　不惑之年染黄泉

王粲，字仲宣，东汉末年著名文学家，是"建安七子"之一，他与曹操并称"曹王"。

王粲生于公元 177 年，比张仲景小 27 岁。按照年龄他是晚辈，张仲景是他的长辈。但他这个晚辈却没有听医圣张仲景的劝告，41 岁就命归黄泉了。

原因是什么呢？原来王粲在 20 多岁的时候见到了张仲景。张仲景一看王粲的气色就说："哎呀，小伙子，看你的面色不佳，你可有病呀！"王粲一听，认为是无稽之谈，面带笑容，没有回答。张仲景接着说："你要想免除这个病灾，就要吃我的五石汤，否则 40 岁当脱眉而死。"王粲听了更不相信了。张仲景随后从药包里拿出五石汤给他，也没有要他的钱。王粲很不高兴地说："我活得好好的，吃你的药干什么？"对张仲景的劝告不屑一顾。过了 3 天，张又遇到了王粲，就问他："我给你的药吃了吗？"王粲吞吞吐吐地说："吃了，吃了。"张说："我看你的神色不像是吃过药的，你为什么轻视自己的生命呢！"王粲笑道："多谢老人家的善意，小生身体康健，没有疾病，所以不需要吃什么药。"张看此人不听劝告，不由得摇头叹息。就这样两人分别了，以后再没有见过面。

时光荏苒，冬去春来，转眼又过了 20 年，王粲的眉毛果然慢慢脱落，半年后就离开了人世。

你看，一个满腹经纶的诗人就这样死了。他只相信自己的感觉，而不相信医生的劝告；自认为疾病是非常显现的，不会有什么"先兆"；更认为一位比自己大得多的老年人，怎么会说出 20 年以后的事呢！这个发生在一千多年前的事，现在读来，好像发生在自己身边一样。朋友，你是否听说过这类事情。

182. 7月1日

嵇康崇尚老庄学　养生专论传到今

嵇康（224—263年），字叔夜，安徽宿县人，三国魏末著名文学家、思想家，官至中散大夫，所以人称"嵇中散"。他崇尚老庄，思想新颖，所著《养生论》是我国现存文献最早的养生学专论，至今仍有现实的指导意义。

嵇康提倡形神互养，指出"形恃神以立，神须形以存"，"形神相亲，表里俱济"，说明了心理健康与形体健康的辩证关系。具体的养生方法有以下几方面。

一、从小事着手，从一做起

嵇康认为，养生保健要从小事着手，一切从"一"开始，不可认为"一怒不足以侵性，一衰不足以伤身"。他以大旱之年的禾苗为例，浇过1次水的禾苗，总是比1次也没有浇水的禾苗后枯萎。他还提出了具体养生方法，"蒸以灵芝，润以醴泉，晞以朝阳，绥以五弦"，以及呼吸吐纳、骑马射箭等。长寿之道，贵在坚持，不能从一做起，不在乎一点一滴的修养，怎能谈得上健康长寿！

二、崇尚老庄，远离世俗

嵇康生活的时代社会动乱，天下名士不敢评论当朝权贵，于是采取逃避现实的办法，一起到深山老林饮酒赋诗，谈论老庄。"竹林七贤"就是这样的组合。他们游乐于山水林泉之间，追求长寿之道。他们以诗为乐，以琴取乐，虽然生活有点单调，但无七情六欲之烦恼，这种自然环境与心情对于健康是非常重要的。

三、祛除五难，淡泊名利

嵇康认为养生要祛除五难，名利不去，为一难；喜怒不除，为二难；声色不去，为三难；滋味不绝，为四难；神虑精散，为五难。这五难就是个人的名利与欲望，欲望人人皆有，但要有节制，没有节制，就是灾害。可见，调整自己的欲望，也是养生之大法。

四、修形养神，形神兼备

嵇康非常重视形与神的辩证统一。他说："形恃神以立，神须形以存，悟生理之易失，知一过之害生。"形是神之载体，神是形的表露。形无神则是一具僵尸，神无形则无法生存。形与神不是对立的，而是辩证统一的。两者互相依存，不能分离。嵇康有一个比喻，说："精神之于形骸，犹国之有君也。神躁于中，而形丧于外，犹君昏于上，国乱于下也。"这种比喻虽然有点欠妥，但也足以说明形与神的辩证关系。养生必须注重外在的"形"与内在的"神"，既要修形，又要养神，即"形神相亲，表里俱济"，如此养生，可达上寿。

183. 7月2日

萎缩胃炎莫紧张　是否变癌细商量

很多人得了萎缩性胃炎就非常紧张，担心自己有一天会变成胃癌。果真是如此吗？

慢性萎缩性胃炎是由浅表性胃炎发作而来的，与胃癌的发生关系比较密切。慢性萎缩性胃炎是呈局限性或广泛性的胃黏膜固有腺萎缩（数量减少，功能降低），常伴有肠上皮化生及炎性反应。据资料显示，50岁以上人群有50%的人会得慢性萎缩性胃炎，但是仅有少数人会得胃癌。也就是说，不要因为自己得了萎缩性胃炎就一定会得癌症。

幽门螺杆菌（HP）被认为是萎缩性胃炎的主要致病菌，同时也是胃癌的高危因素。根治HP是治疗萎缩性胃炎必不可少的一环。经过治疗，大部分患者可以从根本上改善症状甚至痊愈，仅有极少部分人不注意保护，又未经严格治疗，病情反复发作，长期不愈，而有异性增生。这部分人是胃癌的高危人群。

为了预防萎缩性胃炎癌变，首先应清除致病因素。避免食用对胃黏膜刺激性强的食物、药物，比如高浓度的酒、浓茶、过热过烫的食物，以及长期服用水杨酸类等药物，必须戒烟戒酒。其次，调整食物结构，多吃一些易消化的食物，多吃富含维生素 B_6、叶酸等营养素的蔬菜和水果，这对保护胃黏膜具有非常重要的作用。再次，情绪因素对胃黏膜亦有一定影响，得了萎缩性胃炎不要有精神包袱，切不可天天忧愁、苦恼，而要正确对待，随时到医生那里咨询，按照医嘱服药，切不可随意用"秘方"治疗。

随着年龄的增长，人的生理性萎缩、癌变率也在增加。因此，人们应按时体检，患萎缩性胃炎的病人，应定期进行胃镜检查，做到及早发现，及早治疗，这对于预防萎缩性胃炎癌变是至关重要的。

184、 7月3日

胡适病危看中医　疗效是贴清凉剂

　　胡适（1891—1962年）是中国新文化运动的开拓者。他崇尚西方文化，主张普及西方医学，认为中医药不科学。正是这位对中医药持否定态度的著名学者，在接受中医药治疗后，却改变了他固执的偏见。

　　1920年秋，胡适突然出现多饮、多食、多尿症状，身体日显消瘦，经北京协和医院检查，诊断为糖尿病晚期，无药可治，嘱其回家休养。胡适的朋友马幼渔推荐他找中医治疗，胡适勉强从之。马幼渔请来名医陆仲安为他诊治。

　　胡适服中药数月，果然痊愈。这时，胡适对中医治疗仍然有疑，便去走访协和医院。医院的西医进行检查后大诧云："果愈矣！谁为君谋？用何药？"胡适便把服用中药的实情告诉了他们。

　　这件事在医学界引起了轰动。当时新文化运动者几乎都认为"中医不科学"，胡适的病不为西医治愈，却被"不科学"的中医所治愈，这对一批新文化运动者是一个极大的讽刺。不久，著名西医俞鸿宾托人到胡适住处抄出了全部药方，并将药方缀作一文，刊登在丁福保主编的《中西医药杂志》上。药方为：

　　生芪四两，云苓三钱，泽泻三钱，木瓜三钱，西当三钱，酒芩三钱，法夏三钱，杭芍四钱，炒於术六钱，山萸六钱，参三七三钱，生姜二片。

　　上海名医陈存仁（1908—1990年）统观了全部处方，前后所用方药大致以黄芪、党参、地黄、怀山药四味为主。

　　陈存仁问："陆先生，您治愈此病是中医界的一大收获，但胡君没有发表一篇文章叙述中药治疗的经过，那是中医界的损失。最好要有一篇胡君亲笔所写的文章发表，才有价值。"

　　陆说："胡君愈后，曾在林琴南送他的一幅画上题一篇文章，待回到上海后，再给你看。"

　　胡的文章主要内容为："我自去年秋季得病，我的朋友是学西医的，总不能完全治好。后来幸得陆先生诊看。陆先生曾用黄芪十两、党参六钱，许多人看了摇头吐舌，但我的病现在竟全好了……现在已有人想把黄芪化验出来，看它的成分究竟是什么？何以有这样大的功效。如果化验的结果，能使世界的医药学者渐渐了解中国医与药的真价值，这不是陆先生的大贡献吗！"

　　民国十年三月三十日　　胡适（盖章）

　　胡适在事实面前虽有点"犹抱琵琶"，但字里行间仍透露着学者的敏锐眼光。他从个人的治疗经历谈到中医药学的前途，预言通过实验，要让"世界的医药学者渐渐了解中国医与药的真价值"。

185. 7月4日

食管反流莫迟疑　请到消化内科来

近年来，胃食管反流之病有增多趋势，全国患病率为5.77%。该病常见症状为烧心、反酸、胸痛，还会出现慢性咳嗽、哮喘、鼻窦炎、咽喉炎等相关病证，给生活与工作带来不少痛苦。

胃食管反流表现的症状比较复杂，有的病人认为是耳鼻喉科疾病，有的人认为是心血管疾病，还有的人跑到呼吸科看病。其实这是消化内科疾病，是胃食管出现了问题，乃因胃里的消化液反流到食管，影响了周边的器官，才引起了咳嗽、咽喉炎等疾患。有的人走错了门，治来治去还不知道自己得的是什么病。

胃食管反流是胃、十二指肠内容物反流到食管，引起烧心、反酸、恶心、上腹部疼痛，因为反流临近咽喉、气管、肺、口腔等组织，所以会出现咽喉、口腔溃疡，慢性咳嗽，哮喘，鼻窦炎等；食管部位接近心脏，所以食管炎引起的烧心痛与心绞痛非常相似，病人以为是心脏病也不奇怪。

这样的疾病是怎样发生的，如何预防呢？

胃食管反流多发于肥胖、过度饮酒、吸烟以及精神压力大的人群。一些不良生活习惯也是导致这类病发生的因素，如经常喝浓茶、浓咖啡，爱吃大蒜，有的老年人喜欢饭后卧床睡觉，还有的睡觉时两臂上举，引起膈肌上提，胃内压力增大，使胃液逆流而上；有的女性爱穿紧身衣，增加了胃的压力，从而引发胃食管反流。基于上述原因，应当注意以下几个问题：

1. 少食多餐，低脂饮食可以减少胃食管反流的发生频率。而高脂肪饮食容易导致胃肠内容物的反流。

2. 避免餐后卧床，建议餐后2～3小时才卧床休息。

3. 减少诱发食物，如过多的咖啡、巧克力、酒、薄荷、洋葱、大蒜等。

4. 减轻体重，超体重者，应当减肥，因为过胖会增高腹腔压力，促使胃液反流，特别是平卧时尤甚。对此类患者，应当讲明减肥的益处。

5. 抬高床头，如果夜间发生胃食管反流，最好把床头抬高，使头与肩膀高于胃的水平，以避免胃液的反流。

6. 避免穿紧身衣，以减轻腹内的压力。

7. 戒烟忌酒，饮酒刺激是引起胃食管反流的因素之一，患有胃食管反流的人是应当绝对禁止的。

如果能注意饮食调节，稳定情绪，减轻体重，戒烟忌酒，适度地用点药物，这种病是可以向好的方面转化的。

186. 7月5日

民间验方简便廉　辨证使用有效验

民间验方，或出自一人之手，或出于众人之口，多数难以明确渊源，虽无经方那样严谨合拍，但却有简便廉验的特点，所以受到医家与病人的青睐，有的流传数百年而未湮。本文所介绍的四则验方，就是经过临床反复验证的，有效可靠。

一是治荨麻疹方：威灵仙、生甘草、石菖蒲、黑芝麻、何首乌。各等份，研为细末，每服 6 克，1 日 3 次，白开水送服，也可改为汤剂服用。此方出自明代《奇效良方》，主治遍身瘙痒。笔者经用数十年，用于荨麻疹、风疹、不明原因的皮肤瘙痒等，每有良效。

二是治腰痛方：小茴香、杜仲、巴戟天、补骨脂、肉苁蓉、猪肾或羊肾。本方出自清代《验方新编》："凡肾虚腰痛，久则寒冷，此药壮筋骨，补元阳，利大小便，养丹田，功效甚大。"原方为散剂，笔者改为汤剂，以肾腰煎汤代水煎药。其用量可以根据体质与病情而定。主治腰肌劳损或腰椎病引起的腰腿疼痛、转腰不能等。

三是治泄泻方：山楂、薏苡仁、乌梅、白头翁、白扁豆、马齿苋。此方得之于老中医之手，后来成为某省级医院的传统用方。主治泄泻、细菌性痢疾。西医内科医生都喜欢用此方治疗急性细菌性痢疾。取效的关键是用量，如山楂、薏苡仁、马齿苋的用量要在 50~100 克，特别是急性痢疾，用量小了难以取效。如果伴有发热，可以加用金银花 30 克。

四是气管炎方：青皮 10 克，桑白皮 10 克，陈皮 10 克，当归 10 克，炒白芍 10 克，五味子 5 克，川贝母 10 克，茯苓 20 克，炒杏仁 10 克，清半夏 10 克，冰糖 30 克。此方在 20 世纪五六十年代流传大半个中国，不少报刊做了介绍，个别药物有出入，笔者根据所见资料，修订为以上组成与用量。主治气管炎、肺气肿等呼吸系统疾患。

为了便于记忆与使用，笔者还将其编成歌诀讲给年轻人。其歌诀为：

1. 灵仙甘草石菖蒲，胡麻苦参何首乌，药末二钱酒一碗，遍身瘙痒一时无。
2. 茴香杜仲巴戟天，苁蓉骨脂加青盐，猪羊腰子用一个，八十老翁转少年。
3. 山楂薏苡仁，乌梅白头翁，扁豆马齿苋，泻痢无影踪。
4. 青皮陈皮桑白皮，当归白芍北五味，川贝茯苓炒杏仁，半夏冰糖服之宜。

注：前两首歌诀出自原书，后两首为笔者所编。

187、7月6日

龟鹿二仙最守真　补人三宝气精神

我国明代王三才写了一本书，名为《医便》。书中有一张名方，为"龟鹿二仙胶"，是滋补药的上品。它由龟板胶、鹿角胶、人参、枸杞四味药制成。后人将其编为歌诀谓："龟鹿二仙最守真，补人三宝气精神；人参枸杞与龟鹿，益寿延年实可珍。"

古人认为，龟为介虫之长，得阴气最全，被人们视为长寿的象征。龟的板甲、龟肉是补阴的佳品。鹿的全身都是宝，鹿茸、鹿角、鹿肉都入药，是补阳生精之品。明代李时珍在《本草纲目》中说道："龟、鹿，皆灵而有寿。龟首常藏回腹，能通任脉，故取其甲以补心、补肾、补血，皆以养阴也。鹿鼻常反尾，能通督脉，故取其角以补命、补精、补气，皆以养阳也。"任脉主一身之阴，督脉主一身之阳。龟、鹿二物，分别补阴、补阳，取制为胶，其效如仙，故名"龟鹿二仙胶"。加入人参补气，枸杞滋阴，一阴一阳，入气入血，精生而气旺，气旺而神昌，其补益之功非常明显。

综合龟鹿二仙胶的功效为益气壮阳，添精养阴。用于阴阳两虚的病证，症见虚劳羸瘦、腰膝酸软、男子阳痿、女子崩漏、不育不孕、病后虚弱、体力不支等。

龟鹿二仙胶还有一种酒剂，即龟鹿二仙酒，制作方法：

人参20克，枸杞40克，龟板胶（男用40克，女用20克），鹿角胶（男用20克，女用40克），黄酒2斤（1000毫升）。

先将人参、枸杞浸泡在一斤黄酒中，浸泡15天后，将酒滤出；将泡过的人参、枸杞浸泡在另一斤黄酒中，浸泡7天后，将酒滤出；将两次浸泡的2斤黄酒混合在一个容器内，加入龟板胶、鹿角胶（先将二胶砸碎），待其融化后，即可饮用。也可将二胶放在碗内，加入黄酒，放笼上蒸化，然后倒入黄酒内，数日后即可饮用。每日50～100克，一次或分次饮用。经过酒制，活血化瘀的作用增强，然补益的功效并未减弱。

188. 7月7日

小暑到来热浪袭　平衡阴阳保心肌

小暑是二十四节气中第十一个节气。

民间俗语："小暑大暑，上蒸下煮。"是说小暑到来，意味着已经进入暑天，天气炎热，因尚未达到极点，所以称为小暑。进入小暑，我国很多地区的平均气温已接近30℃，有的地区气温可达40℃以上，时有热浪袭人之感。小暑也是全年降水最多的一个季节，暴雨常常光顾大地，南方地区常有雷雨天气，自然灾害也随之增多，所以这个时期防洪防涝显得非常重要。

小暑之季，已进入伏天，炎热的天气常常使人心烦不安，汗出不止，疲倦乏力。这个时期，心气所主，养生的第一要务就是要养好"心"。谨防心火过于旺盛，心阴过于耗伤，保持阴阳平衡，就能平安地度夏。而要养好"心"，就必须注意以下几个问题。

一、保持平静心情

炎热时节，人的血流加快，心脏负担加大，加之出汗多，很容易引起烦躁不安，助火上炎，对患有心脏病的人极为不利。面对炎热的天气，保持平静的心情是"灭火"的有效措施。俗话说："心静自然凉。"心态平静，不急不躁，不过喜，不过忧，心静如水，心脏就会安全度夏。

二、活动要适度

进入高温天气，活动量要适度，特别是患有冠心病、高血压的人，更应该减少活动量。气温升高，心血排出量明显下降，各脏器的供氧能力亦明显降低，不少患有心脏病的人都会感到心慌气短，活动后气短更甚。所以进入小暑，心脏病人应减少活动量，保持每天7～8个小时的休息，保持心跳在每分钟80次以内。

三、戒烟限酒

戒烟限酒是保护心脏的必要前提。有人说："我一天少吸一些！"我说："一支也不要吸！连闻都不要闻！"有的说："饮酒可以活血化瘀，对心脏有好处。"我说："饮酒可以活血化瘀不假，但要控制在每天30～50毫升以内。如果已经患上了心脏病最好不饮酒。"

四、少荤多素吃"三宝"

进入暑期，饮食要低盐，进食不可过饱，多吃富含维生素、矿物质的食品，多吃蔬菜，适当饮用凉白开或矿泉水。有的地方进入小暑有吃"三宝"的习俗，"三宝"是黄鳝、蜜汁藕、绿豆芽。黄鳝有降血糖的功效，营养价值高，小暑时节吃黄鳝，可以预防夏季消化不良引起的腹泻，还可保护心血管。蜜汁藕开胃健脾，富含钙、铁等微量元素，有补益气血、增强人体免疫功能的作用。绿豆芽可以清暑热、通经脉，解诸毒，还有补肾、利尿、消肿、美肌肤、利湿热、软化血管等功效。

189. 7月8日

庄子养生知进损　庖丁解牛顺自然

庄子，名周，字子休，宋国蒙（今河南商丘市东北）人，战国著名哲学家。所著《庄子》（又名《南华经》）不仅创新和发展了道家的理论体系，在养生学方面亦有很深的造诣，对《内经》及其后世养生学的逐步成熟具有重要的指导作用。

庄子提倡顺应自然的养生之学。他在《养生主》篇中，以"庖丁解牛"的故事来阐明这个观点。庖丁为文惠君解牛，只见牛刀在庖丁手中飞舞，剔骨割肉的声音像音乐的旋律，悦耳动听。他轻松、准确、迅速地将一头牛的骨肉分割下来。文惠君问道："真是太妙了！你的技术是怎样达到这样高的水平的？"庖丁回道："我用了3年工夫去观察牛的关节结构，方今之时，我凭着心神而不依目视，手中的刀就能随心所欲地依照牛体的自然纹理，分离骨肉，从不碰到坚硬的骨头。如此这般，这把刀用了19年，宰杀了几千头牛还像新磨的一样。"文惠君恍然悟道："太好了！我听了你的一番话，就明白养生的道理了。"这里面所包含的养生道理，就是要顺应自然，不违背客观规律。《内经》所倡导的"春夏养阳，秋冬养阴"就是顺应自然的养生方法。而不明白这个道理的人，常常各行其是。正如一般厨师，不明白牛的解剖结构，一个月换一把刀。宰牛时常常碰到骨头，折了刀刃。这是因为他违背自然规律的缘故。"目无全牛""游刃有余"这两个词就出自庖丁之口，欲健康长寿的人，应当好好品味这个故事。

庄子认为，做学问是一个积累的过程，所以讲"日进"就是做加法；悟道则是一个消减的过程，所以讲"日损"就是做减法，要减去太多的欲望，太多的名利，太多的是非，最后归于平淡。养生之法，要把形体锻炼与精神调养有机地结合起来。这样可以使"静而与阴同德，动而与阳同波"。与阴同德，就像大地一样，厚德载物；与阳同波，就像九天之上，自强不息。动静之间，营卫周流，气血无郁，何患之有？《刻意》篇中的"吐故纳新"与"熊经鸟申"两个词，已为气功界的指导用语，前者还被作为成语所引用，足见影响之深。

190、 7 月 9 日

老人突发疾病多　急救措施要科学

老年人突发疾病相对比较多，如果在家中发生，怎样去急救，这里有许多误区。

一、哮喘病

有的人一见哮喘病发作，就急急忙忙背着病人去医院，这是错误的。因为背病人，正好压迫病人的胸腹部，限制了病人胸腹部的呼吸，加重了机体缺氧，严重的会使病人呼吸衰竭，心跳停止。正确的方法是：让病人保持坐位或半卧位，解开领口，松开腰带，清除口中分泌物，保持呼吸道通畅。若家中有气管扩张气雾剂，应立即让病人吸入若干次，待病情稳定后，用担架或靠背椅，保持病人坐位姿势，将病人送往医院。

二、脑出血

脑出血发作时会出现头晕头痛、呕吐烦躁等症状，有的家人用拖拉机沿着不平的山路往医院送，谁知有的病人到了医院已经停止呼吸。对于此类病人，应立即让其平躺，避免震动，尽可能就近治疗，不宜长途颠簸。在送往医院途中，要保持平稳，特别是头部。应使头部偏向一侧，便于呕吐物流出，防止分泌物阻塞呼吸道而引起窒息。有条件的还应立即敷上冰块，以减轻脑水肿。

三、中风

老年人出现头晕头痛、手脚麻木、视物模糊、说话不太清楚等情况，有的家人不大注意。结果导致老人突然记忆丧失，口眼㖞斜，家人这才慌忙起来。这是典型的中风，应立即送往医院。超过4.5个小时，就错过了最佳溶栓抢救时机。千万不要"坐"失良机。

四、心脏病

心脏病发作会出现心慌、气短、汗出、头晕、脉象不整，此时慌忙地搬动或颠簸是致死的原因之一。正确的方法是：立即将可以取到的药片或药丸放在病人舌下，如消心痛、硝酸甘油，或速效救心丸、复方丹参滴丸等，并拨打120电话；要保持病人安静，平卧休息；还要保持呼吸道通畅；如果发生心脏、呼吸骤停，要立即进行复苏抢救，积极等待医生上门抢救。

191、 7月10日

学贯三家儒道佛 日常养生有十法

一、发常梳
"发为血之余"。梳头能疏通血脉，使气血流通，从而改善头部的血液循环，疏散头部的瘀血。

二、目常运
目常运可去火，预防眼疾，解除疲劳，保护视力。方法：双目紧闭，然后从左到右，再从右到左，转眼球18次。之后睁大眼睛，自觉内热透出，有金花恍惚为佳。

三、齿常叩
"齿为骨之余"，上齿为胃经所属，下齿为大肠经所属。因此，常叩齿有益肾固齿、护胃、调节肠功能的作用。

四、津常咽
口中津液，古人称"人参果"。只要将舌下的大量津液，一口一口地吞咽下去，持之以恒，就能维持旺盛的生命力，达到延年益寿的目的。

五、耳常鼓
天鼓就是耳中的声音。鸣天鼓的方法是：用双手掌心紧掩两耳门，手指置于脑后，两手食指压于中指上，然后食指顺中指下滑弹枕骨下沿，如击鼓之声，声音壮盛者为宜。这种方法可以清醒头脑，消除疲劳，增强记忆。

六、面常洗
方法：搓摩双掌，使双掌摩热，越热越好，自下而上，再自上而下，摩洗面部18～36次。手掌顺着鼻两旁、眼眶、耳旁，如洗脸状，轻轻按摩，以使局部发热为宜。

七、足常旋
在室内提倡赤足或穿薄薄的袜子活动；或赤足，用左手抓住左足趾，突出前足心，以右手四指对准左足涌泉穴搓揉40～80次，然后同样方法搓揉右足涌泉穴。

八、腹常揉
揉腹的方法是：用右手以脐心为中心，顺时针方向，从小圈到大圈揉按18次为宜；再换左手向右反方向揉按10次左右。可以调整消化、吸收、排泄等功能。

九、肛常收
意思是经常做收肛运动。其可以增强肛门括约肌功能，加速静脉血回流，降低静脉压，促进肛肠疾病如痔疮、肛瘘、脱肛等消失；并可提高肛门的抗病能力。

十、步常散
孙思邈的散步方法是饭后散步，练功后散步，春、夏、秋户外散步，冬季在室内或走廊散步。散步的益处是健脑提神、强心益肺、活血健骨、预防疾病等。

192、 7 月 11 日

老将军年至耄耋　话养生十六字诀

李其华将军，1931 年参加红军，经历过两万五千里长征。曾任解放军总医院院长等职。记者于 2005 年去采访他时，年近 90 岁的他，犹如 70 岁的体魄。问及他的养生保健经验，他总结为"十六字秘诀"。

一、脑子要用

用进废退是一切生物进化的法则。人到 40 岁脑细胞就开始老化。为了防止或延缓大脑衰老，就要经常动脑子。他每天读书、看报，其中医学、文学、政治、人物传记等是李老喜欢的内容。他还常常给大家讲故事、讲笑话，逗大家乐。这样做可以促进大脑的新陈代谢。但李老不喜欢看电视，认为有的电视没有深度，容易使人大脑迟钝。

二、身子要动

李老 13 岁参加红军，什么困难都经历过。他自己洗衣服，打扫卫生，自己种菜，能动就多动。但这个动，要持之以恒，不要"三天打鱼两天晒网"，每天户外活动，是他健身的硬指标。遇到下雨刮风，他便在家爬爬楼梯。总之，要经常活动，不要上午动，下午不动，那样达不到健身的目的。

三、心胸要宽

生气会伤害身体，这是人人皆知的事。但看到报纸上刊登的一些腐败现象，非常气愤。再者，年轻人的想法与生活方式也与我们这一代人不一样。怎么办？对于这些事不要老放在心上。有的事情不去想、不去看，眼不见为净。最好每天大笑 3 次，以发泄发泄郁闷。郁闷化解了，欢乐自然会陪伴自己。

四、饮食要控

李老认为，没有营养不行，营养过剩也不行。老年人不要嘴馋，要不偏食、不贪食，还要不拒食。饮食要清淡，多吃蔬菜，少吃肉，晚饭要少，一碗粥即可。李老从不吃保健品，主要是吃蔬菜和五谷杂粮。

193. 7月12日

没心没肺口头禅　却是养生之真言

在2005年春节晚会上有一个小品，名叫"小崔说事"，里边有一句台词，说："没心没肺的人，睡觉质量都高。"笔者曾听到许多老年人说这句话，问："你的身体怎么这样好？"答："我是没心没肺的人。"还有的说："没心没肺，活到百岁。"就连84岁高龄的国医大师陆广莘，在别人问及养生经验时也说："我就是个没心没肺的人，什么事情都不往心里去。"

原来是一句贬义词，现在却变成了自我直白的谦虚话。"没心没肺"为什么有益于健康呢？

"没心没肺"其实是说不操什么心，年纪大了，名呀、利呀都不放在心上；一日三餐，粗茶淡饭，危害健康的东西不吃；准时睡子午觉，雷打不动；不去为儿孙们跑烦心的事，不把钱多钱少当成一回事；早上到公园里转一转，晚上再散散步，优哉游哉，这样的人自然会健康长寿。而那些求名求利的人，或者整天大吃大喝的人，或者抽烟喝酒，天天不离口；或者为了蝇头小利而整夜睡不着觉，疾病自然会找上身来。

"没心没肺"并非什么心事也没有，而是首先关注健康，自己的健康、家人的健康，或者朋友的健康都关心，也关心国家大事。要是坐下来谈谈自己的养生经验，这些人也是一套一套的，吃的什么、喝的什么，最近又学到什么养生方法等等，谈的也是有声有色，听起来也很有味道。再看他们的气色，确实是满面红光，精神矍铄，走起路来轻轻松松的。真正采访他们，问及养生经验，"没心没肺"则是他们的总结语。

"没心没肺"属于心理养生范畴，前人就曾有过这方面的提法。《素问·上古天真论》说："恬淡虚无，真气从之，精神内守，病安从来？"唐代孙思邈说："心诚意正思虑除，顺理修身去烦恼。"更为大家所熟悉的是清代郑板桥的"难得糊涂"四个字。实际是大事不糊涂，生活小事可以糊涂一点，不要什么事情都斤斤计较，这才是心理养生的正确态度。

但是"没心没肺"也不是万能钥匙，有的老年人不大在乎小伤小病，有点儿头痛脑热的也不把它放在心上，岂不知有的小伤小病可能是危重疾病的先兆。因此，身体有了不适，还是要到医生那里把脉看病，做到"未病先防""防患于未然"，千万不要自己做主去买药吃，更不可相信电线杆上的广告，以免贻误病情，危及生命。

194. 7月13日

三十五岁始衰老　预防措施要做到

人何时开始衰老？答曰：三十五岁。《素问·上古天真论》对此有一段精辟论述。

"女子七岁，肾气盛，齿更发长。二七而天癸至，任脉通，太冲脉盛，月事以时下，故有子。三七，肾气平均，故真牙生而长极。四七，筋骨坚，发长极，身体盛壮。五七，阳明脉衰，面始焦，发始堕。六七，三阳脉衰于上，面皆焦，发始白。七七，任脉虚，太冲脉衰少，天癸竭，地道不通，故形坏而无子也。"

"丈夫八岁，肾气实，发长齿更。二八，肾气盛，天癸至，精气溢泻，阴阳和，故能有子。三八，肾气平均，筋骨劲强，故真牙生而长极。四八，筋骨隆盛，肌肉满壮。五八，肾气衰，发堕齿槁。六八，阳气衰竭于上，面焦，发鬓颁白。七八，肝气衰，筋不能动，天癸竭，精少，肾脏衰，形体皆极。八八，则齿发去……身体重，行步不正，而无子耳。"

从两段经文可以看出，女子衰老从 35 岁开始，面部阳明经脉开始呈现出衰老状，头发开始脱落。到了 42 岁，行于头部的手足三阳经脉都衰退了，面部枯槁，头发出现花白。到了 49 岁，主管生育的任脉、冲脉已经衰弱，肾中的阴精也枯竭了，月经断绝，不能再生育了。

男子衰老从 40 岁开始，肾气衰弱，头发脱落，牙齿干枯。48 岁时，人体上部的阳气开始衰竭，面色憔悴，发鬓变白。到了 56 岁，肝气衰竭，肝经所主的筋脉也活动不利了，肾中的阴精已经枯竭，精气少，肾脏的阴精阳气明显不足，形体感到非常疲惫。到了 64 岁，头发、牙齿大都脱落，走路不大稳当了，丧失生育能力了。

这两段关于人体生长、发育、衰老的描述，与当今人体的状况基本相似。研究认为，人到了 35 岁便步入中年时期。人体各个部位的结构和功能都从最佳状态开始慢慢走下坡路了。每分钟跳动 70 次的心脏已经伴随你跳动几十年了，它也感到累了，血管硬化了，弹性减低了，从动脉排出的血量也减少了。

是否可以延缓衰老呢？答案是可以的。过去的说法是"防止衰老"显然是不科学的。衰老是不可防止的，只能是延缓。怎样延缓衰老，这是非常复杂的课题，是全世界科学家都在探讨的生命大课题。其实我国医学家在两千多年前就注意到这个问题。《素问·上古天真论》所说的"法于阴阳，和于术数，食饮有节，起居有常，不妄作劳"乃是延缓衰老的最佳措施。就是要"不治已病治未病，不治已乱治未乱"，而"治未病"的原则是"顺其自然，防微杜渐"。随着人们健康意识的增强、"治未病"理念的提高与措施的改善，耄耋、百岁的人会越来越多。到那时，《素问·上古天真论》的内容就要改写了。

195. 7月14日

冬病夏治自古传 过敏虚寒疾病验

何为"冬病夏治"，就是对冬季易发的疾病，于夏季三伏天进行预防性的针灸、贴敷、食疗等，以防止或减轻冬季疾病的发生和加重，这些统称为"冬病夏治"。

一、"冬病夏治"的沿革

"冬病夏治"可以追溯到古代的发泡灸。当时人们用黄豆大小的艾炷直接放到穴位上，用线香点燃，使局部烫伤后出现水疱、结痂，以达到治疗与保健的目的。典型的发泡灸是灸足三里。"要想身体安，三里常不干"说的就是这种灸法。到了清初，医学家张璐在他的《张氏医通》一书中系统地介绍了这种灸法，至今"冬病夏治"的贴敷灸法仍然是依据《张氏医通》而来的。为了使大家更好地理解这种灸法，特将这段文字引征如下。

二、"冬病夏治"的原理

三伏天气温较高，人体经脉气血运行旺盛，毛孔张开，易于药物的吸收。此时敷予辛温、芳香、通经、肃肺、温阳、活血等药物，可以达到温煦阳气、通调肺气、驱除寒气、畅达经气、提高抗病能力的目的。

三、"冬病夏治"适于哪些体质与疾病

从体质上说，阳虚体质、痰湿体质、风寒体质等，适于"冬病夏治"法。从疾病上说，一类是过敏性疾病，如支气管炎、支气管哮喘、过敏性鼻炎等；一类是虚寒性疾病，如风湿性关节炎、类风湿性关节炎、肩周炎、虚寒胃痛等。

四、怎样贴敷"冬病夏治"膏

选择在三伏天为宜。如果头伏天是7月14日，中伏天就是7月24日（中伏20天），末伏天就是8月13日。从头伏到末伏共计40天，10天贴1次，4次为1个疗程。连续贴3年。

五、"冬病夏治"有哪些反应

药膏贴敷后，局部会发热、发痒，这属于正常反应，不必处理。有的贴了两个小时后局部起疱，这多发生在儿童。这时要轻轻去掉药膏，如果疱小，涂些碘酒，避免感染。如果疱大，要到医院用消毒针管将疱内液体抽出。一般1周后起疱处就会结痂、脱落。据观察，起疱疗效更好，因为药物渗透吸收好。有的人贴敷后，脚心出现红疹，甚至起疱，这是经络反应，一般三五天会消退。

六、"冬病夏治"注意哪些事项

治疗期间，要忌食生冷、海鲜、辛辣刺激性食物。另外，贴敷6~10个小时内不能洗澡，不要在空调房内停留时间过长。对胶布与贴敷药物过敏者，以及孕妇，不宜用此法。

196. 7 月 15 日

不同米有不同功　补益脏腑并美容

一、粳米

粳米就是常吃的大米。具有补中气、健脾胃、养阴生津、除烦止渴、固肠止泻等作用。粳米粥能补益精髓，保护胃肠，恢复元气，适于老人、小儿、产妇、病人食用。

二、糯米

糯米就是俗称的江米。其味香甜而黏滑，具有补中益气、健脾养胃的功效，适于脾虚、肺弱的多汗，神经衰弱，肺结核，血虚头晕等。其极易消化吸收，可补养胃气。

三、糙米

糙米就是将带壳的稻谷在碾磨过程中，除去粗糠外壳而保留胚芽和内皮的"浅黄米"。糙米所含蛋白质、脂肪、维生素都比精米高。糙米有助于胃肠蠕动，对便秘、痔疮、高脂血症都有裨益，且可减少心脏病、中风病的发病率。

四、小米

小米具有温中健脾、益气和胃、补肾生精的作用。其蛋白质优于小麦、玉米和水稻，所含有的脂肪是大米的7.8倍，维生素E是大米的4.8倍。小米营养丰富，容易吸收，被营养专家称为"保健米"。

五、黑米

黑米是稻米的一种，为稻米中之佳品。黑米在古代是专供皇宫内廷的"贡米"。黑米具有健脾开胃、补肝明目、滋阴补肾、养精固涩的功效。经常食用黑米，能明显提高人体血色素和血红蛋白的含量，有利于心脑血管的保健。

六、薏米

薏米即薏苡仁、薏仁。薏米富含蛋白质、麸皮质、磷脂、碳水化合物，它的滋养作用远比白米为上。中医学认为，薏米可以除"痿证"，即湿热所致的下肢痿弱无力，也包括湿热下注引起的尿路感染、阳痿、勃起不坚等。

七、玉米

玉米主要生产在北方，有黄玉米、白玉米两种。玉米主要成分是蛋白质、脂肪、维生素E、钾、锰、镁、铁、磷、锌、硒、烟酸及丰富的胡萝卜素和矿物元素等，具有益肺宁心、健脾开胃、降低胆固醇、预防癌症、平肝利胆、清热利尿、止血降压等功效。玉米还含有健脑的谷氨酸和加快肠蠕动的纤维素，能够有效防治高血压、冠心病及脂肪肝等。

197、 7月16日

抗衰防老维生素　微量元素纤维素

在抗衰防老的营养素中，维生素、微量元素等是不可或缺的营养元素。

（1）β胡萝卜素　主要来源于黄色的水果等，如胡萝卜、山药、黄色南瓜、菠菜、杏、苜蓿、大麦等。研究认为，β胡萝卜素能预防心血管病和中风，其中预防白内障形成的作用最为突出。

（2）维生素 B_{12} 　主要来源于动物肝、肾，蛋类、奶类含量较少，谷类亦含之。维生素 B_{12} 能使红细胞数和血红蛋白量增高，改善老年人的神经症状，又可治疗恶性贫血。

（3）维生素 C　主要来源于杧果、猕猴桃、柚子、甜瓜、草莓、甜红椒、白薯、橘子等，能预防心脏病、肺癌、子宫颈癌、胰腺癌、食道癌、结肠癌等。

（4）维生素 D　来源于添加了维生素 D 的低脂或脱脂奶制品以及富含脂肪的鱼类，如沙丁鱼、青花鱼、鲑鱼等，可以有效地预防中老年人的骨质疏松症。

（5）维生素 E　在菜籽油、全谷类、红薯、糙米、坚果、小麦胚芽和其他食物里都含有维生素 E。主要功效为预防心脏病，延缓衰老。

（6）维生素 K　来源于绿叶蔬菜、紫花苜蓿、蛋黄、红花油、黄豆油，大型海藻和鱼肝油里也含有维生素 K。维生素 K 可以预防骨质疏松，降低骨折的风险。

（7）叶酸　来源于豆类、菠菜、甘蓝类蔬菜以及柠檬类水果。主要功效为预防心脏病，还有抗癌作用。国内外很多实验证明，叶酸摄取量的高低严重影响中老年人患直肠癌与女性子宫癌的概率。

（8）钙　来源于酸奶、牛奶、甘蓝菜、豆腐、沙丁鱼，以及钙强化食品如果汁、面包等。可以预防骨质疏松，预防高血压的发生。

（9）钾　蔬菜、水果、奶制品里都含有钾。钾能降低血压，含钾的食物主要来源于香蕉、橘子、美国甜瓜、干杏、南瓜等。

（10）镁　主要来源于含叶绿素多的有色蔬菜。此外，小米、小麦、大麦、燕麦、豆类、坚果类、肉类、海产品等也是镁的良好来源。镁能预防心脏病，还有改善葡萄糖转换成能量的作用。

（11）锌　含锌最高的食物是海产品，如贝壳类，尤以牡蛎最高。瘦肉中含锌也较丰富。锌可增强老年人的抵抗力，并有预防感冒的功效。

（12）纤维素　纤维素主要来源于苹果、燕麦麸、花椰菜、胡萝卜等各种蔬菜、水果。纤维素能预防癌症，降低血中胆固醇含量，预防胃肠病。

198. 7月17日

延年益寿有秘诀 有氧运动不可缺

有氧运动是指人体在氧气充分供应的情况下进行的体育锻炼。也就是说，在运动中人体吸入的氧气与需求相等，达到生理上的平衡状态，如步行、慢跑、滑冰、骑自行车、打太极拳、做气功、跳健身舞、做韵律操等。无氧运动是指在肌肉"缺氧"状态下进行的高速剧烈运动，如举重、短跑、投掷、跳高、跳远、拔河等。

有氧运动不但能提高心脏与肺功能，而且能使更多的血液循环到脑部，有保护脑神经的功效。

有氧运动的标准是什么？一个人在不活动的情况下，心率是每分钟60～80次，心脏的最高心率是220减去年龄。有氧运动的心率应当是一个人最高心率的60%～80%，并且能坚持到20分钟以上。举例说，一个人的年龄是60岁，其最高心率是220减去60，为1分钟160次。其有氧运动的心率应当是160次的60%～80%，即1分钟96～128次。如果是不经常运动的人，最初的运动心率应不超过最高心率的70%，然后慢慢提高。有心脑血管疾病的人，更应酌减，在医师指导下进行有氧运动的心率评估。

有氧运动并不一定要一次完成，可分多次进行。例如1次做30分钟的运动量与分成3次，每次10分钟的作用是相同的。

但凡事总是过犹不及。过度的运动也有害处。剧烈运动会产生许多氧自由基，引起脂质过氧化作用，破坏身体的组织，并伤害到基因。

如果有下列症状，就表示你有过度运动现象：①情绪不稳定。②无法轻松平静。③运动后的次日肌肉酸痛。④体重下降。⑤长期感冒。⑥体力大减。⑦失眠等。

据科学家研究，人的长寿有三大因素，即基因组合（体质）、吃七成饱和适当运动。每个人的基因组合不同，所以同样的饮食与运动，不同的人有不同的效果。研究证实，一个人每天能做30分钟的简单运动就会对身体有益。俗话说："活动活动，要活就要动。"难道不是这样吗！

199. 7 月 18 日

补脾固肾壮腰膝 请服良药还少丹

明代崇祯年间，有一位年逾六旬的刘员外，因无子嗣，新娶一妾，年方二十，原想生子续宗，谁知不足三个月，刘员外便卧病不起，先见心悸疲倦，耳鸣健忘，小便白浊；尔后，不思饮食，口吐清水，形体渐渐赢瘦。多方求医无效，眼见奄奄一息，家人便抬他到万寿宫求神。万寿宫见状，便给他服用一种名叫"还少丹"的药丸。刘员外服后，饮食增加，精神振奋，好像换了一个人似的。

这件事恰好被年轻医生喻嘉言看到，于是他向道长请教："何为还少丹？""山药、苁蓉、山萸肉、茯苓、五味子……"道长一口气说了十多种药物的名称，全是温肾暖脾的药。道长见喻嘉言聪明好学，便认真地告诉他："饮食男女，人之大欲。食欲、性欲是人的正常欲望，但是如果不加注意，不防微杜渐，便可造成脾肾阳虚，用补益脾肾的药物，可以使老年人返老还童，所以叫'还少丹'。"对此，喻嘉言听了颇感兴趣，还用还少丹治好了不少病人。

还少丹自问世以来，受到医学家的青睐。许多医学著作都记载有这首方子，如《洪氏集验方》《卫生保鉴》《外台秘要》《汤头歌诀续集》等。所以能受到诸多医家的重视，这与它的功效是分不开的。清代陈修园谈及还少丹时说："温药如冬日可爱，故时医每奉为枕秘"。分析这 14 味药物的功效，方以山药、枸杞子、熟地为君药，培补肾阴，生血益精，山药又能补气健脾，具有培补后天以养先天的作用；巴戟、牛膝、苁蓉、杜仲，其性味甘温或平，具有温肾壮阳之功，同君药相合，阴阳并补；山萸肉、楮实子、五味子，亦为补肾填精、壮腰强骨之佳品，以上共为臣药；远志、菖蒲益智健脑，茯苓健脾益气，共为佐使药。全方以滋阴补肾，填精温阳为主要功能，又有健脾安神的作用，故被推崇为脾肾双补之良剂。适宜于中老年人未老先衰，脾肾两虚但火未太旺的病人。症见面少神采，腰膝酸软，饮食无味，精神不振，目暗耳鸣，健忘怔忡，或中年阳痿、遗精、早泄等。

《杨氏家传方》谓此药无毒，平补性温，久服牢齿，身轻目明难老，百病俱无，永无疾病，行步轻健。

除山药、牛膝各一两半，山萸肉、远志、茯苓、五味子、巴戟天、肉苁蓉、石菖蒲、楮实子、茴香、杜仲各一两，枸杞、熟地各半两。

上药 14 味，捣末，蜜丸，如梧子大。每服 30 丸，温酒或盐汤下，日 3 服。

200. 7 月 19 日

百年陈皮胜黄金　新会陈皮甲天下

不知从何时起，民间就有谚语云："广东有三宝，陈皮老姜禾秆草"，而且把陈皮列为"三宝"之首。

新会陈皮是指广东新会所出产的陈皮。新会陈皮出自新会柑，新会柑又称新会大红柑，具有 700 多年的种植历史。新会柑全身都是宝，其橘络、橘核均可入药。新会陈皮不但有健脾和胃、止咳化痰、理气平喘的作用，而且还有解酒醒神、疏肝利胆、散结化痛等功效。陈皮以陈年者为贵，放之越久，功效越好。民间常将陈皮悬挂于厨房围顶或屋檐前通风透气处，贮藏一般经数月或 1 年以上才可使用，储藏百年以上者，为稀世珍品。在江门市一间百年陈皮老店里，最久远的新会陈皮也只有 60 年，但价格每两为人民币 1.8 万元，比黄金还要贵。新会陈皮之所以有这样大的魅力，与它的药用价值和保健价值有关。从明代李时珍的《本草纲目》到现今的《中药大辞典》，对此都有明确的描述。清代大医蔡天仁所开的二陈汤，特别注明要用新会陈皮。慈禧太后更指定新会陈皮为贡品，因此有"千年人参，百年陈皮"之美誉。

以陈皮为主药的有川贝陈皮、蛇胆陈皮、甘草陈皮、陈皮膏、陈皮末等。陈皮含有丰富的维生素 C，在中药方中，它还有调和诸药、开胃进食的作用。它的理气解郁功效非同一般，妇女多有肝胃气郁之疾，常有欲呕不能、欲嗳不畅、欲言难出、胸中憋闷之苦，陈皮正是治疗此类疾患的良药。苏州有一座玄妙观，那里特别设立了一个"肝胃二气菩萨殿"，不少患肝胃气郁的妇女到那里顶礼烧香，希望能借此解除肝胃之郁。殊不知，新会陈皮要比烧香叩头灵验得多。

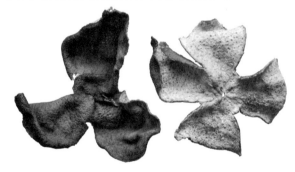

陈皮

201、 7 月 20 日

青年遗精颇正常 血精之说亦荒唐

小张是一个 24 岁的未婚青年，近 1 个月遗精四五次，他有点儿心慌了。听人说"一滴精，十滴血"，这还了得！于是慌忙来门诊询问："有什么办法不让遗精吗？"我说："没有。但你不要害怕，这是正常现象。"

"一滴精，十滴血"，这是古代人对遗精的误解。根据科学测定，精液中精子只占 5% 以下，主要成分是水，有 60% 左右的精囊液，30% 左右的前列腺液，还有少量的果糖、脂肪、酶类和无机盐、微量元素等。这些东西确实含有营养成分，但对人体而言，每次排出 2 ~ 5 毫升的精液，很快就会在自身中得到补充。有的青年在性冲动时，所排出的仅是尿道球腺分泌物；在无性冲动时排出的是前列腺液，而不是真正的精液。

古人所说的肾精，并非单指精液。中医学有"肾藏精"之说，这里指的是广义的"精"，它包括生命活动所需要的营养物质以及生殖之精，即精液。精液为营养物质所化，即气血所转化。排出的精液越多，气血自然会亏损。但青年人每周遗精 1 次属于正常生理现象。若有手淫习惯，每周排出精液 3 ~ 5 次或更多，第 2 天精神困倦，体力不支，那就是真正的"肾亏"了。

另外，还要说明的是，成年人体内有 4000 ~ 5000 毫升的血液，而 1 次排出的精液只有 2 ~ 5 毫升。因此，从量而言，一滴精很难与多少滴血相比。"一滴精，十滴血"是对精液与血液的关系不了解。男女之间，新婚之夜，合而成形，这么少的精液就可以传宗接代，这种"精"不是很珍贵嘛！由此而产生的认识不足为奇，但用科学的眼光去看，则有点偏颇。

还有的年轻人在排尿时会流出一些白色液体，认为是"肾亏遗精"，其实这是正常的生理现象。在男性尿道周围有一些附属腺体，如尿道球腺、前列腺等，这些腺体能分泌较清亮的碱性液体，具有湿润、清洁尿道的功能，与精液的成分大不相同。当男性阴茎勃起时，这些微量的附属腺体的分泌物会挤出尿道口，所以尿道口会湿湿的。这不是精关不固，无须过多焦虑。

202、7月21日

救荒本草有名篇　朱橚记录绞股蓝

绞股蓝是一种应用非常广泛的中草药，民间别名甚多，仅《中药大辞典》就记述有七叶胆、五叶参、甘茶蔓、遍地生根、公罗锅底等。药用部分为绞股蓝的根茎或全草。多生长在山涧阴湿处，我国黄河流域以南地区多有生长。

绞股蓝，味苦酸，性偏寒。其主要功效为养心健脾，益气和血，清热解毒，祛痰化瘀。民间有"北有长白参，南有绞股蓝"之说，将绞股蓝与人参的功效相提并论，可见绞股蓝的作用绝非一般。

绞股蓝最早见于明代朱橚的《救荒本草》。

朱橚，朱元璋第五子，封为周定王，死于洪熙元年（1425 年），著有《救荒本草》《普济方》等。朱橚好学，能辞善赋。当时国土夷旷，庶草繁芜，朱橚考察救饥馑的野生植物 414 种，分草、木、米谷、果、菜 5 种，并逐一绘图说明，证其花、实、根、干、皮、叶之可食者，以备荒年救饥食用，故取名《救荒本草》（书刊于1404 年）。此书在一定程度上丰富了本草学的内容，在食疗和营养学方面有着相当贡献。

绞股蓝的主要作用如下：

1. 降低血脂，抗动脉粥样硬化。绞股蓝总苷片对形成动脉粥样硬化的各个步骤均有对抗作用，其具体作用为：①保护血管内皮细胞膜不受破坏。②降低血脂，即非常显著地降低血中低密度脂蛋白、胆固醇、甘油三酯，同时有显著升高抗动脉硬化物质——高密度脂蛋白作用（即"三降一升"作用）。③抗血小板聚集及释放，延缓和防止动脉粥样硬化斑块发展。

2. 抗血栓形成。

3. 增强心肌收缩力，保护心肌缺血细胞，缩小心肌梗死范围。

4. 双向调节血压。可降低血压，亦可升高血压，调节血压适应机体需要。

5. 显著对抗糖皮质激素物质的副作用，增强糖皮质激素药物的疗效。

6. 增强人体免疫力。

7. 抑制肿瘤细胞。

8. 延缓衰老。

绞股蓝含有超氧化物歧化酶（SOD），可延长小鼠游泳时间和爬杆时间，增强小鼠耐缺氧能力，保护肝脏促进 DNA 合成能力。

近年绞股蓝有许多制剂问世，如绞股蓝茶、绞股蓝皂苷片、绞股蓝口服液等，还有人用绞股蓝与三七、全蝎等药配伍，治疗慢性头痛，疗效较好。

203． 7 月 22 日

大暑本是高温天　阴暑阳暑细分辨

大暑是二十四节气中第十二个节气。

大暑是一年中最热的节气，经常出现40℃以上的高温天气，比小暑还要热，所以称为大暑。这个节气雨水也多，谚语说："小暑大暑，淹死老鼠。"所以这个节气防汛防涝是非常重要的。

随着大暑的到来，夏季特有的时令病——中暑就多了起来。中医学将中暑分为阴暑与阳暑，"动而得之为阳暑，静而得之为阴暑"。只有分清阴暑与阳暑，才能对症下药，做到有的放矢。

"动而得之为阳暑"，是指在烈日下劳作，或长途行走，或在高温、通风不良、湿度较高的环境下生活或工作所受之暑热为"阳暑"。它的特点是大热、大渴、大汗、头痛、烦躁、气喘，舌苔黄干，脉象洪数，呈现脱水现象。中医的白虎汤（生石膏、知母、粳米、甘草）具有清热消暑的作用，是首先要选用的方药。

"静而得之为阴暑"，是指在贪饮纳凉中，或在静卧状态下所受之暑热为"阴暑"。它的特点是恶寒发热、头痛无汗、肢体酸困、神疲乏力，舌苔薄黄，脉象弦细。阴暑应温散解暑，用新加香薷饮（香薷、白扁豆花、厚朴、金银花、连翘），清热解暑，滋阴润肺。如果呕吐、腹痛明显者，可用藿香正气散（水、胶囊、口服液）。

预防中暑的办法有许多，依据医学家与百姓的经验，可选用以下方法以利于大暑的养生。

一是多喝粥。米粥或面粥，既补气又养阴，且不易生湿。著名医学家李时珍说："每晨起食粥一大碗，空腹胃虚，谷气便作，所补不细，又极柔腻，与肠胃相得，最为饮食之良也。"粥对于老人、儿童、脾胃功能虚弱者，尤为适宜。炎夏酷暑，应多选用绿豆粥、荷叶粥、竹叶粥、芦根粥等，这些粥可以清热解暑，生津止渴。

二是饮食清淡。炎暑之季，多吃清淡、甘寒之品，如西瓜、冬瓜、番木瓜、白兰瓜；取淡竹叶、酸梅、白菊花，加冰糖煎水代茶饮，有清热解暑、利湿排毒的功效。

三是食疗简易方。如清拌茄子、绿豆丝瓜汤、菊花竹叶茶、苦瓜粳米粥、藿香决明子茶、菠菜银耳汤等。

四是多饮水。以喝淡盐水为宜，即在500毫升温水中加1克盐，适时饮用。长期喝纯净水会带走体内的微量元素，导致人体免疫能力下降。合理饮水应每次100～150毫升，两次间隔半小时，徐徐饮用，不可鲸吸牛饮样饮用。

204. 7月23日

素中有荤黑木耳　排毒养颜滋肺阴

《健康报》有一篇小文章，题目叫"洋葱、姜、蒜拌黑木耳胜过黄金搭档"。是呀！我国是生产、食用黑木耳的大国，放着经济实惠、方便有效的绿色食品不吃，而要去吃什么"黄金搭档"，岂不是舍大求小、舍近求远吗！

黑木耳在我国人工栽培已有一千多年历史，它既可以食用，又可以入药，而且是一种珍贵的药材。李时珍《本草纲目》记载：木耳"性味甘平，其有益气不饥、润肺补脑、轻身强志、和血养荣等功效"。经测定，黑木耳所含的营养成分有蛋白质、脂肪、碳水化合物、钙、胡萝卜素、维生素 B_1、维生素 B_2、磷脂、胆固醇等。其中铁的含量比较丰富，比芹菜、猪肝都高，被营养学家盛赞为"素中之荤"。黑木耳还有一种特殊功效，所含的植物胶质体是一种天然滋补剂。胶质体有较强的吸附力，它能吸附停留在人体消化道和呼吸道的杂质，使其排出体外。因而它是从事矿山、冶金、化工、毛纺、锯木、粉尘、理发、养路、教学等职业者不可缺少的保健品。

黑木耳具有清肺、祛痰、补血、活血、止痛、抗凝等作用，是高血压、冠心病、脑血栓、癌症、久病体弱、肢体麻木、腰腿酸软等病人理想的康复保健食物，也是出血性疾病的必用食物，如痔疮出血、痢疾便血、小便淋血、妇女崩漏、月经过多以及眼底出血、肺结核咳嗽咯血等；黑木耳还有化解结石的作用，特别是对胆结石、肾结石、膀胱结石等内源性异物有比较显著的化解功能。经常食用黑木耳，可以延缓动脉硬化的程度，软化血管和降压，还可以预防老年人的贫血，从而延缓生命周期。

最简单的食用方法是取黑木耳30克，红枣30枚，煮熟后加红糖服用，用于贫血。或取黑木耳若干，用清水洗净，浸泡一夜，在蒸笼上蒸1~2小时，加冰糖，睡前服用，可以防治高血压。或黑木耳、银耳、香菇各6克、猪脑2个、鹌鹑蛋3个、首乌汁3茶匙，猪脑洗净去筋，蒸熟切粒状，黑木耳、香菇切丝，银耳撕小片，共入锅内加水煮熟，放入去壳熟鹌鹑蛋、首乌汁，调味勾芡即成。每日一盅，有补脑强心、宁心安神、通筋活络的作用。

205. 7月24日

荷莲全身都是宝　凉血解热除烦恼

农历六月二十四是荷花日。相传很久以前的一天，有一位善良、坚贞、面色白嫩的姑娘从湖水清波中拔出身来，腼腆地窥视着人间，不一会儿，就变成了一朵洁白的荷花。从此，荷花就来到了人间。人们为了纪念她，就把农历六月二十四定为荷花的生日。

荷莲乃指睡莲科植物莲的全部，包括荷叶、荷梗、荷蒂、荷花、莲子、莲子心、莲房、莲须、藕节、莲藕，其入药功效各有不同。

荷叶　性平，味苦涩，功能清暑利湿，升阳止血。主要用于暑湿证或脾虚泄泻等症。

荷梗　指荷叶的柄和荷花的柄，性平而苦，功能宽胸理气，和胃安胎。主要用于因外感暑湿所致的胸闷不畅及胎动不安等。

荷蒂　指荷叶的基部连同叶柄周围的部分叶片，性平味苦，功能清暑祛湿、和血安胎。主治血痢、胎漏、伤暑等。

荷花　味甘性温，功能活血止血、祛湿消风。主治跌坠积血、暑热烦温、咯血。

莲子　甘涩而平，长于固涩止带，补脾止泻，养心安神。主要用于遗精滑泄、脾虚白带与泄泻、心悸失眠等。

莲子心　味苦性寒，清心安神、涩精止血是其主要功能。用于神昏谵语、遗精失眠、血热吐血等。

莲房　为莲的成熟花托，苦涩而温，功能止血化瘀。用于崩漏、尿血、痔疮出血，以及产后恶露不尽等。

莲须　为莲花中雄蕊，功能固肾涩精。主治遗精、滑精、带下、尿频等。

藕节　味甘涩性平，专于收涩止血，兼能化瘀。可用于治疗各种内出血证。

莲藕　性寒味甘，生可清热、凉血、散瘀；熟可健脾开胃、生肌止泻。常用于上焦痰热、下焦热淋以及脾虚泄泻等。

荷花在历代文人墨客中也受到高度赞赏。大诗人屈原曾自谓："制芰荷以为衣兮，集芙蓉而为裳。"唐代大诗人李白有"清水出芙蓉，天然去雕饰"的佳句。宋代诗人杨万里咏赞谓："毕竟西湖六月中，月光不与四时同；接天莲叶无穷碧，映日荷花别样红"。宋代理学家周敦颐在《爱莲说》中称赞荷花："出淤泥而不染，濯清涟而不妖，中通外直，不蔓不枝，香远溢清，亭亭净植。"这是对荷花品格最生动而直率的描述。

206. 7 月 25 日

养颜润肤调肝脾　取来五白配伍齐

《黄帝内经》说道，女子到了 35 岁就会变得衰老，面容变得憔悴，头发开始脱落，这是由于"阳明脉衰"的缘故。"阳明脉衰"就是胃与大肠的功能开始衰退了，消化功能的减弱，使得面部气色发生变化，面色萎黄，皱纹爬上了眼角。是否可以改变这种状况呢？可以的。那就是疏肝调气，健脾和胃。肝藏血，脾胃生化气血，肝脾（胃）调好了，气色自然会有好转。

古人对此给我们留下了宝贵经验，就是"三白汤""四白汤""五白汤"。三白汤即白芍、白术、白茯苓；四白汤即三白汤加怀山药；五白汤即三白汤加怀山药、薏苡仁。白芍是养肝的要品，肝阴充足了，血脉才能流畅，肝气才能得到收敛，不至克伐脾胃。白术是健脾要药，它能促进消化，排出消化道的湿毒，使得气血正常到达面部。白茯苓是健脾渗湿的主要药物，慈禧将它作为养颜美容的第一要品，它还能帮助安神宁心。这三种药物合在一起，具有健脾养肝、促进消化、祛湿安神的作用。每味药用 10～15 克即可，水煎两次后，混合在一起，分 3 次饮用。

若是大便稀薄，舌质淡而有水分，这是脾湿过盛所致，可在三白汤中加入怀山药一味 15～30 克，增强健脾整肠的功能。山药降脂是可靠的，山药含有的多糖蛋白成分的黏液质、消化酶、维生素、微量元素，有效阻止血脂在血管壁的沉积，预防高血脂，心血管疾病。山药能使加速有机体衰老的酶的活性显著降低，有利于皮肤的润泽，延缓衰老。若再加入薏苡仁，就是五白汤了。薏苡仁药食两用，它的特点有两个：一是将湿毒通过利尿作用排出体外；另一个特点是对粉刺、老年斑、妊娠斑、蝴蝶斑、痤疮、扁平疣、皮肤粗糙等都有良好效果。它的用量在 15～30 克。若将薏苡仁煮成粥食用，早、晚各食 1 小碗，长期食用，可以使皮肤变得光滑细腻，白净而有光泽。

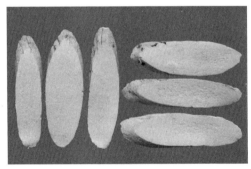

怀山药

207、7 月 26 日

一念之差酿悲剧　自我保护是前提

兄弟二人都患有高血压病，一个在机关工作，一个在学校教学，却因为对疾病重视的程度不同，而导致两种结果。

在机关工作的是老大（51 岁）。这一天，老大突然感到右半身麻木，头痛剧烈，他考虑可能是血压又升了，是自己在电脑前坐的时间长了，休息一会就会好的，遂躺在沙发上呼呼睡了起来。到了中午下班，还不见老大醒来，科室的同志将他叫醒，扶起一看，老大的嘴眼已经喝斜了，口角流涎，右半身也不能活动了，连说话的声音都听不清了。大家赶忙叫了 120 救护车。到医院一检查，是脑出血。抢救了 3 天，命也没有保住。医生说：来得太晚了，早一点还有希望。

一个多月后，在学校工作的老二（48 岁）正在给学生讲课，突然感到头晕眼花，说话也没力气，遂坐在椅子上，将随身带的心痛定放在舌下 2 片，几分钟后略有缓解，但头脑仍晕晕乎乎的，头上微微汗出。他感到不如以前发作时服药见效快，赶忙叫学生呼叫 120 救护车。到医院做了几项检查，结果是慢性脑出血。因抢救及时，住院治疗一个多月，基本康复出院，没有落下什么后遗症。

兄弟二人都有高血压病史，一个发生脑出血，自认为还是老毛病，休息一会儿就会好的，结果到医院迟了一步，命丢了；另一个自我保护意识比较强，用药早，及时叫来救护车，抢救到位，所以恢复快，也没落下后遗症。

以上情况并非一例，俗话说："病来如山倒，病去如抽丝。"脑血管发病一般都比较紧急，治疗上来不得半点迟疑。老大的自我保护意识较差，病发作了，还以老眼光来对待，结果延误了最佳抢救时间，刚过"知天命"之年就撒手而去了。老二自我保护意识强，用药及时，给抢救赢得了时间，使得危急病转危为安。这就是"一念之差"对待疾病所引起的不同后果。

南宋诗人陆游有诗云："萧条白发卧蓬庐，虚读人间万卷书。遇事始知闻道晚，抱疴方悔养生疏。""疴"就是病的意思。最后一句诗是说，生病时才悔恨懂的医学知识太少，疏于养生。这是诗人的自省诗，也是对他人的忠告。

《黄帝内经》提出了"治未病"理论，就是现代所说的"预防医学"。提倡人们平时注意预防，努力做到"不得病，少得病，晚得病"。书中形象地说，人患病之后才去治疗，就好像口渴了才去打井，临到打仗才去铸造兵器，那就太晚了。

208. 7 月 27 日

天赐圣物明天麻 三抗三镇又降压

天麻,别名赤箭、明天麻、定风草、神草等。它是一种奇特的植物,没有根和绿叶,无法进行光合作用,而是靠同化侵入体内的真菌(蜜环菌)获得营养。天麻将蜜环菌消化吸收为自己需要的养分,最终靠蜜环菌提供的养料而发育长大,其根与叶都退化为膜质鳞片,全株只剩下生有穗状花序的地上花茎和肥大的地下块茎。春季出苗后采挖的叫春麻,冬季采挖的叫冬麻,以冬麻质量为优。

古人认为,天麻是上天神仙赐予人间的神草,靠天生长,不能种植。随着科学的发展,野生天麻变为人工种植天麻已成现实。野生天麻主产于四川、贵州、陕西等地,河北、江西、湖北、东北等地则有人工栽培。

天麻,味甘,性平,入肝经。功能平肝潜阳,息风止惊,通经活络。主治头痛眩晕、肢体麻木、癫痫抽风、中风偏瘫、小儿惊风等,其补虚的药力比较弱。

现代研究表明,天麻有抗癫痫、抗惊厥、抗风湿、镇静、镇惊、镇痛等作用。有人用"三抗""三镇"予以概括。另外,天麻还有降压、抗缺氧缺血、减慢心率及改善学习记忆的作用。天麻多糖还可增强机体免疫功能,这与古人对天麻"久服益气力,轻身,增年"的叙述是一致的。

经研究,天麻用于治疗各种眩晕、神经衰弱、失眠、耳鸣、四肢麻木等,特别是因椎 – 基底动脉供血不足所引起的眩晕等症效果显著;还可治疗高脂血症,可使血清胆固醇、甘油三酯等明显下降,同时收缩压或舒张压亦有不同程度的下降,头昏、头痛、胸闷等亦有好转。近年来临床发现,天麻治疗老年性痴呆的总有效率高达 80% 以上。

服用天麻应掌握正确的方法。有人用来炖鸡、炖鸭以补养身体是不正确的,这样天麻的主要有效成分遇热极易挥发,不论另煎或共煎,都会因受热而失去镇静与镇痛的作用。正确的服用方法是:先将天麻洗净,再用少量水润透,待软后,切成药片,晾干,研末吞服,也可研末入丸、散剂服用。

209. 7月28日

田间地头随处见　亦药亦食马齿苋

马齿苋是药食两用的中草药，进入夏秋季，田间地头，随处可见。它又名五行草、心不甘、晒不死、太阳草、长命草、酸味菜等。它的叶青、梗赤、花黄、根白、籽黑，象征木、火、土、金、水五行，故名五行草；拔起后久晒不死，故名长寿草；炎夏酷热，太阳烤得越热，它的花开得越盛，因此又名太阳草。

马齿苋，味酸而性寒，主要归脾、大肠经，兼入肝经。其清热解毒、凉血止痢的功效比较突出，民间常用它治疗脓血痢疾。它还可以治疗疮疡、结核、湿毒、带下、百日咳、丹毒、淋浊、甲沟炎等。古书记载，唐代武元衡相国在四川得了臁疮腿（下肢溃疡），焮热作痒，长期不愈，百医无效。回到京城后，一位官员献出一方，即将马齿苋捣烂敷于疮上，结果两三次便痊愈了。

马齿苋含有蛋白质、脂肪、糖类、多种维生素、矿物质等营养物质，是治疗细菌性痢疾、急性胃肠炎、腹泻的常用药，对多种化脓性皮肤病和外科感染，如乳痈、疖肿、丹毒、蜂窝组织炎、足癣感染等也均有较好的疗效。马齿苋对糖尿病和心血管疾病有较明显的防治作用，可增强心肌功能，预防血栓形成，降压、降血糖等。近年来，还用于银屑病、慢性萎缩型胃炎、胆道蛔虫、钩虫病、泌尿系感染、带状疱疹等。

一、预防痢疾方

鲜马齿苋茎叶500克，洗净切碎，加水1500毫升，煎取500毫升过滤。成人日服3次，每次70毫升，连服2~7天；儿童量：马齿苋30克，水煎2次，早、晚分服；或服用马齿苋粥。经数千例观察，在菌痢流行季节服用，发病率明显下降。

二、热痱方

鲜马齿苋100~200克，加水煎煮，取其药汁，待温后外洗，每日2~3次，每次10分钟，7日为1个疗程。

三、急性阑尾炎方

干马齿苋150克，蒲公英100克，加水适量，煎成300毫升，分上午、中午、下午各服1次。

四、足癣感染方

鲜马齿苋120克，洗净，晾干，捣成泥状，涂于无菌纱布上。患部洗净消毒，擦净分泌物，将药泥纱布置于其上。每日换药1次，一般3天见效，7天治愈。

210、 7 月 29 日

牢骚太盛防肠断 风物长宜放眼量

"牢骚太盛防肠断，风物长宜放眼量。"这是毛泽东《七律·和柳亚子先生》诗中的两句。

柳亚子先生（1887—1958 年），江苏吴江人，民主人士。长期从事民主爱国活动，曾任中央人民政府委员、全国人大常委会委员。1949 年 3 月携夫人从香港抵达北京。其对民主党派的某些矛盾感到无能为力，又因急于到香山碧云寺孙中山灵堂祭奠而苦无专车，颇有牢骚，遂于 28 日夜作诗向毛泽东吐诉，表示希望回家乡隐居。毛泽东委婉地劝他留在北京，并亲自到颐和园拜访柳亚子先生，共同回忆俩人早年在广州时的交往情景。

"牢骚太盛防肠断"是指柳亚子先生对自己的安排不满意而发牢骚。牢骚太盛了会使"肠断"的。这虽然是一种夸张，但不正常的情绪会导致疾病是客观存在的。后来在毛泽东的关心下，柳亚子的思想有了转变，不再闹情绪了。经过毛泽东的委婉劝导，柳亚子先生从东交民巷的六国饭店迁入颐和园居住。

"风物长宜放眼量"。"风物"本指自然风光与景物，此处泛指社会上的一切事物。要放开眼量去看待社会，不仅要看到现在，也要看到未来；不仅要看到自己，也要看到国家。这样才能从自我中解脱出来，由小我走向大我，走向光明的未来。

这两句是全诗的重点，毛泽东从政治家的角度劝柳亚子先生不应斤斤计较个人得失，不要因个人的利益而发牢骚，这不仅是劝诫柳亚子先生个人，其他人读来也颇感意味深远。诗的最后两句写道："莫道昆明池水浅，观鱼胜过富春江。"毛泽东采用比喻的手法，劝导柳亚子先生留在北京，要比回到家乡隐居好。

诗中的"牢骚人盛"与"风物长宜"，至今读来，不仅对个人道德修养有益，对身心养生也是不可多得的警句。

国医大师朱南孙对于养生的态度是豁达乐观，笑对人生。她对生活充满乐观的态度，注重饮食养生，工作弛张有度。她认为，在调整好心态的前提下，爱护自己的生命。才能健康长寿。

211. 7 月 30 日

延缓衰老两要素 蔬菜水果不可缺

蔬菜与水果在防治人类一些与自由基失控引起的疾病，以及延缓衰老中起着十分重要的作用。世界各国的膳食指南都把食用蔬菜与水果列为主要内容。1997 年 4 月 10 日中国营养学会常务理事会通过的《中国居民膳食指南》把多种食物包括五大类，第四类为蔬菜水果类，包括鲜豆、根茎、叶菜、茄果等，主要提供膳食纤维、矿物质、维生素 C 和胡萝卜素。2007 年中国营养学会制定的平衡膳食宝塔共分五层，蔬菜和水果居第二层，每天应吃 300 ~ 500 克和 200 ~ 400 克。为了指导居民合理选择食物，科学搭配食物，吃的营养，吃的健康，从而增强体质，预防疾病，国家卫健委委托中国营养学会修订完成了《中国居民膳食指南（2016）》。提倡餐餐有蔬菜，推荐每天摄入 300 ~ 500 克，深色蔬菜应占 1/2。天天吃水果，推荐每天摄入 200 ~ 350 克的新鲜水果，果汁不能代替鲜果。

研究表明，蔬菜与水果不仅可以为人类提供所需的维生素、矿物质和纤维素等，而且还含有许多植物抗氧化物质，如一些蔬菜、水果含有丰富的多酚类物质，包括类黄酮、花色素类等。有些物质的抗氧化作用甚至强于抗氧化剂维生素 C、维生素 E 和胡萝卜素。

天津环境医学研究所对国内常见的 66 种蔬菜、水果的抗氧化活性进行了测定比较，结果如下。

36 种蔬菜的抗氧化活性排行（从强到弱）：

藕 4.57，姜 2.24，油菜 1.55，豇豆 1.43，芋头 1.03，大蒜 0.87，菠菜 0.84，甜椒 0.82，豆角 0.75，西兰花 0.71，青毛豆 0.71，大葱 0.69，白萝卜 0.60，香菜 0.59，胡萝卜 0.55，卷心菜 0.49，土豆 0.46，韭菜 0.44，洋葱 0.41，西红柿 0.40，茄子 0.39，黄瓜 0.39，菜花 0.31，大白菜 0.30，豌豆 0.30，蘑菇 0.28，冬瓜 0.27，丝瓜 0.24，蒜薹 0.20，莴苣 0.19，绿豆芽 0.14，韭黄 0.12，南瓜 0.12，芹菜 0.12，山药 0.08，生菜 0.06。

30 种水果的抗氧化活性排行（从强到弱）：

山楂 13.42，冬枣 6.98，番石榴 6.07，猕猴桃 4.38，桑葚 4.11，草莓 3.29，玛瑙石榴 3.10，芦柑 2.29，无籽青皮橘子 2.19，橙子 1.89，柠檬 1.43，樱桃 0.99，龙眼 0.94，菠萝果 0.87，红香蕉苹果 0.80，菠萝 0.80，香蕉 0.73，李子 0.71，荔枝 0.59，金橘 0.50，玫瑰香葡萄 0.49，柚子 0.39，杧果 0.38，久保桃 0.38，杏 0.34，哈密瓜 0.24，水晶梨 0.24，白兰瓜 0.19，西瓜 0.16，柿子 0.14。

212. 7月31日

珠玉二宝煮成粥　健脾养肺虚劳除

民国时期，著名医学家张锡纯（1860—1933年）写了一本书，名为《医学衷中参西录》。书中详细记述了他的治病经验，内容丰富，实用性强，受到医学界的高度重视。

他在书中第一卷写了一张食疗方，名为"珠玉二宝粥"，组成为生山药二两，生薏苡仁二两，柿饼八钱。用法是先将山药、薏苡仁捣成粗渣，煮至烂熟，再将柿饼切碎，加入其中融化，随意服用。

张氏取名"珠玉"二字的含义是："珠"就是薏苡仁，色白而圆，煮出来色明亮，如同珍珠一样。"玉"是指山药。山药去皮切片，像白玉一样。薏苡仁药性缓和，健脾益肺化湿是其特长，适于脾虚泄泻、老年浮肿、小便不利、风湿痹痛、白带过多、筋脉拘挛等；山药健脾养胃，补肺益肾，适于肺虚久咳、便溏久泻、遗精遗尿、腰酸腿困、老年糖尿病、慢性肾炎等。二者同用，久服无弊。加入柿饼，润肺益脾。此粥具有滋阴润燥、养肺益脾的功效，适于阴虚内热、劳嗽干咳、大便溏泄、食欲减退等病证的防治。对于肺脾阴虚，出现饮食懒进、虚热咳嗽者，其滋补清热效果最佳。

张锡纯在书中还介绍了一例用此粥治疗的验案。

有一少年，因感冒而懒于进食，同时还不停地在地里劳作，渐渐咳嗽不止，午后发热，整夜咳嗽吐痰。医生看了认为年少，多用补药，有的用人参、黄芪。结果调治两个月也不见效。饮食日渐减少，咳嗽吐痰加重，渐渐地不能起床，脉象虚数，兼有弦象。这是肺脾虚损所致。张氏授予他一方，就是珠玉二宝粥，1日两次服用，服用半月病就痊愈了。

张氏还在书中解释肺脾虚热为什么会见到弦脉。这是因为脾虚不能养其肝木，肺虚不能克制肝木，所以肝气就比较旺盛，出现弦脉是不奇怪

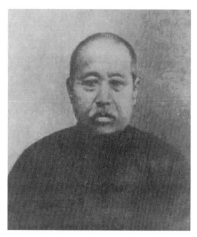

张锡纯像

的。这张食疗方，不但适于肺脾两虚的病证，还可以用于放化疗后的虚损、产后气血虚亏、病久不能进食、小儿厌食症等。凡符合肺脾气阴不足者，皆可食用。

213. 8月1日

东坡好食鸡头米　健脾益肾开胃气

芡实，又名鸡头米、鸡头实、鸡豆，为睡莲科一年生水生草本植物芡的成熟种仁。主产于湖南、江苏、湖北、安徽等地。

芡实，味甘而性平，《神农本草经》将其列为上品，说其具有"益精气，强志，令耳目聪明，久服轻身，不饥，耐老"的功能。

芡实的食用价值早已被国人所认知。宋代大文学家苏东坡父子自创一种强身美容食疗法，其方法为：将芡实煮熟，一枚一枚地细细嚼咽，每次4～5粒，每天10～20粒，长年不辍。据苏氏讲，这种嚼食芡实的方法，包含有古代气功中的咽津功。嚼食时，不可多食而急咽。用舌抵上腭，促进津液分泌，待津流满口，并使津液在口中反复转注，然后再缓缓咽下。苏氏这种食芡法，能使芡实之精滋润脏腑，补益脑髓，促进消化，达到强身健脑的功效。

研究证实，芡实含有丰富的蛋白质、脂肪、粗纤维、钙、磷、铁、维生素C、核黄素等，这与中医所说的"强壮滋补"含义一致。

民间食用芡实的方法很多，现举数例如下。

一、芡实茯苓粥

芡实15克，茯苓10克，粳米30克。将芡实、茯苓捣碎，加水煮软后，再加入粳米，煮烂成粥即可。适宜脾虚久泻者，有健脾祛湿功效。

二、芡实胡桃红枣粥

芡实粉30克，胡桃仁15克，红枣5枚。先将芡实粉用凉开水搅成糊状，入沸水中搅匀，然后加入打碎的胡桃仁、红枣肉，煮熟成粥，可加红糖少许。适宜脾虚泄泻、肾不固精、白带过多等。

三、芡实扁豆粥

芡实粉30克，白扁豆30克，粳米50克。白扁豆泡胀，与芡实粉、粳米同煮成粥。适宜脾虚泄泻、尿少浮肿、湿热带下等。

四、芡实大补汤

芡实、薏苡仁、红枣、花生米各1份，与红糖同煮，随意食之。芡实为脾肾双补之佳品。此汤对长期腹泻、脾胃虚弱、形体消瘦者，作为佐食，能辅助药力所不及。

五、芡实大米粥

芡实50克，加水煮熟后，再加入淘洗干净的大米100克，粥成即可食用。芡实中含有一种被称为脑苷脂的成分，这种成分能够营养干细胞并促使神经干细胞的增殖和分化。因此，此粥对于康复过程中的中风后遗症患者大有裨益。

214、 8月2日

血稠惹祸并非轻　解稠之法须记清

提起"血稠"人们都不会轻视。因为当前由"血稠"而引起的病变已不是小恙，而是冠心病、脑中风、眼失明、肾衰竭等，有的还会发生肢体病变，导致局部组织坏死、溃烂等。

"血稠"就是血脂高、血黏度异常。血脂高了，容易在血管壁上沉积，逐渐变成斑块。斑块多了，就会堵塞血管，使血流变慢，严重时就会阻断血流，引发心、脑、肾等脏器的疾患。

"血稠"有哪些表现呢？常见的是晨起头晕、思维迟钝；蹲下劳作感到心慌、气喘，甚至呼吸困难；阵发性视力模糊，眼前出现飞蚊；下午无精打采，晚上却异常有精神。如果出现上述情况，就要及时到医院检查，以测定自己是否"血稠"了。

怎样解除"血稠"呢？

1. 尽量少吃"三高"食品，即高脂肪、高热量、高胆固醇的食品。

2. 养成喝水的习惯。不管口渴与否都要主动地喝水，早上喝水是健康水，是美容水，是唤醒细胞功能水；饭前、就寝前喝水是防止"血稠"水。

3. 养成喝绿茶的习惯。绿茶中的茶多酚有降血脂、降血黏度、改善心肌缺血的功效；绿茶中的丹宁酸可以软化血管，减少脑动脉硬化和血栓的形成。

4. 多吃大豆制品。大豆中所含的卵磷脂，可以降低血中胆固醇，使"血稠"得到改善。

5. 每天活动30分钟，以有氧运动为主，以增强体内氧气的吸入、运输和利用，促进血液循环，利于体内脂类代谢。

6. 常吃黑木耳拌洋葱。黑木耳含有多种活性物质，具有益胃、活血、润燥、降低血液黏稠度、减少脂质过氧化产物脂褐质的形成，维持正常的细胞结构比例，维护细胞的正常代谢，具有抗衰老作用。

7. 必要时请遵医嘱适量服用中药或西药，以便更快地降低"血稠"。

8. 每天保持7～8小时睡眠，充足的睡眠有利于机体的新陈代谢。

9. 心情舒畅也是改善"血稠"的必要条件。

10. 每天喝一点红葡萄酒，有利于血管扩张，避免血栓形成。

215. 8月3日

入夜失眠最难当　取来粥汤睡得香

1. 小米粥

小米具有健脾和胃、安眠功效。小米中的色氨酸和淀粉含量较高，食后可促进胰岛素分泌，提高进入脑内色氨酸的数量，起到安眠的效果。

2. 红枣粥

红枣味甘性平，含有糖类、蛋白质、维生素C、有机酸、黏液质、钙、磷、铁等，有健脾安神功效，经常食用，催眠效果良好，尤适宜于老年人。

3. 牛奶粥

以粳米60克煮粥，将熟时加入新鲜牛奶半磅，再煮。牛奶中含有丰富的色氨酸，是人体制造血清素的原料。血清素可抑制大脑的思维活动，使大脑进入酣睡状态。

4. 桂圆肉粥

桂圆肉30克，红枣5颗，粳米60克，共煮为粥，晚睡前食用。桂圆中含有多种维生素和糖类营养素，不仅可以滋补身体，还有镇静、健胃作用，专于治疗心脾血虚引起的失眠，尤宜于老人。

5. 莲子汤

莲子30克，加盐少许，水煎服。莲子有益心肾、助睡眠之效。患有心悸失眠、高血压，或心火偏亢引起的烦躁失眠，每晚睡前服1剂，便可安然入睡。

6. 桑椹汤

桑椹25~50克，加水煎煮，每晚服用。桑椹含有葡萄糖、果糖、苹果酸、钙以及多种维生素，具有宁心安神、滋补肝肾功效。对于用脑过度导致失眠的老年人颇有裨益。

7. 糖水百合汤

百合100克，白糖适量，共入锅内，加水500毫升，煮至百合烂熟，睡前温热服用。百合甘寒无毒，补虚清心，除烦安神；白糖益胃养心，故此汤对心阴不足之虚烦失眠疗效较好。

8. 蜂蜜或果汁

睡前服用蜂蜜或果汁，再饮一杯温开水，体内会产生大量血清素，大脑皮质受到抑制，可使烦躁而不易入睡的老年人较快地进入安睡状态。

9. 葵花籽

葵花籽含蛋白质、糖类、多种维生素和多种氨基酸及不饱和脂肪酸等，具有平肝、养血、降低血脂和胆固醇的功效。还含B族维生素，有调节脑细胞代谢、改善细胞抑制机能的作用。每晚一把葵花籽有助于睡眠。

216. 8月4日

十个大夫九当归 你不当归我当归

"十个大夫九当归,你不当归我当归"。这是流传于民间郎中的一句口头禅。意思是说,当归用处很广,凡是郎中每天都会用到它。据统计,25种使用频率最高的中药中,当归排在第八。当归在我国许多地方都有种植,以甘肃岷县地区出产的最佳,该地当归根大、身长、支根少,气味浓厚,驰名海内外,故有"中华当归甲天下,岷县当归甲中华"之说。

当归之名,简单地说就是能使气血各归其经,故曰当归。当归是补血活血的要药,凡是血虚导致的病证,大多需要用当归治疗。当归气味比较温和,以入心经、肝经、脾经为主,因此,也是治疗妇科病的要药。当归含有芳香类挥发油、有机酸、维生素B_{12}、维生素A、不饱和脂肪酸、亚油酸等。它对子宫有双向调节作用,对血压亦具有良好的调节作用,还有保护肝脏的功效,甚至可使受损的肝细胞膜恢复正常。

提起当归,我就想起我们医院名医堂药房的岷当归,切片薄,且油润光泽,味甘而稍辛,稍嚼则甘润之味便沁人心脾。用它来补血活血,让医生放心,也让病人宽心。当归常用于治疗心脏病、肝脏病、妇科病,还具有美容、美发之功效。常用的当归方剂有当归补血汤、生化汤、当归生姜羊肉汤、当归美容方等。

1. 当归补血汤

黄芪30克,当归6克。水煎服,此方为元代李东垣所创。是补气生血的代表方剂。凡虚劳发热、头痛、肌热、面部浮热、脉大无力,舌质淡红,便可使用此方。

2. 生化汤

当归2.5克,川芎9克,桃仁3克,炮干姜2克,炙甘草2克。水煎服,每日1剂。此方为治疗妇女产后腹痛、恶露不下以及产后发热诸病的主要方剂,具有促进乳汁分泌、调节子宫收缩、减轻腹痛并防止产褥感染的作用。

3. 当归美容方

当归研粉,添加到美容霜、祛斑霜中,用以滋润皮肤,防治粉刺、黄褐斑、雀斑等,经观察鲜有副作用。另外,使用含有当归有效成分的护发素、洗发膏等,能使头发柔和发亮,易于梳理。

4. 当归润肠丸

当归30克,火麻仁30克,肉苁蓉20克,玉竹20克,研末,炼蜜为丸。每服9克,睡前服用。主治血虚肠燥便秘。

217. 8月5日

妇科乌鸡白凤丸　男子服用亦效验

不时有人拿着乌鸡白凤丸来问："我是男的，为什么医生要让我吃治妇女病的乌鸡白凤丸？"这个问题并不是现在才有，早在20世纪六七十年代就出现过。在医生看来，这是很正常的事情，中医是按疾病的证候用药，只要符合某一个药的指征，就可以拿来服用，不分男科药还是妇科药，也不分成人药还是小儿药，这是中医异病同治的特点。

虽然乌鸡白凤丸是为妇科病而设，但乌鸡白凤丸药物的组成却不是专为妇科而用。请看一看它的组成：乌骨鸡、鳖甲、鹿角霜、人参、当归、白芍、川芎、生地、山药、天冬、麦冬、山萸肉、木瓜、牛膝、知母、胡黄连、秦艽、小茴香、银柴胡、生甘草。这些药物中有补气养血的、活血舒筋的、祛风清热的，还有补肾养阴的。如果说乌鸡白凤丸是调经的，那就是妇科药；如果说它是补肾的，那就是男科药。因此，只要符合气血虚弱、肾精不足、瘀血夹热者，就可以服用。如果男子患有性功能减退、精液不化、前列腺炎，或者不育症，均可服用乌鸡白凤丸。

这样说来，乌鸡白凤丸男女都可以服用。如果是不育症，检查结果，男女双方都有病，而且都显得气血不足，肾精亏虚，或者有瘀血证，乌鸡白凤丸就是男女双方都可以服用的有效药物。有人用乌鸡白凤丸治疗慢性肝炎158例，总有效率为70.53%。还有人用乌鸡白凤丸治疗脑梗死后痴呆52例，总有效率为80%。可见，乌鸡白凤丸并非妇科专用药。

在这里还要说一说逍遥丸。此药出自宋代国家药典《太平惠民和剂局方》，原方用治："血虚肝燥，骨蒸劳热，咳嗽潮热，往来寒热，口干便涩，月经不调。"可见，逍遥丸所治病证是"血虚肝燥"，如慢性肝炎、抑郁症、更年期综合征、神经衰弱、月经不调、虚劳咳嗽，以及亚健康状态等，凡符合"血虚肝燥"证候者，均可选用逍遥丸，并非妇科专用药。可是现在，好像在大众看来，逍遥丸成了妇科专用药品，这与有些媒体宣传的商业性广告有一定关系。我们应当正本清源，还其真面目，使逍遥丸治疗范围适度扩大，更好地发挥中成药的效用。

218. 8月6日

石榴性温味甘酸　生津止渴善收敛

石榴原产于伊朗，又名安石榴，西汉张骞出使西域，将其种子带回。石榴在我国大约有70多个品种，大致分观赏与食用两种。

有句话叫"拜倒在石榴裙下"。这与唐明皇和杨贵妃有关。据说杨贵妃非常喜欢石榴，为此唐明皇在华清池等地种了不少石榴，供贵妃观赏。唐明皇爱看杨贵妃酒后的醉态，常将贵妃灌醉，观赏那妩媚之态，而石榴是可以醒酒的。唐明皇在贵妃醉酒之后，常剥石榴喂贵妃，以求贵妃的欢心，对此大臣们颇为反感。平时杨贵妃喜欢穿绣有石榴花的裙子，所以大臣们私下都用"拜倒在石榴裙下"来开玩笑。

郭沫若先生对石榴给予了很高的评价，他在散文《石榴》中写道："五月过了，太阳增加了它的威力，树木都把各自的伞盖伸张了起来。不想再争奇斗艳的时候，有少数的树木却在这时开起了花来。石榴树便是这少数树木中最可爱的一种。石榴有梅树的枝干，有杨柳的叶片，奇崛而不枯瘠，清新而不柔媚……"

石榴子酸甜可口，食治兼优，有生津止渴、涩肠止泻、止血的作用，可以用于治疗泻痢、滑精、便血、脱肛、血崩、热病口渴、口咽干燥等。石榴皮性温无毒，对痢疾杆菌、绿脓杆菌、伤寒杆菌、结核杆菌都有抑制作用，对病毒也有一定的抑制作用。主要用于虚寒久咳、血崩带下、脘腹胀满、皮肤癣、肠道寄生虫病等。石榴花也有药效，有清肺泻热、养阴生津之功。

研究表明，石榴具有抗衰老、抗氧化、降血压、降血脂、抗菌消炎、收敛涩肠、驱虫杀虫等多种功效。

这里介绍两款石榴验方。

1. 石榴皮蜜饮

石榴皮90克，蜂蜜适量。将石榴皮洗净，放在砂锅内，加水适量煎煮30分钟，加入红糖少许，去渣饮药汁。此方具有润燥、止血、涩肠的功效。用于治疗虚劳咳嗽、久泻、久痢、便血、脱肛、滑精等。

2. 石榴开胃饮

鲜石榴1个。将石榴连籽捣烂，置于杯中，以开水泡，没过果汁为度。放凉后，含漱，1日数次。该水可消炎杀菌，消肿，促进溃疡愈合。适于扁桃体炎、咽喉炎、口腔黏膜溃疡等疾患。

219. 8月7日

秋季养生曰容平　收敛肺气津液生

立秋是二十四节气中的第十三个节气，表示已进入秋季。秋季包括立秋、处暑、白露、秋分、寒露、霜降六个节气。

秋季养生的原则是什么？《黄帝内经》讲道："秋三月，此为容平。天气以急，地气以明，早卧早起，与鸡俱兴，使志安宁，以缓秋刑，收敛神气，使秋气平，无外其志，使肺气清，此秋气之应，养收之道也。逆之则伤肺，冬为飧泄，奉藏者少。"

秋季是阴升阳降的季节，万物已经收获，大地的容貌显得平定而无烈日炎炎之势，平均气温在22℃以下，天气风急而燥，地气宽阔而明。在这样的季节里，怎样养生呢？先人告诉我们，要早睡早起，早睡以收敛精气，不使精气耗散太过；早起以应阳光，以利于肺气的清肃。要注重情志的调养，使志安宁，以缓解秋季肃杀之气对人体的损害，要把神气收敛在内，免得秋燥伤及内脏的元气；不要发脾气，因为"怒气"会伤肝，肝气过旺会反侮肺金，使呼吸系统发生疾病。神气收敛在内，肺气就会肃降，这就是秋季养生的原则。违反这个原则，就会伤肺脏，正气不能收敛，到了冬季就会发生完谷不化之腹泻。肺金是肾水之母，母气弱了，其子（肺金生肾水）到冬季就不能闭藏，就会出现许多肾气外泄的病证。这条养生大纲突出的要点为：收敛正气，清肃肺气，贮存阳气，以应寒冬。

《素问·阴阳应象大论》中有一段话是讲肺与大自然的关系，其内容为：秋为白虎，五行属金，在六气为燥，在五脏为肺，在五官为鼻，在五味为辛，在机体为皮毛。因此秋季应以养肺气为主。肺为"相傅之官，治节出焉"。它不单单辅助心脏，还是肾之母，要辅助肾的开合功能；它又是脾胃之子，只有肺气肃降了，胃气才能和降；它又与大肠相表里，就是说大肠的通和秘与肺密切相关。近几年来，气温升高，肺燥证越来越多。按照中医学的观点，2003年的"非典"、2009年的甲型H1N1流感都与肺脏密切相关。据测算，人体皮肤每天蒸发的水分约在600毫升以上，从鼻腔呼出的水分也不少于300毫升，总计每天隐性失水约1000毫升。因此，每天饮水量要比其他季节多出500毫升左右，即每天饮水2000毫升左右，才能保持呼吸道的正常湿润度。而辛辣刺激、膏粱肥厚的饮食均会耗伤肺阴，加重肺阴的外泄，使肺脏出现许多莫名其妙的燥热病证，如肺燥咳嗽、哮喘、皮肤瘙痒、痤疮、泌尿系感染、小儿鼻衄、脱发、便秘等，同时还会加重心脑血管疾病及其他疾病的病情。因此，秋季保护肺脏显得非常重要。

综上所述，秋季养生就是要收敛正气，保护津液，以养肺气，包括饮食、起居、运动、药治、心理等，都要遵循这个原则，这样才有利于严寒冬季的养生保健。

220、 8 月 8 日

宽容心态度一生　别把怨恨舍与人

　　宽容是一种心态，怨恨也是一种心态。宽容心态的人，严于律己，宽以待人，整天乐呵呵的，乐于帮助别人，有什么毛病也不往心里去，而是积极治疗。怨恨心态的人，整天愁眉苦脸，怨天尤人，讳疾忌医。

　　有一位朋友，因患慢性肺气肿频发咳嗽、气喘而住院，老同学、老朋友，三三两两地去看他。开始人较多，过了一个多月，去探望他的人越来越少，究其原因，是他口不遮掩，怨人多，责己少，因此看望他的人少了，这又成为他新的怨恨。

　　其实人的一生多是在苦难中度过的，"不如意事常八九，可与人言无二三"。人的一生痛苦事是常有的，关键是要自我调节，不要把那些痛苦的事锁在自己的心田。据悉，全世界每两分钟就有一个人因抑郁而自杀，他们不是疾病致死，而是让怨恨夺走了生命。

　　一位大师这样说过，紧握着怨恨不放，就像自己扛着臭垃圾，却希望熏死别人一样，是蠢人可笑的行为。

　　历史上因怨恨而死者并不少见。我国南朝时梁人江淹曾作过一篇《恨赋》，历述古人"伏恨而死"的故事。周瑜的"既生瑜，何生亮"；李后主的"多少恨，昨夜梦魂中"；柳永的"新仇旧恨相继"……可见，怨恨可以蒙蔽一个人的心灵，使人失去生活的勇气，丧失斗志，甚至因恨而致自己于死地。

　　怎样消除怨恨呢？说起来很简单，做起来却不那么容易！那就是正确对待人生，正确对待社会，正确对待他人。用古人的话说，就是"淡泊明志，宁静致远"，就是"难得糊涂"，就是爱心多一点，想到别人多一点。这不但是工作的需要，也是生命的需要，是求得长寿的必要条件。

　　放弃怨恨，可以使自己登高远望，不但能装下你、我、他，还能装下大海，装下大自然，到那时候，你将享受到无限的快乐！

　　2020年初，面对新冠肺炎疫情蔓延猖獗，武汉建立了江夏中医方舱医院。在没有特效药的情况下，开舱第一件事，就是向医护人员强调：方舱主要任务是服务病人，把病人放在心上，用热情态度来感化病人，抚慰病人。医护人员在舱内开展了为患者过生日、评选"三好舱友""心灵鸡汤"的鼓励、学习太极拳、八段锦等活动。让患者看到希望，有了积极自信的心态，少了抱怨消极的态度，就会促进康复。在运营的26天里，共收治新冠肺炎轻症和普通型患者564人，所有患者中没有一例从轻症转为重症，实现了病人零死亡、零复阳、零转重，医护零感染。

221. 8月9日

蠲忿解郁合欢花　疏肝安神可用它

古代养生学家嵇康所著的《养生论》中云："合欢蠲忿，萱草忘忧。"崔豹的《古今注》中云："欲蠲人之忿，则赠以青裳。"青裳即合欢。合欢又名绒花树、夜合、马缨，夏秋季开花的时候，红花成簇，令人赏心悦目。那羽毛状的叶片，昼开夜合，犹如夫妻相拥，所以有人称之为"爱情树"。

《神农本草经》称其皮："主安五脏，合心志，令人欢乐无忧。"合欢性平，味甘，功能疏肝理气，安神活络。临床常用于气结胸满、失眠健忘、视物不清，还有咽痛、跌打损伤、痈肿等。合欢皮以治心神不安、失眠健忘、肺脓疡见长。药理研究认为，合欢花水煎剂有明显镇静催眠作用，可以治疗儿童因脑功能轻微失调而致的多动症。合欢催产素可引起血压下降，子宫活动增强，对妊娠各期均能引起流产。今介绍几款以合欢为主药的实用验方，供读者参考使用。

1. 心烦抑郁

合欢花 30 克（鲜品 50 克），红枣 10 枚，粳米 100 克。加水煮粥食用。

2. 健忘失眠

合欢花 15 克，合欢皮 15 克，夜交藤 15 克，酸枣仁 15 克。水煎服。

3. 神经衰弱

合欢皮 30 克，柏子仁 30 克，酸枣仁 30 克，五味子 20 克，石菖蒲 30 克，生龙骨 30 克，生牡蛎 30 克，生甘草 15 克。共研为细末，炼蜜为丸。如梧桐子大，每次 5 克，1 日 3 次。

4. 咽喉肿痛

合欢花 10 克，大青叶 10 克，射干 10 克，牛蒡子 10 克，生甘草 6 克。水煎服。

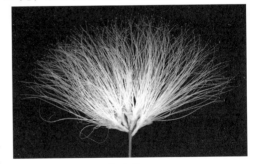

合欢花

5. 跌打损伤

合欢皮 30 克，当归 15 克，赤芍 30 克，土鳖虫 15 克，红花 10 克，川续断 15 克，骨碎补 10 克。水煎服。

6. 视物模糊

合欢花 10 克，杭菊花 10 克，金钗石斛 6 克，生甘草 6 克。水煎服。

7. 痈疽疮疡

合欢皮 30 克，金银花 15 克，连翘 15 克，野菊花 15 克，穿山甲 10 克，皂角刺 10 克。水煎服。

222、 8月10日

王孟英与果子药 取用方便性平和

王孟英为清代著名温病学家，他善用食物疗疾防病是有口皆碑的。他秉承《黄帝内经》之旨，取"谷肉果菜，食养尽之"之义，非常重视食疗的作用，认为食物简易，性最平和，味不恶劣，易作易用。他在应用红枣与藕治疗虚损后感叹道："何可以果子药而忽之哉！"就是说不可以忽视果蔬所起的作用，"果子药"因此而得名。今择其主要经验叙述于后，以便利用其寒热温燥之性，纠疾病寒热虚实之偏。

一、以食代药

王氏认为，以食代药，"处处皆有，人人可服，物异功优，久服无弊"。如常以梨、蔗等汁甘凉充液，养脏腑之阴，称梨汁为天生甘露饮，称蔗汁为天生复脉汤，称西瓜为天生白虎汤，这些果汁在温病中应用尤多。如王氏治邵氏痰嗽案。邵氏因误服温补，致高年孤阳炽于内，时令燥火薄于外。王以梨汁频饮，1月共用梨两百余斤，诸症遂减。又如其以橄榄、生莱菔组成青龙白虎汤，治发热咽痛，喉烂如焚，消经络留滞之痰，解膏粱鱼面之毒。王氏还以生绿豆、生黄豆、生黑大豆（或生白扁豆）组成三豆饮，为痘疹始终皆可服之妙药，并明目消疳，治疮疡泄泻。以漂淡海蜇、鲜荸荠组成雪羹汤，用于气滞痰阻之痛、厥证。

二、药食配伍

王氏常在药方中配以"果子药"，以增强治疗作用。如配用葡萄干滋补肝脾之血，龙眼肉宁心补血，胡桃肉补肾润肠，莲子补胃气镇虚逆，红枣补心悦胃，藕舒郁怡情。此外，葱白、紫菜、橘饼、柿饼、乌梅等亦是王氏常用之品。

三、煮汤代水煎药

在《王氏医案》中，常可看到以食物煮汤代水煎药的治验。如以冬瓜煮汤煎药治疗泄泻，陈米煮汤煎药使药味留恋中宫以健脾和胃，莱菔煮汤煎药以清肃肺气，雪羹汤送服当归龙荟丸治疗经久不愈之疥疮，更有生冬瓜子、芦根、莱菔、丝瓜络、柿蒂等多种果菜煮水，代汤煎药，治疗痰饮阻膈证。

王氏的食疗经验，集中反映在他所著的《随息居饮食谱》中，而其具体应用在《王氏医案》中俯拾皆是，仅雪羹汤就出现70多次，可见他的食疗经验是切实可行的。

223. 8月11日

街头炒栗一灯明　未尝滋味先闻声

秋风一吹，糖炒栗子就上市了。栗子的故乡在中国，《诗经》里就有"树之椿栗"的记载。我国栗子品种很多，其中以湖北罗田板栗最为著名。它皮色油亮，果粒饱满，果仁淡黄，味甘香甜，质粉糯软。早在清代乾隆年间，就被列为朝廷贡品，并远销南洋各国。其他如北京燕山红栗、杭州油栗、宜兴青栗等也都是比较有名的栗子。

栗子，又称板栗、栗果、毛栗、大栗等。其味甘性温，为补肾健脾、强身健脑之佳品。古代有一个故事，说的是有人患了脚软病，到栗子树下，吃了几斤鲜栗子，脚便好了，立能起行。这说明栗子有补益肝肾作用。

栗子营养丰富，含有丰富的糖、脂肪、蛋白质，还有维生素C、胡萝卜素、核黄素及钙、磷、铁、钾等物质。它与大枣、柿子被人们称为"三大木本粮食"，在国际上被誉为"东方珍珠"。其营养价值可与大豆、大米、小米相媲美。

清代道光年间，有一位诗人在《汉口竹枝词》中写道："街头炒栗一灯明，榾柮烟消火焰生；八个大钱称四两，未尝滋味早闻声。"说明早在明清时期，就有街头板栗叫卖，这种食风一直延续至今。

板栗不仅是人们喜爱的食品，而且还是一味良药。板栗性温，具有健脾养胃、补肾强筋、活血化瘀的功效。可以防治动脉硬化、骨质疏松等疾病，是抗衰老、延年益寿的滋补佳品。

1. 栗子与扁豆同煮，杵成糊状，加糖少许食之，可治慢性腹泻。
2. 栗子加冰糖、红糖煲成糖水栗子，治小儿便溏。
3. 栗子与杜仲同煲，喝汤吃栗，治肾虚腰痛。
4. 栗子糖炒，每晚吃几颗，治牙齿松动。
5. 栗子煲鸡汤，加枸杞子、生姜、鸡肉同煲，滋补脾肾。
6. 栗子生嚼，早、晚各嚼7颗，可治老年腰腿酸软。
7. 栗子炒熟，每天吃5~7个颗，可以治疗口角炎、阴囊炎。

新鲜板栗和煮好的板栗都可以冷冻，去皮或带皮均可，去皮的板栗可以在室温下存放1周，放入有孔的塑料袋里可以在冰箱里存放1个月，冷冻可以保存6个月。干板栗可以在凉爽、干燥的环境下保存两个月，冷冻也可以保存6个月。

板栗可以生吃，也可蒸食、煮食、糖炒，烹制佳肴等。但栗子不宜吃得太多，吃多了，容易导致肠胃胀气。吃时要慢慢细嚼，老人、小儿消化不良者，也不宜多吃。

224、 8月12日

秋季转凉疾病多　预防措施紧跟着

秋季天气转凉，有4种疾病容易发作，即上呼吸道感染、风湿性关节炎、慢性支气管炎和秋季腹泻。怎样预防这些疾病的发生与复发呢？

一、上呼吸道感染

"一场秋雨一场寒，十场秋雨好穿棉"。当秋季气温低于15℃时，上呼吸道的抗病能力则明显降低，这个时候患伤风感冒的人就会多起来，特别是老年人，可谓多事之秋。因此在天气转凉之后，老年人应尽量减少户外活动时间，尤其是早上5～10点，这个时间是花粉传播的高峰时段，对于过敏性鼻炎或易感冒人群，最好不要在户外久待。要保持室内湿度，不要让鼻子、咽喉太干燥，慎用香水、化妆品。每天外出活动时，先用手上下搓鼻子，做鼻子的保健按摩，至鼻子有发热感为止。

二、风湿性关节炎

要注意关节部位的保护，不要拘泥于"春捂秋冻"的旧说，而是要早加衣。对于患病部位，可以用护膝或其他保暖服饰。外出活动时，可以嚼几片生姜或糖姜片，以抵御外寒。

三、慢性支气管炎

慢性支气管炎病在肺系，寒凉与温燥都会伤及肺脏；其他如饮食、情绪也会使肺脏受伤，出现咳嗽、气喘、背痛等，这种疾患可以在"三伏天"用贴敷疗法治疗。入秋之后，可以吃一些胡萝卜、大枣、芡实、山药、杏仁等，以补养肺气。

四、秋季腹泻

有患秋季腹泻病史的人，要注意饮食卫生，夏季就应该少吃冰镇食品，入秋后也要尽量少吃水果，或用热水烫后吃。要养成饭前洗手的习惯。

以上四种疾病是否可以用药物预防呢？有四种中成药可以服用。一是玉屏风散（或玉屏风丸、冲剂），它像屏风一样，可以防风，可以防寒，可以防湿，由黄芪、白术、防风组成，上述疾病都可以服用。二是资生丸，这个方子出自明代，是预防和治疗慢性腹泻的最佳药物，多数药店有售，名为健脾资生丸。三是金水宝。这个药是人工培养冬虫夏草的中成药，五行之中，金水相生，乃补肺益肾之品，对呼吸道疾患有预防作用。四是贞芪扶正胶囊（或冲剂），由黄芪、女贞子两味药组成。黄芪补气，女贞子护阴，阴阳双补，并行不悖，可以提高机体的免疫力，用于预防感冒、气管炎、风湿性关节炎等。

225. 8月13日

七月初七鹊桥会　情人节里话养生

每年的农历七月初七，为七夕节。

七夕节，又称女儿节、少女节、鹊桥会、双七节、牛郎织女节、中国情人节等。说起这个节日，还要从牛郎、织女说起。

传说牛郎的父母早年去世，又受到哥嫂的虐待，只有一头老牛相伴。有一天老牛给他出了个计谋，说如此办理就可娶织女为妻。这一天，美丽的天上仙女们下凡到人间，到河中洗浴，并在水中嬉戏。这时藏在芦苇中的牛郎突然抱走了织女的衣裳。惊慌失措的仙女们急忙上岸穿好衣裳飞走了，唯独剩下织女留在人间。在牛郎的再三恳求下，织女答应做他的妻子。但是这件事被天上的玉皇大帝和王母娘娘知道了。他们命天神下凡抓回织女。牛郎回家不见织女，就担着两个小孩追去。眼看就要追上了，王母娘娘拔下头簪向银河一划，一霎间浊浪滔天，牛郎无法渡过，从此牛郎与织女隔河相望，不能团聚。天长日久，玉皇大帝与王母娘娘见他们感情真挚，就准许他们每年七月七日相会一次。相传，每年七月初七，人间的喜鹊就飞上天去，在银河为牛郎织女搭鹊桥相会。2006年5月30日，七夕节被国务院列入第1批国家非物质文化遗产名录。在民间，人们对七夕节赋予了更多的文化内涵，其中不乏养生保健的内容。

七夕节前夕，在我国闽南与台湾地区几乎家家都要购买石榴与中药使君子。到了七夕这一天的晚上，用使君子煮鸡蛋、螃蟹、瘦肉、猪小肠等食物。吃过晚饭后，大人、小孩一起分食石榴。使君子与石榴都有一定的驱虫作用，且使君子味香，儿童也喜欢食用。七夕节这一天，人们还喜食松子、柏子以强身宁心，润肺通肠，泽肤荣毛。还选用一些比较实用的药方治病，如用槐树枝煎煮取汁，先熏后洗治疗痔疮，有清热凉血、泻火解毒的作用；水煎苦瓜汁内服，治疗赤眼疼痛等。

在民间，七夕节这一天还流行用脸盆接露水，说它是牛郎织女相会时的眼泪，如抹在眼上和手上，可使人眼明手快；用它给小孩煎药杀虫效果好。中医学认为，露水入药，煎煮可用于润肺杀虫的药剂，或把治疗疥疮、虫癫的散剂调成外敷药，以增强疗效。

七夕节是少女、少妇的节日，她们要祭拜天神，供品有茶、酒、新鲜水果、五子（桂圆、红枣、花生、榛子、瓜子）等。焚香祷告之后，这些供品就成了她们消夜的食物。其中桂圆养血生津，红枣补中益气，花生滋润肌肤，榛子健脾强筋，瓜子清肺化痰。据《东京梦华录》记载，七夕这一天，人们还要吃巧果。巧果的主要成分就是小麦面。小麦味甘，性凉，有养心安神、益气除热、除烦止渴、通经络、和五脏的功效。

226、8月14日

秋冬养阴何其多　唯有中药不可缺

1. 麦冬

麦冬为甘寒之品，以养阴生津、润肺清心为主要功效。如胃阴不足的口干、口渴，肺阴不足的干咳、咽燥，心阴不足的心悸、心烦与失眠等，麦冬都是必用之物。

2. 沙参

沙参味甘性寒，是养肺胃之阴的要品。如肺阴不足的燥咳、咽干喑哑，胃阴不足的饥不欲食、大便燥结。

3. 石斛

石斛养胃阴，滋肾阴。胃阴不足的胃脘隐痛、牙龈肿痛、口舌生疮；肾阴不足的骨蒸劳热、筋骨不坚、慢性咽炎等都是石斛的适应证。

4. 女贞子

女贞子又名冬青子，甘苦而性凉，为补益肝肾之阴的要药。凡阴虚之头晕目眩、须发早白、目红羞明、腰膝酸软、遗精滑精、肌肤劳热等，可谓必用之药。

5. 枸杞子

枸杞子平补肝肾。凡肝肾阴精不足的视力减退、内障目昏、头昏脑涨、腰膝酸软、遗精滑精、牙齿松动、须发早白、失眠多梦、潮热盗汗、不孕不育等皆可用之。

6. 鳖甲

鳖甲为甘咸寒之品，是滋阴潜阳、退热除蒸、软坚散结的要药。凡肝肾阴虚导致的阴虚阳亢、阴虚风动、阴虚内热等症为必用之药。

7. 龟板

龟板为乌龟的背甲与腹甲，与鳖甲功效大致相似，但又长于补肾健骨。如治疗肾虚之筋骨不健、腰膝酸软、步履不坚等，龟板是首选药物。

8. 玄参

玄参咸寒而苦，为滋阴凉血、泻火解毒的要药。对阴虚内热、火毒内结的病证具有显著疗效。也是润肠通便泻火的主要药物。

9. 玉竹

玉竹甘寒之品，主养肺胃之阴，用于肺阴不足的干咳少痰、咯血、声音嘶哑；胃阴不足的口干舌燥、食欲不振；还有心阴不足的烦热多汗、惊悸等。

10. 百合

百合甘寒之品，具有养阴润肺、清心安神的作用。用于肺阴不足的干咳无痰、痨嗽咯血，心阴不足的神志恍惚、情绪不能自主，以及口苦、脉数等病证。

227、 8 月 15 日

养生鼻祖道德经　独持三宝天下行

老子所写的《道德经》，仅有五千字，但却是世界最早的百科全书，为养生学的鼻祖。

老子姓李，名耳，字聃，河南鹿邑人，大约生于公元前570年左右（春秋末期），传说他活了300多岁。老子做过东周王朝掌管图书的官职，所写的《道德经》对中国哲学思想影响巨大，为《黄帝内经》养生学的形成奠定了基础。老子的养生理论主要有以下几个方面。

一、人法天地，顺乎自然

"人法地，地法天，天法道，道法自然"。这是《道德经》关于"天人合一"的经典语言。老子要求人们要遵循春生、夏长、秋收、冬藏的自然规律。否则，就会改变机体的生理活动，罹患多种疾病。老子身体力行，所以他说"百姓皆谓我自然"。

二、清静无为，无所不为

老子所说的"无为"实为"有为"，孕育智慧，即后来诸葛亮所说的"淡泊明志，宁静致远"。"无为"不是什么也不做，而是专心致志，蓄积才智，做有利于社会和有利于健康的事。就养生而言，就是静以养心、养神，动以养形、养体，身心健康，自然长寿。

三、少私寡欲，归真返璞

老子提倡，养生重在养德，要求少私欲，去贪心，像回到原始人类那样纯真质朴。老子说："我有三宝，持之保之。一曰慈，二曰俭，三曰不敢为天下先。"这"三宝"是人的思想最高境界。慈者，宽以待人，以德报怨，对人心存慈爱；俭者，爱惜精气，精气不耗，神气不乱，自然长寿；"不敢为天下先"，在名利面前，不争先而居后，做一个"谦谦君子"，对社会是和谐，对个人是纯真，寿至百年是自然。

四、致虚守静，知足常乐

老子提倡"致虚极，守静笃"。老子认为，人的养生应以"虚静"为根本，只有清除心中的各种私欲杂念，使心神安守于内，才能静观万物，不受其害。要做到"虚静"，"知足常乐"是首要因素，天天乐乐呵呵，什么都很满足，这样的人就不会得病，这就是心理养生。

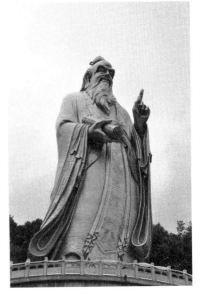

老子像

227

228、8月16日

诗书画家郑板桥 一生坎坷寿诞高

提起郑板桥，人们都会想起他那自我写照的四个字："难得糊涂"。其实他并不糊涂，他在官场不会溜须拍马，阿谀奉承，心里明白装糊涂；但在百姓面前，他心里非常清楚，正直廉洁，体贴民情，他把文人的骨气都表现在诗、书、画上。他一生坎坷，幼年丧母，中年丧妻，晚年丧子，又因为请赈灾民被罢了官，可谓生不逢时，痛苦不堪。处此逆境，他却怡然自得，乐以忘忧，活了73岁。在那个人均40岁的封建社会，怎能有如此高寿呢？究其郑氏的高寿原因有四：

一、胸怀豁达

郑板桥有着豁达的胸怀和乐观的精神。他虽然因荒年开仓放赈而被罢了官，但他从未因此而萎靡不振。他在罢官13年中，从不向恶势力低头，除卖画维持生计外，还常与学者名流写诗作画，应邀出游，以陶冶情操。

二、正直廉洁

郑板桥做官，不为个人之私利，想的是百姓疾苦。在潍县任县官时，旱情严重，民不聊生，他却在县衙作画一幅，送给山东巡抚，画上题一首诗："衙斋卧听萧萧竹，疑是民间疾苦声，些小吾曹州县吏，一枝一叶总关情。"这是借诗为百姓请命。他被罢官去任时，一身清贫，连件像样的衣服都没有，百姓却画像纪念。

三、仁慈之心

郑板桥仁慈忠厚，对待自己的子女与仆人的子女，一视同仁。他曾说：我52岁得一子，岂有不爱之理。但爱要有道，务必使其忠厚、恻隐，不要刻薄而急躁。仆人的子女亦是社会上的人，应当一样爱戴，不可使自己的子女虐待他们。凡鱼肉果饼，宜均分食，使大家欢喜跳跃。

四、书画延年

构思书画，有利于活跃脑细胞。作书画时，腕、指、肩、肘不停地屈伸活动，左右旋转，既锻炼了肌肉与关节，又加大了肺活量，促进了血液循环，改善了新陈代谢，提高了心肺功能。书画家多长寿，与此有密切关系。

五、饮食清淡

郑板桥在江苏兴化老家自撰自书橱房上的门联是："青菜萝卜糙米饭，瓦屋天水菊花茶。"可见，他的生活并不富裕，回到老家，吃的还是萝卜、青菜、糙米饭；住的依旧是瓦屋，喝的是菊花水。清淡的饮食，使得他无膏粱肥厚之疾，也使得他更接近百姓，而无惊神闹心之事。

229. 8 月 17 日

黑木耳加姜葱蒜　黄金搭档它为先

前几年，美国明尼苏达大学医学院的一位教授在为一位老人抽血时发现，这位老人的血液不像其他人那样容易凝块。这位教授很诧异，问道："你最近吃了什么药？"老人说："绝对没有！"教授再追问，得知老人最近经常到一家中国餐馆吃饭。老人最喜欢吃的是木须肉。木须肉里有肉片、鸡蛋、黑木耳，还有姜、葱、蒜之类的调味品。这位教授想，肉片、鸡蛋不会有抗凝血作用，功效可能出在黑木耳等几味食物上。经过反复研究他发现，中国的黑木耳可以降低血液的黏稠度，与姜、葱、蒜配合更增强了这一效果。

黑木耳被称为"素中之荤"，味道鲜美，营养丰富，可素可荤，营养价值极高。它的主要成分是蛋白质、脂肪、磷脂、糖与钙、磷、铁等矿物质。中医学认为，黑木耳具有活血与止血的作用，并有补气血、滋补强壮、通便的功效，对胆结石、肾结石、膀胱结石等内源性异物有比较显著的化解作用，经常食用可预防脑出血、心肌梗死等致命疾病的发生。用黑木耳来溶解心血管病人冠状动脉中的粥样斑块，还能克服阿司匹林、华法林、他汀类药物在抗凝的同时容易引起出血的弊端。

与之相配的生姜是一味抗衰老食品。"常吃生姜，长寿健康"。葱能通心阳，所含葱油能扩张血管，增强其弹性，降低血液中的胆固醇、脂肪在血管壁的黏附率。大蒜所含的大蒜油精，能分解血液中胆固醇的结构，增强血管纤维的活性，使动脉内的粥样硬化斑块减少，避免动脉血管内的脂肪沉积。这三种来自自然，不加添加剂、防腐剂的食物，远胜于那些脑白金、黄金搭档之类的保健品。如果我们每天能主动地吃些黑木耳、生姜、大蒜、大葱，体内就会少一些垃圾，提高抗病毒的能力，免疫功能也会提高。这几种食物也是笔者每天都要吃的东西，远比那些"补品"好得多。

230、 8月18日

静坐养生佳话多　现代研究有新说

"生命在于运动"，这是一句流行于全世界的养生话题，但也不可否认静坐的保健作用。有的人喜欢静坐，而且能坚持数十年乃至耄耋之年。这说明，静坐也是养生的一种方法，其养生佳话自古就有。

静坐的历史，可追溯到中国和印度的古代文明史。静坐属于古代导引、吐纳、打坐、练气和气功范畴。战国时期的哲学家庄子享年83岁，是我国清静养生学的代表人物。他提出"清静为天下正"，指出清静就是"平易恬淡""纯粹而不杂，静一而不变"。《神仙传》中提到，养生之祖彭祖善导引、行气，岁至八百。《养生延命录》中引彭祖的话说：经常闭气深呼吸，从早上到中午都是跪坐于地，按摩身体，舔唇咽津。这样做数十次再起身行走，喜笑颜开。孔子的学生颜回经常练静坐，他的境界很高，练得连自己的身子也忘记了。外忘其行，内超其心，委实与大自然融合在一起了。郭沫若在《静坐的功夫》一文中说："静坐这项功夫，在宋明诸儒是很注意的。论者多以为是从禅而来，但我觉得当溯源于颜回。《庄子》上有颜回'坐忘'之说，这怕是我国静坐之起源。"

印度的静坐起源于瑜伽。它是古代印度哲学的流派，至今已有三千多年的历史。瑜伽学说的理论基础是《吠陀经》。它要求自我控制，其基本功也是要求闭目静坐，全身放松，达到身心合一，天人合一，从而达到健康长寿的目的。

静坐功法并不比"动功"省力，省心。它要求人们排除杂念，一心一意使自己的身心放松。唐代名医孙思邈活到114岁，与他日常静坐是分不开的。"四书"之一的《大学》中说："知止而后定，定而后能静，静而后能安，安而后能虑，虑而后能得。"这段话是说，只有入静，才能使思维安而不乱，智慧才能由此而生，灵感才能迸发出来。古代陶渊明如此、王维如此，当代作家冰心老人亦如此。

现代研究认为，静坐会使人的精神进入超觉意识状态，其内心会变得非常平静，并能对环境发出轻快而协调的波，人们称之为"静坐效应"。科学家还发现，静坐时耗氧量减少，心跳和呼吸变慢，肌肉放松，微循环得到改善，脑血流量增加，血压下降，自主稳定性提高，脑电图高度有序，血中肾上腺皮质激素降低，催乳激素升高，这些变化都有利于健身防病，抗衰老。

但静坐不可过分追求，如果长时间处于极度安静状态，不与他人接触，不与大自然接触，把自己封闭在一个小圈子内，健康状况反而会下降，更谈不到健康长寿了。所以静坐要有度，益于健康就是"度"，否则，就会妨碍健康。

231. 8 月 19 日

陈抟老祖睡觉多　解疑送上对御歌

陈抟（871—989年），字图南，自号扶摇子，唐末五代四川安岳人。在中国道教史上，陈抟占有极其重要的地位，道教徒尊称他为"陈抟老祖"。五代后晋天福年间，陈抟回到四川，听说邛州天师观高道何昌一会锁鼻术，一睡就是1个多月。于是虚心向他求教，终于学会锁鼻术。所谓锁鼻术，又叫"锁鼻息飞精"之术，是气功中高深的内丹修炼术。陈抟将锁鼻术与他原有的气功配合修炼，终于练成"睡功"。这个时候，陈抟以"善睡"闻名，而且一睡百余天不起，因此人们叫他"睡仙陈抟"。

传说周世宗怀疑陈抟是否有什么特异功能，曾把他关在房中，1个月后发现，陈抟仍在熟睡中。陈抟为了解除周世宗的怀疑，献《对御歌》一首。文曰："臣爱睡，臣爱睡，不卧毡，不盖被；片石枕头，蓑衣铺地。震雷掣电鬼神惊，臣当其时正酣睡。闭思张良，闷想范蠡，说甚孟德，休言刘备，三四君子，只是争些闲气。怎如臣，向青山顶上，白云堆里，展开眉头，解放肚皮，且一觉睡，管甚玉兔东升，红轮西坠。"细细读来，这是多么潇洒的一曲"睡仙歌"！

陈抟的睡与众不同，他表面似睡，实际上是在进行一种高深的气功功法。道教称这种功法为"蛰龙法"，类似地龙（蚯蚓）入蛰的状态，又称为"胎息法"。陈抟曾经对弟子们讲述这种功法的奥妙。他说，世俗之人，迷失于宦海情场，声色名利毁其精神，美酒厚味伤其心志，即使在睡眠中，也无安宁之时。相反，道德高尚、气功精湛的人，虽在梦中，神息相依，心宁如水，自然能够长寿。

陈抟的睡功达到极高境界，他可以数日或数月不饮、不食、不动，脉搏似有似无，但面部依然红润有光，不要说常人，即使是一般气功家也难以达到如此境界。

睡眠对于人的健康非常重要。人的一生中约有1/3的时间是在睡眠中度过的。要保持正常的睡眠，良好的心态是第一位的。前人言"先睡心，后睡眼"讲的就是这个道理。那种靠服用镇静安眠药来维持睡眠的方法是不可取的。

国医大师任继学认为午休不可少，任老每天于午饭后要睡一个午觉，这个习惯40年不改。他认为，中午是阴阳交换期，子午线交换，任脉与督脉交换。从经络上讲，阴维阳维、阴跷阳跷都需要调养一下。午休时间一般半个小时到一个小时即可，过长了对晚上睡眠不利。

232、 8 月 20 日

耄耋诗人名陆游　诗篇读来有感受

号称"小李白"的南宋诗人陆游，由于养生有方，享年85岁，这在当时可谓高寿之人。

陆游从青年时就非常注意锻炼身体；到了中年，学得道家养生与气功的法术，并身体力行；晚年退居故里，种菜、采药、养花，悠然自得。一生虽然坎坷，可寿至耄耋。他有什么秘诀？我们从他的诗篇中可以找到答案。

一、愿公垂意在尊生

陆游受其祖父的影响，喜读道家书籍。他在江西南昌做官时，常到万寿观走动，与道人聊天闲谈，还阅读一些道家著作。尤其对唐代气功家司马承祯的《坐忘论》《天隐子》趣味深厚。他练气功非常认真，"鹤躯苦瘦坐长饥，龟息无声惟默数"。练功的效果也非常明显。他67岁写道："白头渐觉黑丝多，造物将如此老何""阅尽辈流身独健。"他对唐代孙思邈提出的"灯用小炷"的养生思想颇为欣赏。这种养生思想就是要爱惜自己的生命，不要透支太多。他的词作"长相思"与"破阵子"中多次提到"从今心太平""心闲心太平"。他的挚友范成大有病时，他去看望，特劝其注意养生，即"愿公垂意在尊生"。他认为，养生"毕世不可须臾离"。他是这样说的，也是这样做的，所以才会延年益寿。

二、归耕幸得安山林

陆游65岁以后归居家乡，他生命的最后20年是在故乡度过的。家乡风景优美，环境宜人。他到地里栽桑种麻，种菜采药，劳动使他的精神有了寄托，锻炼了筋骨，延缓了衰老。他还注意起居卫生，自己设计的房屋冬暖夏凉。他在房屋的四周栽种花草，怡养情操。他还特别注意劳逸结合，吃饭"少饱为止，不必尽器"。他得意地说："我今余年忽八十，归耕幸得安山林。"他的晚年积德行善，为百姓采药治病。他写诗道："驴肩每带药囊行，村巷欢欣夹道迎，共说向来曾活我，生儿多以陆为名。"他对药物的作用亦不尽相信，他很注重心理养生，相信推拿，临终前几天还进行了按摩浴。

三、忍字常须作座铭

陆游的一生婚姻受挫折，仕途不顺利，多次被罢官，屡不得志。但他却能以乐观的态度对待这一切。在困难面前，他以"忍"字对待。他说："忍字常须作座铭。"认为"少忍则理长"，并决心"扫尽世间闲杂欲"。他的"忍"并非忍气吞声，而是以顽强的态度应对。对于官场的尔虞我诈，他不屑一顾，"纷纷谤誉何劳问"，坚持"莫厌相逢笑口开"。对于生活的艰辛，他还唱出"昨夕风掀屋，今朝雨淋墙，虽知柴米贵，不废野歌长"的欢歌。

233. 8 月 21 日

长寿秘诀有三宝 手脑并用是关键

记者从 2001 年 3 月到 2008 年 4 月，对百岁寿星孙克洪进行了 4 次跟踪调查。记者走进孙老家后，孙老从卧室走到客厅，握着记者的手说："我们是老朋友了！"

孙老于 1898 年 1 月出生在山东牟平县农村，当过选煤工，后来从事商业工作，1970 年退休。到记者采访时，他已是 110 岁的高龄老人。记者通过采访，归纳出孙老的长寿之道有三点。

一是手脑并用。

孙老爱动脑子，读书、看报是他最大的爱好。长期坚持读书，使他的脑细胞不断得到"营养"，增强了大脑的活力。他能随口说出《三国演义》"捉放曹"的故事。他还爱干动手的活，坚持每天上、下午各用 1 个小时双手剥花生，以刺激心、肝、脑，并可起到按摩作用。大脑是人的"总指挥"，大脑保护好了，如同有了健康长寿的"总开关"。

二是散步、晒太阳。

孙老自退休后，坚持每天上、下午各散步 1 小时。每次散步他都手提一个小马扎，散步后找个向阳的地方晒太阳。他晒太阳的时间是上午 9～10 时和下午 3～4 时。这两个时间段的太阳光不是太强烈，不易晒伤皮肤。而且紫外线可以把人体皮肤中的维生素 D 转化为维生素 D_3，促进钙的合成，可以预防骨质疏松症。

三是幸福感。

孙老对自己的生活十分满意，他的老伴虽已去世，但 3 个儿女都很孝顺。政府发给他生活补贴，逢年过节不断慰问，他逢人便说："我现在活得真幸福！"孙老经常保持着"满足感""幸福感"，心情一直处于愉悦状态，身心怎能不年轻呢！

234、 8 月 22 日

苦闷乐观寿迥异　李贺怎比白居易

唐代时期，人的寿命虽然比东汉增添了 5 岁，但人的平均寿命只有 27 岁。因此，著名诗人杜甫有"人生七十古来稀"之说。白居易亦有"世间七十老人稀"的感叹。唐代知名度较高的诗人，平均寿命只有 58.8 岁，而年过七十岁的只有 7 人，白居易是其中一位。白居易所以能够长寿，是与他的乐观豁达、心情平和有着密切关系。

苦闷与乐观是两种不同的心理状态，苦闷使人短命，乐观使人长寿，古今皆如是。以唐代诗人李贺与白居易为例，足以说明之。李贺 26 岁即亡，仅写了 241 首诗；白居易活到 74 岁，写了三千多首诗，相差如此之大，何因？

据史料记载，白居易自幼多病，但他没有悲观失望，而是乐观地对待体弱、多病，以及人生的种种不平，故给自己取个"乐天"的雅号。而李贺当了个小官，却闷闷不乐，十分苦恼，把"活够了"的情绪挂在脸上。

白居易一生，豁达大度，不计较官位，不计较薪禄，他几次遭谪贬，从不忘健身自强。故有"枕上愁烦多发病，府上欢笑胜行医"的自勉诗。而李贺对待帝王无道，则日日愁闷，郁郁寡欢，发出"柳暗花残愁杀人"的悲叹。

白居易经常徒步游览名山大川，在大自然中，吸取新鲜空气，陶冶情操。"兴尽下山去，知我是何人"，其心境达到忘我的升华！他听到诽谤不怄气，听到赞扬不过喜，他的座右铭是"闻毁勿戚戚，闻誉勿欢欢；自顾行何如，毁誉安足论"。而李贺却相反，他经常感叹世事，郁闷、烦恼缠身，把功名当成包袱背起，念念不忘"只要才华显露，终会获得成功"。

同一个时代，同样有才华，为什么两个人寿命迥异呢？不是吃得好与不好，不是官大官小，也不是生活环境安逸与否，而是心理状态有不同。一个豁达，一个狭隘；一个自强我身，一个郁闷缠身。这样两个人，其寿命自然是不一样的。

235. 8 月 23 日

处暑犹如秋老虎　养阴润肺睡眠足

处暑是二十四节气中第十四个节气。

"处"的含义是躲藏、终止的意思。顾名思义，处暑就是暑天将要结束。但这个时候的天气之热并不亚于暑夏之季，处暑过后大约还要经历18天的流汗日。前人称："处暑十八盆，谓沐浴十八日也。"这就是人们常说的"秋老虎，毒如虎"的节气。

处暑已进入秋季，"秋令主燥"，肺气主之。此节气的秋燥属温燥，温燥易伤肺胃之阴，其发病特点是上呼吸道感染比较多，如见发热、头痛、干咳无痰或少痰、咽喉干燥、鼻干唇燥、口渴、舌苔白而燥、舌边尖红赤等。如患有支气管扩张、肺结核等，进入处暑，应当多加自我保护。

进入处暑要防止秋燥的干扰，做好自身保健非常重要。老年人要注意两个问题：

一是良好的睡眠：预防秋燥首先要确保充足的睡眠和睡眠的质量。良好的睡眠可以使人消除疲劳，恢复精力。睡眠分为四期，即入睡期、浅睡期、中度睡眠期和深度睡眠期。如果能正常地进入睡眠四期，则人的大脑就会得到充分的休息，第二天就能保持最佳的精神状态。可以以平和的心态对待一切事物，以顺应秋季收敛之性，避免秋燥的干扰。老年人在此季节，要养成午睡的习惯。古代养生学家说："少眠乃老人之大患。"《古今佳言》认为，老年人宜"遇有睡意则就枕"。古人强调子午觉，即每日子时、午时睡觉。子午之时，阴阳交接，盛极而衰，体内阴阳气血失衡，此时睡觉，以待气血恢复，阴阳平衡。研究认为，老年人睡子午觉，可降低心、脑血管的发病率。

二是科学的饮食：秋天温燥，空气中相对湿度下降，人们会感到皮肤干燥，鼻腔干燥，口咽干燥，大便干结。这个时候要多吃一些多汁的蔬菜与水果，如黄瓜、冬瓜、芹菜、菠菜、芝麻、百合、胡萝卜、白萝卜、秋梨、西瓜、苹果、莲藕、葡萄、荸荠、甘蔗、柑橘、香蕉、菠萝、罗汉果等。处暑的最佳时令水果是梨，古人称梨为"百果之宗"，具有增进食欲、帮助消化、清心润肺、降火生津、滋肾润肠等功效。再如牛奶、豆浆、鸭汤、蜂蜜、米粥、面汤、果汁等亦是适令之品。食疗方如白梨粳米粥、百合银耳粥、百合莲子冰糖粥、菠菜豆腐汤、秋梨膏等，可随个人所好而选用。

中成药也有预防秋燥的功效，常用的如大补阴丸、琼玉膏、桑菊感冒片、二母宁嗽丸、养阴清肺膏、麦味地黄丸等。

236. 8月24日

华池之水在舌端 吞津咽液可驻颜

口腔中的唾液有"华池之水""金津玉液""玉泉"之称。清代医学家程钟龄在《医学心悟》中说："华池之水，人身之金液也，敷布五脏，洒陈六腑，然后注之于肾而为精。"中医学认为，口中之唾液乃气血所化，与肾精的亏盈和脾的运化密切相关。它有灌溉脏腑、滋润肌肤、流通百脉之功效，是补养后天、滋润先天的必要物质。

古人对唾液非常重视，李时珍说："唾津，乃人之精气所化。"又说："人舌下有四窍，两窍通心气，两窍通肾液。心气流入舌下为神水，肾液流入舌下为灵液。"清代沈金鳌也说："唾为肾液，而肾为胃关。"可见，舌下之津液与心、脾、肾功能关系密切。

现代医学认为，唾液是人体不可多得的营养物质。化验表明，唾液中水分占99.4%，黏蛋白、球蛋白、氨基酸、淀粉酶、溶菌酶、生长激素及钙、钠、钾等占0.6%。虽然这些物质比较少，却有着辅助消化、润洁口腔、抗菌消炎、止血疗伤等作用。近年来报道，经常吞咽津液，对慢性咽炎、慢性扁桃体炎、口腔溃疡、胃及十二指肠溃疡等疾病有良好的治疗与预防作用。

吞咽唾液的方法：凌晨3~5时（即寅时），面向南立，凝神静心，微微闭目，排除杂念，舌舐上腭，然后从丹田提气慢慢上行，以意念诱导舌下生津，待口内充满津液，再缓缓呼气，将满口津液徐徐咽下，以意念送至丹田。如此反复多次，做到炼精化气，炼气化神。如果长年坚持不懈，可以收到精盈、气足、神全的功效。

为什么要在早晨寅时开始呢？因为寅时是手太阴肺经气血流注旺盛之际，服食玉泉，有金水相生、增强肺气、补益肾水之功。现代研究亦认为，在凌晨4时左右，人体血液中的17-羟皮质酮开始增加，此时通过唾液的分泌，可以加速肾上腺皮质酮的作用，改善机体内各种器官的功能，促进人体的新陈代谢，增强机体的抗病能力，延缓细胞的衰老，从而达到健身防病、延年益寿的目的。

有诗赞云："白玉齿边有玉泉，涓涓育我度长年。华池之水在舌端，吞津咽液下丹田。炼精化气无凝滞，百日功夫可驻颜。"

237、8月25日

田园诗人陶渊明　不为五斗米折腰

晋代陶渊明（365—427年），字元亮，名潜，浔阳柴桑（今江西九江）人，曾做过州祭酒、镇军参军、建威参军和彭泽令，41岁由彭泽令上辞官归隐，直至去世。陶渊明是一位著名的田园诗人，他的许多诗句反映了他对大自然的热爱和他安贫乐道、悠然自得的养生思想。他的《饮酒》诗篇是组合诗，有20首。其中《结庐在人境》列第五首，重点写他远离世俗、超然物外的心态，以及沉醉于美好自然中的愉悦情感，是他田园诗的代表作。

诗云："结庐在人境，而无车马喧。问君何能尔，心远地自偏。采菊东篱下，悠然见南山。山气日夕佳，飞鸟相与还。此中有真意，欲辩已忘言。"

诗中说，造屋虽在人境，与老百姓生活在一起，但没有车马的喧闹，也没有世俗的应酬来打扰。若问我如何能够在人间隐居，却不受世俗的干扰？那是因为我摆脱了世俗的束缚，所以虽然居住在喧闹的人世间，也仿佛居住在偏远之地。采菊在东篱之下，悠然自得地望着南山。那山的气象在黄昏的时候，显得更加美丽，远飞的鸟儿结伴而还。在这种环境中，感受到自然的乐趣，想说出它的真意，却忘记了用什么样的语言。

陶渊明"不为五斗米折腰"，弃官而归，远离了车马喧闹之地，不为功名利禄所缠。"采菊东篱下，悠然见南山"，虽然已是夕阳西下，但晚霞和山色更加美丽。那些自由飞翔的鸟儿结伴而归，人生不也应该如此吗！陶渊明住在田园乡村之中，无世俗之缠绕，无官宦之烦恼，也是调摄情操、颐养天年的一种好方法。

238. 8 月 26 日

南瓜益气润肺脏　平喘驱虫降血糖

南瓜是一年生植物，起源于中美洲的墨西哥和危地马拉。人类栽培南瓜已有2000多年的历史，广泛分布于世界各地。

南瓜具有益气润肺、止咳化痰、驱虫解毒、平喘以及降血糖的作用。南瓜既可作食，又可做菜，又可入药，是非常受百姓欢迎的食用性植物。南瓜作为食物，适于糖尿病、前列腺肥大、动脉硬化、胃黏膜溃疡、蛔虫病、下肢溃疡等病人食用。若有黄疸、脚气病、痢疾、脾虚腹胀者，则不宜食用。

据陈存仁《食疗食补全书》记载，南瓜蒂可以平喘，治疗小儿痰多的哮喘非常有效。可用南瓜蒂10个，洗净，焙干，研末。发作时，取南瓜粉3克，用水调成糊状，服下。3岁小儿日服2次（每次3克），8岁小儿日服3次，20岁日服5次。服后有强烈催吐作用，若在将吐未吐之时，痛苦非常，心中懊恼，此时饮温开水1～3杯，则即刻呕吐。因气管痉挛而发生的哮喘，即可停止，并可减少发作次数，若再发，可再服，逐渐会减少为两年复发1次。若第1次服后没有呕吐反应，则说明此药无效，不必再服。若服后呕吐剧烈，不能忍受，再次服用应适当减量。所以服用量与次数，应有医生指导，不宜自行服用。

南瓜富含蛋白质、钾、磷、钙、铁、锌、钴、糖类、淀粉、胡萝卜素、维生素 B_1、维生素 B_2、维生素 C 等。由于它含有糖类、淀粉、胡萝卜素等营养物质，所以中国老百姓在饥荒年份，常以南瓜代饭，故又名"饭瓜"。

最近几年，民间流传着一种说法，"吃南瓜可以降血糖"。由此而引起许多患糖尿病的人争吃南瓜，认为吃得越多越好，但效果并不如意。试问南瓜对糖尿病是否有作用呢？

研究表明，南瓜果实含有一种营养物质，名果胶。果胶能调节胃内食物的吸收速率，使糖类吸收减慢。它还能与体内多余的胆固醇结合在一起，使胆固醇吸收减少，血胆固醇浓度下降。可溶性纤维素能推迟胃内食物的排空，控制饭后血糖上升。由此看来，南瓜的降糖作用是肯定的，问题是如何食用。南瓜的含糖量与其品种和成熟度有关，其含糖量3%～15%不等，吃200克南瓜相当于吃50～80克米饭。如果饮食中选择南瓜，就要扣除一部分主食，这样就不必担心血糖升高了。

南瓜有老、嫩之分。从营养学上讲，每100克南瓜含水分91.9%～97.8%（老瓜低、嫩瓜高），碳水化合物嫩瓜1.3%～5.7%、老瓜15.5%，胡萝卜素0.57～2.4毫克（老瓜比嫩瓜高1倍），蛋白质嫩瓜0.9克、老瓜0.7克，钾181毫克，磷40毫克（老瓜比嫩瓜高两倍），膳食纤维的含量老瓜略高于嫩瓜。

总之，老南瓜是粮，嫩南瓜是菜，糖尿病患者应吃嫩南瓜，不吃老南瓜。

239. 8 月 27 日

望梅止渴传到今　敛肺涩肠收汗阴

在世界华人界，只要提到"望梅止渴"，无人不知，无人不晓。

相传在三国时期，曹操率军南下。行军途中，天气酷热，沿路又没有水喝，人人口干舌燥，难以忍受，直接影响着官兵的志气。曹操看到这里，眉头一皱，对众将士说："大家要忍着点，前边就是一片梅林。"将士们听说是梅林，顿时想起梅子的酸味，个个流出了口水，从而忘记了干渴。从此"望梅止渴"就成了脍炙人口的成语典故。

梅子，在我国已有三千多年的栽培历史。它是初夏的一种水果，与枇杷、红杏、杨梅差不多同时成熟，故有"南梅北杏"之说。

梅子含有丰富的蛋白质、脂肪、碳水化合物和多种无机盐，还含有苹果酸、琥珀酸、柠檬酸等物质，具有明显的抗菌作用，对痢疾杆菌、大肠杆菌、绿脓杆菌、霍乱弧菌、结核杆菌和各种皮肤真菌等均有抑制作用。

梅子是一种水果，经过加工，可以制成果酱、果汁、果酒、蜜饯、饮料等。若在农历五月立夏前后梅子将成熟时采集青梅，经烟火熏制，干燥后变成黑褐色，即成乌梅。乌梅是一味传统的中药，早在东汉时期，医圣张仲景在他的《伤寒论》里就有乌梅丸的记载，用以治疗蛔虫所致的蛔厥。

乌梅，味酸性温，无毒，具有敛肺止咳、涩肠止泻、敛阴止汗、利胆排石的功效。还有人用来治疗糖尿病。以下介绍几款验方，供读者参考使用。

一、久咳不止

乌梅 10 克，杏仁 10 克，姜半夏 10 克，罂粟壳 5 克，炙甘草 5 克。水煎服。

二、肺虚盗汗

乌梅 10 克，糯稻根 1 把，浮小麦 30 克。每日分 2 次，水煎服。

三、糖尿病口渴

乌梅 10 克，天花粉 15 克，葛根 15 克，麦冬 30 克。水煎服，1 日 1 剂。

四、久泻久痢

乌梅 10 克，诃子 15 克，炒白术 15 克，石榴皮 15 克，肉豆蔻 10 克。水煎服。

五、蛔虫腹痛

乌梅 10 克，榧子 20 克，使君子 10 克，黄连 5 克，干姜 5 克，吴茱萸 3 克。水煎服。

乌梅是一味酸味药物，患溃疡病及胃酸过多者不宜使用。

240. 8月28日

人生在世烦恼多　快活无忧驱病魔

明朝铁脚道人写了一本书，书名为《霞外杂俎》。书中有两张药方流传至今，读后令人回味无穷。

第一张药方是快活无忧散。

药物：除烦恼，断妄想。

制法：上两味各等份，研为极细末，用清静汤送下。此方不寒不热，不苦不辛，可自我求之，自我得之。

服法：凡用此药，先要洒扫一静室，窗棂虚朗，前列小槛，栽花种竹，贮水养鱼，室中设一几一榻一蒲团，每日跏趺（佛教徒的一种坐法，即盘腿而坐，脚背放在大腿上）静坐，瞑目调息，将前药服之三炷香之久，任意所适，或散步空庭，吟弄风月，或展玩法帖名画，或吟古诗二三首，倦则饮苦茗一杯，久久觉神气清爽，天气泰然。

第二张药方是和气汤。

药物：先用一个"忍"字，后用一个"忘"字。

制法：上两味和匀，用不语唾液送下。此方先以忍字，可免一朝之忿也；继以忘字，可无终身之憾也。

用法：服后要饮醇酒五七杯，使醺然半酣尤佳。

人生在世，烦恼多多。究其原因多缘于欲望。欲望亦有多种，这里所说的欲望，乃指超出个人能力的"名"与"利"。这种欲望若不加以疏导、解脱，郁积而久，就会伤及脏腑，导致心身疾患。诸如冠心病、高血压、溃疡病、更年期综合征、恶性肿瘤、精神病等都与烦恼郁闷、欲望不达有关。

以上两张"药方"虽属无药之方，但其作用却不可低估。唐代长寿老人张公深得其道，他以自己的亲身体会写了一首《百忍歌》。歌中道："忍是大人之气量，忍是君子之根本。""能忍贫亦乐，能忍寿亦永。"谚语"沉默是金"，百姓话"能忍是福"，亦是强调"忍"的能量。这里所说的"忍"，并非对错误的东西去忍，而是对于个人的欲望要"忍"字当先。如果一个人以对社会奉献为先，以帮助他人为先，以顾大局、求和谐为先，以求知识、学技术为先，那他就不会有什么烦恼，或者有了烦恼，很快就会自我解脱。

希望那些烦恼多多的人，迈开步伐，走进社会，走进大自然，走进知识的海洋，将"烦恼"二字丢到脑后，这样快乐就在你的面前。

241．8 月 29 日

辨析中风先兆症 提前预防不误时

1. 眩晕

有眩晕发作史，但近期发作频繁，且逐渐加重，或突然眩晕，视物旋转，如坐舟车，几秒钟后恢复正常。这种现象称"小中风"，即中风先兆。一旦发生，应及时到医院就诊，以防中风发生。

2. 突然眼睛发黑

一只眼睛突然发黑，看不见东西，片刻又恢复正常，医学上称为"单眼一次性发蒙"，是因为脑缺血引起视网膜缺血所致，是中风的先兆之一。

3. 手指麻木

手指麻木是临床常见症状，如糖尿病、颈椎病都可以见到手指麻木，但如果是40 岁以上的中年人，且患有高血压病，突然出现手指麻木，应警惕中风的发生。

4. 嗜睡

如果中老年人出现不明原因的嗜睡，很可能是缺血性中风的先兆。据统计，大约有75.2%的人在中风前有嗜睡症状。

5. 鼻出血

中老年人患有高血压病，鼻出血则是中风的先兆。高血压病人在鼻出血反复发作后 1~6 个月，约有50%的病人发生脑出血。

6. 说话吐字不清

说话不灵或吐字不清是大脑供血不足引起的语言障碍，有的人不大注意，认为是"老了"。实际上，这是语言中枢失灵所造成的，应积极到医院诊治。

7. 舌痛

老年人无明确原因的舌痛多是微循环障碍引起的，也可能与血液黏度有关。因此，对于舌痛的出现要仔细检查，不要认为是"小疾"而不予理睬。

8. 哈欠不止

高血压病人反复打哈欠是脑动脉硬化加重的反映，应到医院进行积极诊治。

9. 呛咳

少数高血压病人在发生中风前会出现喝水或进食时呛咳。这是因为脑缺血引起吞咽神经受损，导致咽部感觉丧失使食物或水误入气管所致。

10. 精神状态改变

有的人患中风病前性格会有改变，如性格温和的人会变得多语急躁，好发脾气；性格急躁的人，会变得沉默寡言，问而不答，这些均与脑缺血有关。

242. 8月30日

茄子味美性甘寒 清热凉血消瘀斑

茄子原产于东南亚一带，西汉时传入中国，至今已有两千多年的栽培历史了。唐代，茄子被称为"落苏"，意为熟食茄子如同品尝酪酥一样绵软可口。茄子是夏秋季节的时鲜蔬菜。俗话说："立夏栽茄子，立秋吃茄子。"茄子可以说是大众菜、百姓菜。

茄子从颜色上看，有紫色、黄色、白色、青色四种；从形态上看，有球形的圆茄子、椭圆形的灯泡茄子和长柱形的线茄子。茄子是菜亦是药，李时珍的《本草纲目》就记述了茄子主治"寒热，五脏劳"。茄子的茎、叶、根均可入药，入药以黄色茄子为佳。

茄子味甘，性寒，入脾、胃、大肠经。具有活血化瘀、清热消肿、宽肠之效，是治疗肠风下血、热毒疮肿、冻疮皲裂的良药。茄子含黄酮类化合物，具有抗氧化功能，可防止细胞癌变。同时也可以降低血液中的胆固醇含量，预防动脉硬化，调节血压，保护心脏。紫皮茄子对高血压、咯血、皮肤紫斑等有益。茄子能散血消肿宽肠，患有大便干结、痔疮出血及湿热黄疸的人，多吃茄子对解除病痛有一定帮助。

茄子的营养也很丰富，含有蛋白质、脂肪、碳水化合物、维生素以及钙、磷、铁等多种营养成分。特别是维生素P含量很高，每100克中含750毫克，这是许多蔬菜、水果望尘莫及的。维生素P能增强毛细血管弹性，降低毛细血管脆性及渗透性，防止微血管破裂出血，并有预防败血病以及促进伤口愈合的功效。

老年人动脉硬化以后，毛细血管容易破裂，面部、手背皮肤可以看到瘀血斑，这种血斑时间久了会变成紫色，呈点状或片状。这种毛细血管破裂形成的紫斑，在皮肤上并无大碍，如果出现在脑颅就会导致脑出血，从而危及生命。要防止毛细血管破裂，最好是吃茄子，因为茄子中所含的维生素A、C和B族维生素，维生素P可以抵御毛细血管破裂。因此，中老年人以及患有心血管疾病或高血脂者应常吃茄子。

吃茄子的方法有多种，如可以炒、烧、蒸、煮，可以凉拌，也可以做汤，但油炸茄子不适宜老年人，而且茄子性寒，患有慢性腹泻或虚寒型胃溃疡的人不宜食用。

243. 8月31日

菜篮子里有良药 虽是小方便利多

民间有一句俗语："拾到篮里都是菜。"这是指勤俭过日子而言。医生说："菜篮子里有良药。"这是指药食同源。不少蔬菜都是良药，随手拿来，可以疗伤祛病，以解燃眉之急。

（1）鼻出血：藕节捣碎，取汁饮之，余汁滴鼻。

（2）冻疮：生姜放在热灰中煨热，切成片，搽涂患处。

（3）湿疹：苦瓜捣烂，敷于患处。

（4）口疮：茄子蒂烧焦，研为末，涂于患处。

（5）牙痛：独头蒜煨热，趁热敷于痛处，凉则换之。

（6）小儿消化不良：胡椒粉1克，敷于脐部，胶布固定，隔日1换。

（7）前列腺炎：绿豆芽捣碎取汁，加入白糖，调匀饮之。

（8）产后缺乳：鲜藕500克，捣汁，炖热，饮用。

（9）脱发：紫菜、海带做菜，交替食用。

（10）绦虫：南瓜子炒熟，去壳食用。不拘数量，服用10余天，见效。

（11）小儿咳嗽、咳痰：丝瓜、白萝卜煮汤，加蜂蜜，饮用。

（12）美容：黄瓜去皮，切片。以1∶10的比例用热牛奶浸泡，放凉后过滤得到黄瓜美容奶，早、晚各搽脸1次。

（13）老年斑：将鸡蛋壳中剩余的蛋清涂于老年斑上，每天两三次。1周后见效。

（14）产后腰痛：黑豆，用白酒浸泡1夜，第2天用热锅炒熟，不加盐，食之。

（15）痢疾便血：马齿苋150克，粳米60克，加水煮粥，空腹食用，亦治湿热腹泻。

（16）老年慢性气管炎：海带泡发后，切成丝，用开水焯两次，滤去水，加入白糖，拌食，早晚各1小盘，连吃1周，会有明显效果。

（17）预防老年痴呆：黄花菜20克，牛心100克。黄花菜洗净，切段；牛心切片，共放锅内煲汤，调味即可食用。

（18）高血脂：芹菜根10个，洗净捣碎；大枣10枚，水煎服。10～20天为1个疗程。

（19）风寒感冒：葱白3寸（切碎），生姜5片，红糖少许，沸水冲泡。趁热饮之，微微汗出为宜。

（20）水肿：鲤鱼1尾，与葱白、蒜头煲汤；或鲤鱼1尾，加入黄芪、党参、草薢适量，煲汤；或鲤鱼1尾，加赤小豆、花生适量，煲汤，治疗水肿，极为有效。

244. 9月1日

营养丰富润肺燥　通便美容话蜂蜜

提起蜂蜜，老幼皆知。它是一味很古老的药食两用的食品。早在《神农本草经》中就有记载，说它能治病，又能养生。明代李时珍说："蜂蜜入药之功有五，清热也，补中也，润燥也，解毒也，止痛也。生则性凉，故能清热；熟则性温，故能补中；甘而和平，故能解毒；柔而濡泽，故能润燥；缓可以去急，故能止心腹肌肉创伤之痛。和可以致中，故能调和百药，而与甘草同功。"

蜂蜜又称食蜜、白蜜、蜜糖，我国大部分地区均产。春、夏、秋三季均可采收。蜂蜜采集百花之精华，营养丰富。它含有丰富的维生素、氨基酸、葡萄糖、矿物质等。据测定，蜂蜜中大约含有35%的葡萄糖，40%的果糖。这两种糖都可以不经过消化作用直接被人体吸收利用。

蜂蜜药性平和，味甘适中，是补虚润燥、营养心肌、保护肝脏、降低血压、防止动脉硬化的佳品。可以用于肺燥干咳、肠燥便秘、胃及十二指肠溃疡、心脏病、高血压、神经衰弱、肝脏病等，还有助于儿童发育，并有润泽、营养肌肤的作用。

民间食用蜂蜜已经有数千年的历史，蜂蜜治病的单验方已有不少。如蜂蜜炖梨治疗咳嗽，蜂蜜外敷治疗外伤，蜂蜜水润肠、润肌肤等。但蜂蜜的种类很多，其作用亦不相同。枣花蜜营养价值高，用于补脾益胃；槐花蜜润肠通便；枇杷蜜治疗干咳；桑椹蜜补肾通便；紫云花蜜养肺润燥；荔枝蜜温中和胃；油菜花蜜养颜润燥；枸杞蜜补肾益精；椴树蜜软化血管。今介绍两款蜂蜜外用的方法。

一、乳头皲裂、手足皲裂

哺乳期妇女易患乳头皲裂，婴儿吮吸时疼痛异常，可涂蜂蜜少许于乳头，能减轻皲裂疼痛。手足皲裂可先用热水浸洗患处，每天涂抹蜂蜜2～3次，晚上睡觉时用塑料袋套住患处，促使其滋润皮肤，加快伤口愈合。

二、面部干涩、长痱子、痤疮

用蜂蜜1份，冷开水4份，稀释调匀，涂于面部，并按摩5分钟。也可取蜂蜜50克，鸡蛋清1个，放一起搅匀，密封于瓶中备用（夏季放冰箱内），用法同前。

服用蜂蜜要注意以下事项：①最好用60℃以下的温开水冲服，以免破坏其营养成分。②尽量不与凉性食物同时服用，以免引起腹泻。③蜂蜜宜在饭前1小时或饭后两小时食用。④不宜与豆腐、莴笋、茭白、生葱、大蒜、韭菜、鲜鱼、酒类等一同食用。⑤患有慢性腹泻、呕吐、湿疹、糖尿病者不宜食用蜂蜜。

245. 9月2日

刮痧疗法须对症　虚弱体质莫盲从

刮痧是我国传统疗法之一，在民间流传已久。

刮痧疗法具有调整阴阳、活血化瘀、舒筋活络、祛风散寒的特点。虽然刮痧是在皮肤部位进行，但它对内脏功能有显著的平衡作用，如肠蠕动亢进者，在其腹部与背部刮痧，可使肠蠕动受到抑制而恢复正常；对其他脏腑亦有调整机能的功效。刮痧的适应证比较多，如内科的感冒、头痛、咳嗽、中暑、腹泻、哮喘、中风后遗症、各种神经痛、胃肠炎、高血压、胆囊炎、糖尿病、便秘、神经官能症、失眠、多梦等；外科的各种软组织疼痛，各种骨关节疾病、落枕、肩周炎、慢性腰痛、颈椎病、腰椎病等；妇科的闭经、乳腺增生等；儿科的营养不良、消化不良、发育迟缓、感冒发热、遗尿等；还可用于亚健康状态、病后恢复、养颜美容、延缓衰老等。

可见，刮痧是有适应证的，并非所有病、任何体质都可以刮痧。哪些病证不适宜刮痧呢？一是有出血倾向的疾病，如血小板减少症、白血病、过敏性紫癜等，暂不宜行刮痧治疗；二是新发生的骨折患部不宜刮痧，待骨折愈合后方可在患部补刮；三是恶性肿瘤手术后的瘢痕处不宜刮痧；四是妇女月经期下腹部或妊娠期下腹部不宜刮痧；五是体质瘦弱、忍耐性很差的人不宜刮痧；六是原因不明的皮肤肿块周围不宜刮痧。

行刮痧术前，首先要对患者的体质作一了解，以便对证刮痧。要对患者讲清刮痧的注意事项，保持房间内的安静。对初接触刮痧的人，手法不要过快、过猛。注意事项为：一是房间内应避风保暖，最好在不通风的房间进行。二是每次刮痧时间不宜过长，刮痧后患者要饮水一杯，以帮助排毒。三是刮痧后不宜用冷水洗刷，3小时后方可洗浴。四是皮肤有化脓性炎症，或局部红肿热痛，或皮肤损伤处，均不宜刮痧。

246. 9 月 3 日

名贵药材罗汉果　止咳润肠清肺火

提起罗汉果，人们就会想起那个圆圆的、大大的、褐色的甜果。

罗汉果是广西特产的药材，在广西分布很广，东起贺州，西至百色，南起浦北，北至龙盛，广西的大部分地区都有出产，尤以桂林地区的永福县和临桂县产量最高，与沙田柚、荔浦芋齐名。在桂林一带，民间用罗汉果治病防病已有200多年的历史。光绪三十一年（1905年）广西临桂县县志上记载："罗汉果大如柿，椭圆中空，味甜性凉，治劳嗽。"近年来，许多中草药书籍都有罗汉果功用主治的叙述。

罗汉果入肺经、脾经，具有清肺止咳、润肠通便的功效。可用于痰火咳嗽、百日咳、咽喉炎、扁桃体炎、急性胃炎、大便燥结，还可缓解声音嘶哑，因此受到教师、歌唱家、演员等的青睐。

罗汉果是一种含有多种营养素的滋补佳品。平均每百克含维生素C 400毫克左右，最高达500毫克，比猕猴桃还要高。另外，罗汉果还含有丰富的蛋白质、葡萄糖、果糖、油脂等。美国研究人员从罗汉果中分离出一种甜度相当于蔗糖300倍的非糖成分。日本科学家认为，罗汉果对各种疾病有效的主要成分可能就是这种比蔗糖甜300倍的新物质。因为罗汉果的甜味是一种非糖成分，因此糖尿病患者可以服用。目前开发的罗汉果食品有罗汉果露、罗汉果糖浆、罗汉果冲剂等，并远销世界各地，受到普遍欢迎。

罗汉果在东南亚各国，风靡已久。那里的人常用罗汉果煎水代茶，以清心寡欲，涤除痰火。所以有"罗汉果，清痰火"之俚语。在饮料店、中药店都有罗汉果出售。

我国南方民间，常用罗汉果作为配料煮汤。如有用罗汉果、西洋参、北沙参、蜜枣煲汤的，也有用罗汉果、生鱼片煲汤的，也有用罗汉果、杏仁、猪肺煲汤的，这些都是清肺理痰为主的验方。如用于慢性咳嗽，可用罗汉果1个，猪肺250克，将猪肺洗净，切成小块，放在锅内炒片刻，至猪肺成咖啡色，加入罗汉果，再加清水，煮沸1个多小时，调味食用，每日1剂，连服3～5日。另外，用罗汉果泡茶，日日饮之，可以润肠通便，是习惯性便秘者的饮用佳品。

247. 9月4日

楚王求仙欲长生　世上焉有不死药

当年楚国国君到处求仙问道，欲求长生不死之药。

有一天，有个客人来到楚宫，奉献不死之药。传达官拿着不死之药走进内宫，迎面碰到一个宫廷卫队的射手。射手问道："你手里拿的是什么东西？"传达官说："是不死之药。"射手又问："可不可以吃？"传达官说："可以吃呀！"谁知射手听了，一把夺过药，塞进嘴里吃了。

楚王知道了，大发雷霆，命人把那个射手推出去砍头。射手托人到楚王面前辩白说："射手是问了'可不可以吃'，传达官说'可以吃'，他才吃的。这不是射手的错，而是传达官的错。而且那位客人说是'不死之药'，可是射手刚吃下去，就要被大王杀死，这说明，这药是催死之药，是客人在欺骗大王。您要是杀了射手，就是要天下人都知道，大王宁愿听任他人在欺骗自己。不如把他释放了吧！"

大王听了这番话，觉得很有道理，就把射手放了。

"不死之药"自古就是皇帝国君梦寐以求的事。其实，世上根本就没有"不死之药"，过去那些王公贵族到处寻找长生不老药，结果一个一个都落空了。当今经济发达了，物质、文化生活也丰富了，人们都想健康长寿。有些人就钻空子，说大话，什么"根治""痊愈""包治"等保健品随之而生。好像高血压、糖尿病、脑中风等疑难病证都可以一扫而光，甚至肿瘤也可以"除根"了。令人惋惜的是，竟然有人上当受骗，不但花了冤枉钱，还延误了疾病的治疗。我们在门诊经常遇到这样的病人，拿着几千元买来的保健品，卖者说得神乎其神，其实打开一看，顶多是个"食字号"，有的就是小米面做的。时代已经进入 21 世纪，再不能重复楚王那类傻事，去寻找或者信任什么"包治"百病的药。遇到此类的事，我们应多向医学专家请教，否则，后悔的事做得多了也会得心病的。

248、 9月5日

古方防风通圣散　一切毒邪皆能排

在中医界有一句俚语，即"有病无病，防风通圣"。"防风通圣"即指防风通圣散，说的是此药既能治病，又能防病。

防风通圣散何以有如此功效？这还要从它的药物组成说起。防风通圣散出自金代·刘河间的《黄帝素问宣明论方》，其组成有18味药物，看似杂乱无章，但仔细分析，却有章有序。其18味药物的功效可以分为六组，依次为：①麻黄、防风、生姜、荆芥四味药，具有发汗解表除风的作用；②大黄、芒硝、甘草三味药，即医圣张仲景调胃承气汤方，具有通腑泻下排毒的作用；③黄芩、栀子、石膏、滑石四味药，具有清解湿热之毒的作用；④连翘、薄荷、桔梗三味药，具有除风解热利咽的作用；⑤当归、芍药、川芎三味药，具有养血活血、提高抗病能力的作用；⑥白术健脾和胃，以助消化，并解湿毒。至于这六组药之间的相互作用，更是难以用几句话说清楚。

从以上药物分析可知，此方发表攻里，可解除风、湿、热、火、水等毒邪，还有增强体质的作用，可排除毒邪，恢复健康。现代药理研究表明，防风通圣散具有抗菌、解热、抗炎、泻下、中和毒素等多种效应，它是通过皮肤、消化器官、泌尿及排泄器官将积滞体内的毒素（汗、大便、小便等）排出体外，从而起到祛邪以达正的目的。凡形体肥胖，特别是腹部，以肚脐为中心，脂肪特别厚实，腹部隆起、膨满痞硬，大便秘结，小便黄赤，脉象有力等均是防风通圣散的应用指征。现代医学的高血压、高血脂、高血糖、顽固性头痛、肥胖、脑炎后遗症、三叉神经痛、扁平疣、急性荨麻疹、春季结膜炎、习惯性便秘、腹部积水、口腔炎、咽峡炎、尿毒症等，都是防风通圣散治疗的病种。

但是防风通圣散与其他药物一样，也有适用禁忌。凡慢性腹泻、胃及十二指肠溃疡、低血压、胃下垂、形体消瘦等都要慎用。

249. 9月6日

可药可食马铃薯 健脾和胃防卒中

马铃薯是外来品，原产于南美洲，我国明代医药典籍中还没有记载，大约到清代才传入我国，因为它极易种植，产量又丰，食用人多，所以全国各地都有种植。

马铃薯是大家熟悉的食品，它的别名有土豆、山药蛋、洋山芋、薯仔等。但它的药用价值却为众人鲜知。它药性平和，具有补气健脾的功效，适于脾胃虚弱、营养不良、胃及十二指肠溃疡患者食用。

马铃薯营养丰富，素有"地下苹果"之称。它的主要成分为糖类，淀粉含量非常高，其所含的蛋白质和维生素C均为苹果的10倍，维生素B_1、维生素B_2、铁与磷的含量也比苹果高得多。从营养学角度上看，马铃薯的营养价值相当于苹果的3.5倍。所含的钾与钙对心脏收缩有显著作用，能防止高血压，并保持心肌的健康。此外，马铃薯能消炎止痛，用于胃痛与便秘，外用治疗湿疹；还是乳腺癌、直肠癌病人的常用食品。

马铃薯是碱性食品，对肉类的副作用有一定矫正作用，每周吃5~6个马铃薯，脑卒中的危险性可减少40%，而且没有任何副作用。

马铃薯有助于减肥。吃马铃薯不会脂肪过剩，因为它的脂肪含量只有0.1%，是其他食物所不能比的。如果把马铃薯当作主食，每天坚持有一餐是马铃薯，对减肥会很有效。

马铃薯是治疗胃及十二指肠溃疡的优良食品。这里介绍一个有关马铃薯的验方。取马铃薯1000克，蜂蜜适量。方法是将马铃薯洗净，切条捣烂（或用绞肉机绞烂），用洁净纱布包裹取汁，放入锅内用大火煮沸，再用文火煎煮，当浓缩至黏稠状时，加入一倍量的蜂蜜，一边加一边搅拌，再用文火煎煮成膏状，冷却后待用。空腹食用，每次1汤匙，1日2次，20天为1个疗程。

马铃薯含有大量不能消化的淀粉，所以马铃薯必须烹食，烹制后的淀粉会转化为糖。马铃薯可以用来烹、煮、炒、烘、炸或碾碎做泥。除了与肉、鱼和禽一起烹调外，还可以同各种蔬菜一起做菜肴。马铃薯以新鲜的食用最好，存放越久生物碱含量越高，过多食用存放很久的马铃薯会影响儿童发育。糖尿病、关节炎病人忌食马铃薯；发芽的马铃薯含多量的龙葵素，对人体有害，可引起恶心呕吐、头晕腹泻，严重者还会造成死亡，禁止食用。

250. 9月7日

白露昼夜温差大　预防哮喘感冒发

白露是二十四节气中第十五个节气。

白露是典型的秋季天气，此时阴气渐重，天气渐凉，空气中的水蒸气在夜晚常在草木上凝成白色的露珠，故名白露。俗话说："过了白露节，夜寒白天热。"说明白露时的昼夜温差较大。

白露是夏秋交替的季节。谚语说："白露勿露身，早晚要叮咛。"意思是说，白露时节，白天虽然温和，但早晚已经转凉，不注意这种变化，就会伤风感冒。

白露时节，支气管哮喘发病率很高。支气管哮喘是一种发作性过敏性疾患，一般分为发作期与缓解期。本病典型发作前常有先兆出现，如咳嗽、胸闷或连续喷嚏等，如不及时治疗，很快就会出现气急、喘息、哮鸣、咳嗽、呼吸困难、多痰，被迫坐起，两手前撑，两肩耸起，额部出汗，严重时口唇与指甲发绀，甚至窒息死亡。一般发作数小时或数天才会逐渐缓解。病情缓解后，与平常人一样。

怎样预防支气管哮喘的发作呢？那就要明确其致病因素。其诱发因素很多，接触过敏源是其一，如植物的花粉、尘土、螨虫、粉尘、动物毛屑、鱼、虾、油漆、燃料等都可引起发病。呼吸道感染是其二，如鼻炎、鼻窦炎、支气管炎、肺气肿等都可引起哮喘。气候的突然改变是其三，一般气候转凉以后发病率较高，但气温较高时，细菌容易繁殖，对支气管哮喘的病人亦不利。精神因素是其四，情绪激动，发脾气，遇事急躁，也容易引发哮喘。

以上致病因素有些是自己明确的，有些是必须经过医院检查才能明确的。所以患支气管哮喘的病人，应当积极地到医院查明致病原因，在明确了致病因素后，才能有的放矢地进行预防。

锻炼身体对支气管哮喘的病人非常重要。有的人担心进行锻炼容易受凉感冒，诱发哮喘的发作，因此不愿意外出活动，这种担心是不必要的。锻炼身体可以增强机体的免疫能力，减少哮喘的发作。只是不要进行活动量太大的运动，有氧运动是必需的，如走步、打太极拳、做八段锦、练气功、做呼吸操、站桩等。

患支气管哮喘的病人饮食要清淡，要减少食盐的摄入。现代医学研究表明，高钠饮食能增加支气管的反应性，许多地区，哮喘的发病率与当地食盐的销售量有关（凡含有食盐的食品，如腌制的各种菜类，亦应计算在内）。

患有支气管哮喘的病人，中成药金水宝胶囊、金匮肾气丸、七味都气丸、蛤蚧定喘丸、支气管咳嗽痰喘丸等都有一定的预防与治疗作用，可以在医生的指导下选择服用。

251. 9月8日

微小血栓莫忽视 多吃生姜西红柿

据统计，约有87%的老年人体内有微小血栓，虽然平素没有明显不适感，但若不采取任何措施，微小血栓越来越多，发生血栓的概率就会增大。防治微小血栓，第一要改变不良的饮食习惯，包括饮食过多、过甜、过咸等；第二要选择合适的锻炼方式，如散步、打太极拳等。这里给大家介绍一些药膳，可减少血栓的形成和发展。

1. 西红柿

西红柿含有大量的抗血栓元素，即黄酮素，可以防止微小血栓的形成。另外，西红柿中的有些成分还可防治血液中血小板凝集，保护血管内皮细胞。西红柿以熟吃最好，也可饮用西红柿汁，每天150毫升左右，不要放盐和糖；但若是维生素C缺乏，应以生吃为好。

2. 老生姜

生姜是最为普通的食品，但它所含的姜粉、姜油酮、姜辣素、姜烯酚、姜醇等物质可抑制血栓素的活性，抑制血小板聚集，防止微小血栓的形成。每日早晨取老生姜1～3片，用沸水冲泡，加盖焖10分钟，空腹温热饮用，每日1次。

3. 淡豆豉

淡豆豉为加工过程中没有加盐的豆豉。药理研究发现，淡豆豉中含有大量能溶解血栓的豆豉纤溶酶，能有效地预防微小血栓的形成。每顿饭食淡豆豉6～10克，连吃两周以上，间断一段时间后可以再食用。对改善大脑的血流量和防治老年性痴呆效果明显。

4. 熟地大米粥

熟地黄中的有效成分可激活纤溶酶原，防止微小血栓的形成，并对已形成的微小血栓有溶解作用，防止形成大的血栓。熟地还可降低血压、胆固醇、甘油三酯，特别适合高胆固醇血症和高血压患者服用。方法是取熟地20～30克，粳米100克，先将粳米煮沸十几分钟，然后再将熟地片或熟地丝放入锅内，再煮十几分钟，即可食用。

5. 橄榄

中医学认为，橄榄味甘酸，性平，有清热解毒、利咽化痰、生津止渴的功效。实验证明，每日嚼食橄榄两次，每次3粒，8周后，可使血小板相互之间黏附性下降，血液中微小血栓数量减少，并可抑制微小血栓体积增大。

252. 9月9日

可以一日无肉吃 不可一日无豆食

我国是大豆的故乡，早在五千年前大豆即是中华民族五大食物之一。汉代刘安发明豆腐制作术以后，豆类食物在我国饮食结构中的地位有所提高。几千年来"青菜豆腐保平安"已成为我国百姓饮食的金科玉律。

大豆被称为"田园里的肉""优质蛋白质的仓库"。大豆含蛋白质40%左右，含脂肪20%左右。大豆蛋白中所含的氨基酸，除氨氨酸含量较少外，其他几种必需氨基酸的含量都较高。1斤大豆的蛋白质约等于5斤玉米的含量，其蛋白质的质量亦优于玉米。所以大豆是一种高蛋白、高脂肪、营养成分较为全面的粮食食物。

"可一日无肉，不可一日无豆"。《黄帝内经》将豆类列为五谷之一，那时称为"菽"。中医学认为，黄豆，味甘性平，无毒，具有健脾宽中、润燥消水、排脓解毒、消肿止痛的功效。可以治疗胃中积热、水毒肿胀、小便不利等。黄豆还可以加工成豆腐、腐竹、腐干、腐乳、豆芽、豆腐渣等，这些都是百姓喜爱食用的食品。以下介绍几个黄豆食用方，供读者参考。

1. 贫血

黄豆、猪肝各100克。先将黄豆煮至八成熟，再放入猪肝，煮熟。每日分3次服用。连用3周。

2. 虚汗

黄豆100克，浮小麦50克，大枣5枚，加水煮汤服用。

3. 高血压

黄豆200克，海带60克，煮汤，加食盐少许，食用。

4. 产后缺乳

黄豆煮熟，每日食用。补益脾胃，补气养血，亦可用于久病体虚。

5. 脚气

黄豆200克，赤小豆100克，白扁豆100克，煮汤饮用，食用当日即可见效。若食后见效不明显，可于次日加入槟榔15克，番泻叶3克，同煮饮汤，便可见效。

另外，如果出现眼睛疲劳，可用醋泡黑豆缓解。黑豆中富含抗氧化成分的花青素和对眼睛有益的类胡萝卜素，还能滋补肝肾，而肝肾的健康又利于改善视力。方法是用平底锅把豆子干炒，等豆子皮崩开以后，再用小火炒5分钟，然后放入干燥的容器中，待凉了以后倒入陈醋泡两个小时，即可食用。

253. 9 月 10 日

教书育人身心劳 劳逸结合疾病少

每年的 9 月 10 日为我国的教师节。由于教师工作压力大，劳动强度大，心理压力大，使得他们容易患消化性疾病、静脉曲张、咽喉炎、颈椎病等。

一、消化性疾病

消化性疾病如慢性胃肠炎、慢性消化性溃疡、胃下垂等。预防和治疗这些疾患，首要的是调整好心态，学会有序的工作与休息，定时定量饮食，戒烟限酒，选择适合自己的运动方式。定期到医院进行有目的的检查。

二、静脉曲张

教师经常站立，会导致下肢静脉内压力增高，久而久之，就会形成下肢静脉曲张，出现下肢肿胀、酸困不适。预防这种疾患，在讲台上避免一个姿势久站，课间休息时可有意地从上至下按摩，以促进血液循环。晚上养成泡脚的习惯。还可以穿医疗弹力袜，以预防静脉曲张。

三、咽喉炎

1. 含漱法

每次含少量的生理盐水，仰头漱口，漱后吐出，每日多次。

2. 噤声法

嗓子感到疲劳时，要注意发声休息，即噤声，尽量少说话，避免对局部的刺激。

3. 清淡法

教师饮食宜清淡，多吃蔬菜、水果，以及汤汤水水。

4. 饮水法

教师饮水可以加一点儿蜂蜜、柠檬、麦冬、北沙参、胖大海、罗汉果等。

四、颈椎病

教师是颈椎病与肩背劳损的高发人群。建议教师在讲课之余伸伸腰，转转头，或做一些保健按摩。

1. 揉捏法

用拇指、食指、中指分别从上至下揉捏颈部两侧肌肉，右手揉捏左侧，左手揉捏右侧，每次 5 分钟。

2. 摩擦法

两手手指交叉，放在颈部后面，来回摩擦颈部，可以连续摩擦 36 次或 72 次，以局部产生热感为宜。

3. 拔伸法

双手十字交叉，放在颈后，用双手掌根对抗后枕部，同时仰头并向上拔伸，使颈部肌肉得到缓解。

254 9月11日

喜来乐妙治鼻衄 寻常大蒜显神功

电视连续剧《神医喜来乐》中有一段杏林佳话，说的是京城王爷患鼻出血，经太医几番治疗，不见好转。王爷用毛巾捂着流血的鼻子责问太医："为什么吃药不见效？"太医振振有词地说："这可是最对证的方子，当年张仲景用的就是这个方子。"王爷要让喜来乐治疗，可太医不同意。王爷说："我下午跟德国人谈国家大事，总不能让我捂着鼻子跟人家谈吧！"太医无奈，便喊喜来乐前来诊治。喜来乐诊过脉说："立马让您止住鼻子流血。"于是叫人找来了两头大蒜，捣成药泥，敷于王爷的两足心，片刻工夫，果然鼻子不流血了。王爷感慨地说："果然是神医啊！真灵！"喜来乐说："我这是土郎中的土办法。"不懂医的人看到这幅画面，对这种土办法的神奇效果必会产生疑问："这是真的吗？"答曰："确实无疑！"

最早记述用大蒜泥止鼻出血的医籍是宋代周应的《简要济众方》。书中云："蒜一枚，去皮，研如泥，作钱大饼子，厚一豆许，左鼻出血，贴左足心；右鼻出血，贴右足心；两鼻俱出，俱贴之。"明代李时珍《本草纲目》中记载：一位妇人患鼻出血昼夜不止，用了不少治法都不见效。李时珍用蒜泥敷足心，即时止血。清代吴尚先写了一本堪称中医外治全书的《理瀹骈文》，书中收载了许多大蒜外敷治病的方法，如大蒜泥敷足心不但可以止鼻出血，还可以治疗腿肚转筋、老人鼻流清涕；敷中脘穴治疗腹胀；敷经渠穴治疗牙痛；敷内关穴治疗疟疾；敷气海穴治疗疝气；敷神阙穴（脐部）治疗大小便不通、鼓胀、泻痢；敷肺俞穴治疗气管炎、春季流行病等。还记载有将大蒜制成药栓，塞肛门治疗虫积腹痛；塞鼻治疗头痛；塞耳治疗喉痹、牙痛。还可以捣泥敷于患处，治疗痈疽、骨折、胁痛、痞块等。古代医家将大蒜泥敷于局部，使局部皮肤发红、发痒或发泡为度，称之为天灸。一般常用于炎症，多在病变远处取穴。如敷涌泉穴（足心）治疗鼻出血、咯血；敷合谷穴治疗扁桃体炎；敷鱼际穴治疗咽炎等。

大蒜泥敷足心止鼻出血是何机理？李时珍在其治疗医案中说："贴足心，能引热下行。"即使热毒从上引之下行，以缓解、消散上部的热毒，从而达到止血的功效。现代研究认为，药物贴敷于体表腧穴，可使机体细胞免疫功能和体液免疫功能大大提高，增强机体抗感染、抗过敏的能力，并可使血液凝血时间缩短，增强止血作用。由此可知，喜来乐的"土办法"，绝不是偶发奇想，而是对传统经验的继承。

八月十五月正圆 中秋节里话团圆

每年农历八月十五为我国传统的中秋节。

根据我国的历法，农历八月在秋季的中间，为秋季的第2个月，称为"仲秋"。八月十五又在仲秋之中，所以称为"中秋"。中秋节有许多名称，因为节气在八月十五，所以称"八月节""八月半"。中秋节的主要活动是围绕月亮进行的，所以又称"月节""月夕"；中秋节月亮圆满，象征团圆，故又称"团圆节"。"团圆节"有许多象征物，诸如圆形的月饼、瓜果和月亮等。

中秋节食品最突出的是月饼。相传中秋节吃月饼的习俗起于唐代。唐高祖李渊和众臣在欢度中秋时，手持商人所奉献的圆饼，指着天上的月亮笑道："应将圆饼邀蟾蜍。"随即将圆饼分给群臣品赏。圆形的月饼寄托着团圆、和谐。中国人自古就追求团圆，古代的许多文艺作品多是以大团圆为结局就是佐证。

中秋节供月的案头瓜果是少不了的，瓜类就有西瓜、香瓜、哈密瓜。此外，还有葡萄、大枣、桃子、苹果、梨、石榴、莲藕等。正因为如此，北京人又将八月十五称为"果子节"。八月十五前后，各种瓜果相继上市，金黄红翠，流香溢彩，亲朋好友，馈赠瓜果，观天赏月，显示出浓厚的团圆气氛。

中秋节的月亮是一年中最圆、最亮的。老百姓说："月到中秋分外明"。这一天晚上拜月、赏月、玩月是民间最主要的习俗。传说中的月亮不仅有宫殿，而且还有人物、树木、动物等。月亮中的人物就是嫦娥。动物有二：一是金蟾，一是玉兔。树木是桂树。传说后羿向西王母求不死之药，结果其妻子嫦娥把不死之药偷来吃了，成仙后奔月。月宫冷冷清清的，嫦娥非常寂寞而向往人间。

宋代文学家苏东坡在《水调歌头》中写道："人有悲欢离合，月有阴晴圆缺，此事古难全。但愿人长久，千里共婵娟。"人的悲欢离合和月的阴晴圆缺，是人与自然的必然规律。人的一生不可能是永远美好的，正像月亮的阴晴圆缺一样，也不可能是永远明亮圆满的。但人的感情与心灵可以是纯洁的、完美的。婵娟指月宫中的嫦娥，又代指月亮。这句话的意思是说，每到中秋节的时候，亲朋好友虽然远隔千里，但可以共赏天上的明月，那也是一种美好的心灵沟通与享受。

256. 9月13日

御医难治慈禧病　郎中献上萝卜籽

旧时说："伴君如伴虎。"御医也是这样，给皇上治病可不是一件容易的事。

有一年慈禧太后做寿时，因其贪食美味佳肴而病倒。慈禧自己不懂医，命御医每天给她熬"独参汤"进补。"独参汤"就是一味人参，是大补之品。慈禧开始服用还有点效果，可是到后来不但无效，反而越来越不对劲，陆续出现头胀、胸闷、食欲不振，还经常发怒、流鼻血。诸多御医看了摇头叹息，束手无策，只好张榜招贤。榜文写道："凡能医治好太后之病者，必有重赏。"榜文贴出第3天，有位郎中面对皇榜细细琢磨，最后悟出太后得病的机理，便将皇榜揭了下来。郎中从药箱内取出10粒黄豆大的药丸，用锦帛包起来呈上，嘱咐1日服3次，每次1粒，要用白萝卜汤送下。还说："若不见效，可到潭柘寺找老衲。"

众太医开始不大相信郎中所献上的小药丸，但说也奇怪，太后服下药丸当天，鼻血止住。第2天，腹胀消除。第3天，太后竟然想吃饭了。慈禧大喜，赐给郎中一个红顶子（红顶子是清朝官衔的标志），还让御医带上银两到潭柘寺向长老表示感谢。见到长老，问其药丸送服为什么要用白萝卜汤？这位长老说："太后的病是由于进补太过，导致脾胃受损。老衲的药丸叫罗汉丸，就是白萝卜籽研末做成的。用白萝卜汤送罗汉丸，其实就是吃大白萝卜，有顺气开郁、消积化食的功效。"这就是当时盛传的"三钱萝卜籽，换个红顶子"的故事。此案众多御医束手无策，竟然被一名走方郎中一药而愈，靠的不是什么猎奇，而是辩证地思索。清代名医余听鸿说道："药贵中病，不论贵贱，在善用之而已。"

萝卜籽，药名莱菔子，是常用的药食两用中药。前人将萝卜、青菜、豆腐视为"人之三宝"。胡萝卜民间又称"小人参"。谚语谓："到了冬腊九，大夫抄了手，吃了白萝卜，百病化无有。"可见，萝卜的功效不可小视。

萝卜籽的作用为消食除胀，降气化痰。古代消食的保和丸、大安丸等中药中都有萝卜籽。据报道，用萝卜籽治疗小儿久咳、小儿顽固性哮喘、厌食症、婴幼儿腹泻等疾患都有满意的效果。其具有抗菌、祛痰、镇咳、平喘功效，可改善排尿功能，降低胆固醇，防止动脉硬化。

257. 9月14日

自制药酒险丧命 专家解读其根由

据报道，河北省一位农民喝了自己配制的药酒，不料饮后险些丧命。经医生检验，元凶竟是药酒中的川乌。最近还听到一则真实的事例，一位好喝酒的人到了朋友家，朋友泡的药酒让他尝一尝，还没有听朋友说完，这位客人就拿起酒瓶咕咚、咕咚喝了几口，结果不到半个小时就昏倒在地，到医院抢救了两天，才清醒过来。一问，药酒里泡的也是川乌、草乌。类似事例近年来屡见报端。川乌含乌头类生物碱，对心脏毒性大。乌头碱对中枢神经有强烈的兴奋作用，直接作用于心肌。它先兴奋后抑制，用量过大会导致心肌麻痹而死亡。川乌中毒后，轻者表现为唇、舌、颜面、四肢麻木、流涎、呕吐、烦躁、心慌、心动过速或心率减慢、肤冷；重者血压下降，肌肉强直，气道痉挛、窒息而死亡。

川乌（包括草乌）必须经炮制后才可入药服用。由于它具有很好的祛风除湿、散寒止痛的效果，所以引得患关节疼痛的人盲目自购服用。川乌的用量是必须遵守《药典》的。《药典》规定的用量是1.5~3.0克，具体使用时必须先煎、久煎，或与其他药物提前加水煎煮1小时以上。这样可以大大降低其毒性，而又不影响其药效。

那么是否可以用川乌配制药酒呢？答案是可以的。但要注意以下几个问题。

1. 必须根据医生的处方去购买，不要自作主张到药店购买川乌、草乌与附子等类药物。

2. 川乌、草乌、附子药酒的配制，包括药量、配制方法，以及服用量等都要请教医生，或在医生的同意、亲自看管下服用。

3. 如果服用川乌类药物配制的药酒而出现口唇麻木等不适症状，应立即到医院进行抢救性治疗，不可拖延时间，以免延误治疗良机。

4. 慢性肾衰、肝硬化、溃疡病、高血压、肺结核、心功能不全等疾患应当禁酒，做到滴酒不沾。

5. 凡用川乌、草乌、附子等具有毒性药物炮制的药酒，必须从小剂量开始服用，确定没有毒副作用时，再逐渐加量。有的病人恨病吃药，一开始就饮用大剂量药酒，这是非常危险的。

6. 出现毒副作用时，可用绿豆60克，黄连10克，甘草15克，生姜15克，水煎后加入红糖，每日饮2~3次；或用蜂蜜25~50克，用凉开水冲服，这些均有一定的解毒作用。

258、 9 月 15 日

宗元巧用仙灵脾　中药伟哥显神力

唐代著名文学家柳宗元曾被贬到永州（今湖南零陵一带）。那是一个偏僻贫瘠的地方，冬天寒冷，夏天酷热。在这样一个恶劣环境下，柳宗元不久就得上了一种病，表现为双腿痿弱无力，走起路来很是艰难，步履蹒跚，行动十分不便。一位老农看到柳宗元的病情，告诉他永州有一种草药，治疗腰腿上的病十分灵验。于是柳宗元找到这种药，自己亲自栽种、采集并加工，且按时服用。结果让他喜出望外，这种看似普通的草药，竟然治好了他的病。这种草药就是仙灵脾。

仙灵脾又名淫羊藿、三枝九叶草，入药用的是它的全草。说起淫羊藿这个名字，还有一段趣闻。据说淫羊藿是山区食草动物的美味佳肴，在西川北部的羊群，每天频繁交尾，被人们称为"淫羊"。然而当时人们并不知道羊群频繁交尾的原因，直到1500年前的陶弘景才道出"淫羊藿"名称的原委。当时人们称豆叶为"藿"，淫羊藿的叶很像豆叶，故称"藿"。陶弘景说："西川北部有淫羊，一日百遍合，盖食此藿所致，故名淫羊藿。"原来淫羊藿这个名字是根据它的功效起的。

柳宗元虽非肾虚阳痿之证，但他所患的下肢痿弱无力也是由肾气虚弱引起的，根据中医学"异病同证同治"理论，取淫羊藿温阳益肾，使腰膝温煦，血脉通畅，所患之苦自然会药到病除。

药理研究表明，淫羊藿有雄性激素样作用，能使动物交尾之力亢进，对肠道病毒有显著抑制作用。我国科学家研究发现，淫羊藿能增强机体非特异性免疫防卫功能，能提高吞噬细胞的吞噬能力，有促进淋巴细胞转化作用，可用于肿瘤病人的辅助治疗。肾虚阳痿、性功能下降的人，将淫羊藿煮粥常服，可补肾助阳，增强性功能。介绍几款淫羊藿验方。

1. 淫羊藿酒

淫羊藿30克，白酒500毫升，浸泡7天后，即可饮用。每次20毫升，1日2～3次。用于治疗肾虚阳痿，腰膝冷痛。

2. 淫羊藿散

淫羊藿、威灵仙、桂枝、苍耳子、秦艽各30克。共研为细末，每次服3克，不拘时间，温酒服下。主治风湿病引起的四肢麻木，拘挛疼痛等。

3. 壮肾散

淫羊藿、杜仲、小茴香、大茴香各150克，远志120克，巴戟天、肉苁蓉各180克，青盐240克。共研末，每服6克。主治阳痿、腰膝冷痛，以及妇女宫冷不孕等。

259. 9月16日

五豆红黄绿白黑 有益五脏功不同

豆类食品是一种高蛋白、低脂肪食品，它含有丰富的植物蛋白，蛋白质含量高达30%～50%，其营养价值几乎与肉类相当。它所含的磷脂和豆固醇，有助于降低血清胆固醇；还可以减轻妇女更年期症状，使骨质疏松得到有效的预防。

我们常吃的豆类有红豆、黄豆、绿豆、白豆、黑豆等。它们的营养价值都很高，但其作用略有差异。

1. 红豆

红豆又称红小豆、赤小豆，李时珍称之为"心之谷"。红豆有良好的利尿消肿作用，用于心脏病、肾病、肝病引起的水肿；红豆研粉水调外敷，可以治疗流行性腮腺炎、丹毒等；红豆还有解酒、解毒作用，并有良好的降压、降脂、调节血糖、预防结石，以及减肥健美作用。

2. 黄豆

黄豆即大豆，营养丰富，有健脾、润燥、消肿的功效，是女性更年期、糖尿病、心血管病患者的理想食品。黄豆所含的不饱和脂肪酸和大豆磷脂，有保护血管弹性、健脑及防止脂肪肝形成的作用。

3. 绿豆

绿豆是药食同源的食物，有很高的食用与药用价值。绿豆的清热解毒作用比较明显，常用于解暑、利尿，并有辅助降压作用。含有大量的蛋白质、B族维生素及钙、磷、铁等矿物质，有增白、淡化斑点、清洁肌肤、祛除角质、抑制青春痘的作用。

4. 白豆

白豆又称芸豆，所含蛋白质高于鸡肉，钙含量是鸡肉的7倍，铁含量是鸡肉的4倍，B族维生素含量亦高于鸡肉。白豆还是难得的高钾、高镁、低钠食品，适用于心脏病、动脉硬化、高脂血症、低血压和忌盐者食用。其对皮肤、毛发有排毒、促进新陈代谢的作用。

5. 黑豆

黑豆有"豆中之王"之称，特别适合肾虚者食用。黑豆入肾，有益气滋肾、解毒利尿、消肿下气、乌发美髯、补虚止汗的多种作用。黑豆还有祛风湿的功效，用黑豆、薏苡仁煲汤是风湿病患者的日常饮用佳品；黑豆、鸡腿煲汤，有补肾健腿作用；高血压头痛可以用黑豆、元参、天麻煲汤，有清肝明目止痛的作用。

260. 9月17日

积极防治脂肪肝　节制饮食加锻炼

脂肪肝是大家所熟悉的，它是指脂类在肝细胞内过多堆积而言。正常人肝的总脂量占肝脏重量的5%，内含胆固醇、甘油三酯、胆固醇脂、磷脂和脂酸等。若总脂量超过肝脏重量的5%，即称脂肪肝。如果对脂肪肝不积极防治，任其发展，有可能形成肝硬化，造成不良后果。近年来，脂肪肝患者呈现出年轻化趋势，20～40岁年龄段脂肪肝患病率在20%以上，以中青年男子患病为多；中小学生患脂肪肝的比率也日益增多。据黑龙江一项研究显示，重度肥胖儿童脂肪肝的患病率高达80%，10个"胖墩儿"中就有8个患有脂肪肝。

形成脂肪肝的原因很多，最主要的是摄入过多的高脂肪、高胆固醇和高糖饮食，导致营养过剩，加之活动量少，致使身体肥胖、超重。另外，大量饮酒、某些药物的副作用，以及某些代谢性疾病的影响（如糖尿病等），亦可导致脂肪肝。

脂肪肝多无自觉症状，但胆固醇增高可以形成淡黄色的脂肪肿块，常见于眼睑、臀部、手背、肘和膝关节等部位。有症状者可表现为肝区不舒、右上腹胀痛、食欲不振、恶心呕吐、肝大、末梢神经炎和舌炎等。

防治脂肪肝的措施如下。

1. 节制饮食

不吃富含动物脂肪的高胆固醇食物，少吃含糖多的食物，还要少吃油炸、烧烤、腌制的食物，多吃粗粮、水果与蔬菜。豆类是持续降低胆固醇的良药，每日食用30～60克速溶燕麦，也可使胆固醇降低。另外，大蒜、洋葱、草莓、胡萝卜、苹果、绿茶、芝麻、山楂、豆腐、黑木耳、南瓜、黄瓜、干香菇、贝类等都可降低胆固醇。

2. 多饮茶水

多饮茶水或凉白开，少喝果汁和含糖的饮料。

3. 坚持锻炼

多进行有氧运动，如打太极拳、散步、慢跑、快走、骑自行车、做广播操等，每次锻炼45分钟以上，每周坚持3～5次，这样可以消耗热量，减轻体重，防止血脂升高。

4. 戒酒及其他

有饮酒嗜好的人一定要戒酒，还要避免长期服用损害肝细胞的药物。

5. 有效药食

有效降脂的食物有山楂、薏苡仁、赤小豆，药物如荷叶、茯苓、决明子、泽泻、大黄等。

261. 9月18日

红色金子西红花 活血养血功堪夸

说起红花，就不能不说一说西红花。

西红花属鸢尾科植物，本草名番红花、藏红花。其实西红花并不出产于西藏，而是原产于中东。现在主要产地是印度和西班牙，只是这种药材早期是从地中海沿岸经印度传入西藏，又从西藏传入内地，故名"藏红花"。

西红花味甘，性平凉，气味清香，具有活血养血、散郁开结、化瘀生新、止痛消肿的功效。临床主要用于月经闭止、痛经、产后恶露、跌打损伤、关节疼痛等，是治疗妇科与外伤疾病的良药。近年来西红花又用于冠心病、心绞痛以及血栓闭塞性脉管炎。西班牙的心脏病患者大大低于其他国家，这与该国国民普遍食用西红花有关。

西红花色泽暗红，入水浸泡，柱头膨胀，呈喇叭状。每朵花有三根红色柱头，100朵花才有1克干燥的柱头。现在市场上西红花每克价格少则几十元，多则数百元。由于物稀价高，所以被誉为"红色金子"。我国药用西红花直至20世纪70年代末，全部依靠进口。现在我国已有栽培，常在9～10月选晴天早晨采收花朵，摘下柱头，烘干。药品性状与内在质量均不亚于进口品。

一般所用的红花属于菊科植物，其功效与西红花相似，但其药效远远低于西红花，且西红花还有凉血解毒、解郁安神的作用，这是一般红花所没有的。

由于西红花药效好，价格贵，所以市场上会有伪品出现。鉴别其真伪的方法有两种，一是取少许西红花放入水或酒精中，可以看见花柱头有黄橙色直线下降，并逐渐将水染成黄色，而伪品则

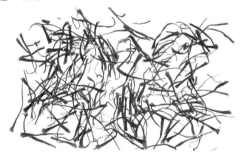

西红花

没有这种现象。二是取少许西红花放在玻璃上，滴上一滴碘酒，真品不变色，而伪品则会变成其他颜色。

西红花的常用量为1.5～3克。少用养血活血，多用则破血，孕妇忌用。因此，西红花应在医生指导下使用，不可随意泡酒或配制其他药物，以免引起不良反应。

262. 9月19日

自古逢秋悲寂寥　我言秋日胜春朝

自战国宋玉写《九辩》起，悲秋已成为诗赋的传统内容。这些诗赋多是描写秋天的阴、冷、苦、寒等，充满了对生活的悲哀和死的恐惧，反映了对人生与社会的颓废情调。

唐代刘禹锡则一反老调，写了"悲秋"的激情。这首名为《秋词二首》的词，其中一首词曰："自古逢秋悲寂寥，我言秋日胜春朝；清空一鹤排云上，便引诗情到碧霄。"诗中一改过去"秋愁""秋悲"的忧伤语调，而是以"胜春朝"的生发气势，把天高云淡的秋天描写的颇有诗意，使人读后有一种登高远眺、飞向那蓝天白云的清新感。

如果将人的生命过程分成少年、青年、壮年、老年四个阶段的话，用一年四季作为比喻，人到壮年犹如到了秋天，万物肃杀，将要步入老年，给人一种悲观没有希望的感觉。如唐代另一位诗人韩愈所云："我来正逢秋雨节，阴气晦昧无清风。"但刘禹锡却有着另一份心情，他认为秋天万里无云，不像夏天那样暴雨倾盆；秋天天高云淡，不像夏天那样阳光炽热。在这样的天气里，白鹤排翅升空，像一幅静中有动的图画，一排白鹤飞向蓝天，人的心也像白鹤一样，在那高空越飞越远、越飞越高，这种景象本身就是一首耐人寻味的诗。这样的天、这样的云，比起春天要胜出多少倍。

人到了中年乃至老年，犹如时光进入秋天和冬天，"夕阳无限好"，不要想着"只是近黄昏"，而是要看到"红霞尚满天"。清代文学家袁枚老年时作诗云："莫嫌秋老山容淡，山到秋深红更多。"叶剑英元帅八旬时作诗云："老夫喜作黄昏后，满目青山夕照明。"显示出80岁老人乐观开朗的情怀。

人的心理状态在养生保健过程中起着举足轻重的作用。心态好的人，对于困难、对于疾病执积极的态度想办法去战胜；心态不好的人，在疾病面前总是悲观忧愁。两种心态，其结果必然是前者快乐、轻松，后者郁闷、痛苦。

每每读到刘禹锡这首诗，总有一种愉悦的心情，不认为自己垂垂老矣，而是像回到了年富力强的壮年时期，把脉看病思路清晰，读书看报思维活跃，有时还要背上几首唐诗、几段经典语句，精神上是一种享受。中老年朋友们，如果有点时间、有点兴趣，也请您吟诵这首赞赏秋天的诗吧，您一定也会从中受益。

263. 9月20日

养殖芦荟乐趣多　净化空气除病魔

芦荟是一种神奇的药食兼用的植物。它集医疗、保健、食用、美容、观赏于一身，受到人们的青睐。综合它的功能有六：一是消炎，二是愈合伤口，三是提高免疫力，四是净化空气，五是美化环境，六是治疗小伤小病。

从中医学的角度上说，芦荟味苦性寒，具有凉血、明目、清肝热、通便、健胃的作用。可以用于便秘、十二指肠溃疡、高血压、糖尿病、外科湿疹等。芦荟虽好，但不可多食，因其性寒，吃多了会引起腹泻。建议每人每天不超过15克。全世界只有三种芦荟可以食用，即中国芦荟、日本芦荟、库拉索芦荟。其中以中国芦荟最为安全，无任何毒副作用。介绍几款芦荟治病小方：

一、治疗便秘

取芦荟10~15克，洗净，去刺与皮，饭后放口中嚼碎咽下，每日2~3次。

二、防治冠心病

取芦荟厚叶，去皮与刺，将叶肉放入沸水中烫两分钟，取出切成小块，拌入蜂蜜，每次4汤匙，每日4次。

三、治疗牙痛、口腔炎

取芦荟鲜叶，洗净去刺，每次生吃15克，每日2~3次，慢慢咀嚼，时间越长效果越好。还可用痛牙轻轻咬住芦荟叶，换2~3次就可缓解。

四、治疗足癣

将芦荟叶削成薄片，放入盆内，倒入热水泡脚20分钟左右，搽泡兼用效果更好。

五、治疗刀伤

芦荟有很强的杀菌、消炎、止痛、止血、促进伤口愈合的作用，且不留瘢痕。将芦荟鲜汁涂在伤口上，可立即止痛止血。

六、治疗疖肿

将芦荟洗净去刺，从中间剖开，贴敷于患处，外用纱布覆盖固定，待凝胶汁被完全吸收，疼痛、发热即可缓解。

七、芦荟酒

将生长1年以上的芦荟鲜叶取下，用小刀削成薄片，放入玻璃瓶中，兑入高粱白酒（50度以上），芦荟与酒的比例为1:1.5或1:2。密封1个月后，即可饮用。每日两次，每次30毫升。此酒能软化血管，疏通经络，防止冠心病的发生。

八、治疗晒斑

将切开的芦荟在皮肤上进行涂搽，有种滑滑的、黏黏的感觉，几分钟后洗掉即可。经常使用，不但会使晒斑变浅，而且雀斑也会逐渐变浅。

264、9月21日

滋补佳品选红枣　维生素C含量高

红枣气味清香，味道甘美，是滋补佳品。它含有蛋白质、脂肪、糖、氨基酸和钙、磷、铁等矿物质及多种维生素。其中糖类和维生素C的含量极为丰富，特别是维生素C的含量极高，每百克高达200多毫克，是柑橘的10多倍，是香蕉、苹果的50多倍，因而有"天然维生素C丸"之称。红枣有很高的营养价值与药用价值。

一、滋补强壮

红枣是滋补强壮品，具有抗疲劳、增强人体的耐力等作用。用红枣、猪骨与糯米煮粥，是一款很好的膳食补品。英国科学家对163个虚弱者进行实验，凡是连续吃红枣的人，恢复体力的速度比单纯用维生素的人快3倍以上。中医历来用红枣补益脾胃，益气养血，且效果良好。

二、保护肝脏

红枣能增加血清总蛋白和白蛋白的含量。研究证实，对肝炎、肝硬化及血清转氨酶较高的人，每晚睡前喝红枣花生汤（红枣、花生、冰糖各30克，先煮花生，后入红枣、冰糖）1剂，30天为1疗程，能降低血清谷丙转氨酶水平。

三、抗过敏

我国民间有用红枣治疗过敏性紫癜的验方，每天3次，每次吃10枚红枣，一般3天后即可见效。红枣中含有大量的环磷酸腺苷，这种物质具有扩张血管、抗过敏的作用，一般干红枣比鲜红枣高出4～5倍。

四、抗肿瘤

红枣中含有抑制癌细胞的物质。肿瘤病人在服药的同时，每日吃红枣数个或红枣制品，既可抗肿瘤，又可益气养血，增强体质。

五、降血脂

红枣中含有丰富的维生素P，有健全人体毛细血管的作用，能防治心血管疾病和高血压。用红枣、芹菜根煎汤服用，可以治疗高胆固醇血症。

六、止盗汗

红枣10枚，浮小麦15克，冲泡，代茶饮。此方对于小儿亦有效果。严重者可加西洋参5克，连用10天。

265. 9月22日

天然健康保护神 大蒜解毒抗病菌

我国是世界上应用抗生素最多的国家，其所带来的副作用屡见报端。人们忽视了身边的抗生素，那就是大蒜。大蒜被科学家称为"地里长出来的抗生素"，被老百姓称为"健康保护神"。中医学认为，大蒜具有"除寒湿、避阴邪、祛毒气、破恶血、消痈肿、化肉食"之功效。现代医学证明，大蒜具有保护血管、降血脂、抗肿瘤、消炎杀菌、保护肝脏等作用。大蒜的营养价值高于人参，应列为老年人保健品之首。

一、保护血管

大蒜辣素具有强力抗菌活性，有调节血脂、降血压、抗动脉硬化、保护心脑血管等作用。常吃大蒜，可以使心脏病和脑中风（脑血栓与脑出血）的发病危险大为减少。

二、消炎杀菌

大蒜含有蒜氨酸和蒜酶，在胃中可生成大蒜素，具有较强的杀菌能力。吃蒜可以预防和治疗胃肠炎，还能杀死流脑病毒、流感病毒、乙脑病毒、肝炎病毒、肺炎双球菌等多种致病微生物。

三、增强免疫力

大蒜中的脂溶性挥发油有增强免疫系统功能的作用。

四、促进新陈代谢

大蒜挥发油能使食物中的维生素 B_1 利用量提高 $4 \sim 6$ 倍，提高维生素 B_1 在胃肠道的吸收利用率，从而大大提高营养物质的吸收作用，为大脑、心脏、肾脏等高耗器官提供能量，消除脂肪沉淀。

五、抗肿瘤

大蒜能抑制癌细胞生长，对癌细胞有杀伤作用，对白血病、口腔癌、食管癌、胃癌、乳腺癌、卵巢癌等均有预防作用。

大蒜亦有一些副作用，如大量食用可能造成溶血性贫血，降低血清蛋白质质量，刺激胃黏膜产生灼热、腹痛、腹泻等。建议每天食用大蒜不超过 1 头为宜。

另外，食用大蒜熟吃不如生吃。大蒜之所以有那么好的作用，与大蒜素有密切关系。大蒜中含有蒜氨酶和蒜酶，它们各自静静地待在新鲜大蒜的细胞里，一旦把大蒜碾碎，它们就会互相接触，形成一种无色的黏滑液体，即大蒜素。大蒜素有很强的杀菌作用，但遇热很快就会消失，所以大蒜以生吃为宜。最好的办法是：将大蒜捣成泥状，放 $10 \sim 15$ 分钟，让蒜氨酶与蒜酶在空气中结合产生大蒜素，然后再食用。

266. 9月23日

秋分秋雨阵阵寒　平衡阴阳胃肠安

秋分是二十四节气中第十六个节气。

秋分是秋季九十天的中分点，所以称之为秋分。正如春分一样，太阳光几乎直射赤道，昼夜时间的长短再次相等。天文学则把秋分作为夏季的结束和秋季的开始。

秋分以后，降水的次数增多，"一场秋雨一场寒，十场秋雨好穿棉。"秋分之后，我国北方地区开始播种冬小麦，南方地区开始播种水稻。从秋分节气开始，秋燥的症状由温燥转入凉燥。秋分以前天气有暑热之余气，称之为温燥；秋分之后天气渐渐显露寒凉，称之为凉燥。当然温燥与凉燥还与人的体质有关。凉燥的特点与温燥不同，它表现为发热比较轻，而恶寒较重，头痛，鼻塞，无汗，咽喉发痒或干痛，口干唇燥，咳嗽，吐清稀痰，舌苔薄白而干等。在治疗方面，中医常把"凉燥"当成"小伤寒"考虑，所谓"小伤寒"就是寒性感冒，常常会用桂枝汤、荆防败毒散治疗。只是在治疗方药中也要加一点养阴润肺药，如沙参、玉竹、麦冬、百合等，以防辛温药伤阴。

深秋饮食方面的养生，应以平衡阴阳为主线。在将要进入冬季的时节，可以食用一些温性食物，以补充人体的阳气，以备冬季阳气用事。但也不可过于辛温、燥烈，否则会伤及肝肾之阴。肝肾之阴耗伤多了，阳气没有归藏之处，岂不成了"孤阳"了。常用的温性食物有大枣、胡桃仁、大蒜、生姜、樱桃、石榴、杏、板栗、韭菜、龙眼、鸡肉、海参、羊肉、鹅蛋、荔枝等。凉性食物有西瓜、香蕉、甘蔗、白梨、菱角、荸荠、丝瓜、苦瓜、黄瓜、冬瓜、白萝卜、莲藕、竹笋、马齿苋、芹菜、海带、螃蟹等。还有一些平性食物，这类食物不偏温，不偏凉，有点中性。如无花果、白果、百合、花生、黑芝麻、黑白木耳、黄花菜、土豆、黄豆、扁豆、圆白菜、芋头、大头菜、黄鱼、猪蹄、鹅肉、鹌鹑蛋、蜂蜜、牛奶等。

在凉燥主气的时节，易发胃肠病或使旧有的胃肠病复发。这与养护不当有密切关系。养护胃肠，不但要注意胃部的保暖，还要调节好饮食，饮食应以温、软、淡、素、鲜为宜，定时定量，少食多餐，不吃过凉、过烫、过硬、过辣、过黏食物，避免暴饮暴食，戒烟限酒。罹患胃肠病的人，更要注意饮食卫生，静心调养自己的性格，适度进行体育锻炼，以提高自身的抗病能力。

267、9 月 24 日

风湿良药老鹳草　药王寻来祛顽疾

老鹳草是一味祛风通络、舒筋壮骨、止痛止痢的良药，临床上常用来治疗风湿疼痛，拘挛麻木，以及肠炎、痢疾等疾患。说起老鹳草来，还有一段民间故事。

传说药王孙思邈云游到四川峨眉山的真人洞，在那里炼丹制药，为百姓除疾治病。只是这里湿气大，患风湿病的人多，而孙思邈的经验方用来治疗风湿病很少见效。

一天，孙思邈上山采药，忽然发现一只灰色的老鹳鸟在陡峭的山岩上不停地在啄食一棵无名小草，随后它拖着沉重的身体缓慢地飞回密林中。过了几天，孙思邈又发现老鹳鸟在那啄食无名小草，可是这一回它飞得强健有力了。于是，孙思邈对徒儿们说：老鹳鸟常年在水中寻食鱼虾，很容易染上风湿毒邪，它吃这种草说明此草无毒，能祛风湿，能壮筋骨。孙思邈说罢，带着徒儿们爬上山岩，采回许多无名小草，用水煮成汁，孙思邈自己服用后，感到筋骨舒展，浑身有力。于是孙思邈将这种草药给风湿病人服用。病人服用后，出现了奇迹般的疗效，关节红肿消失了，两条腿疼痛减轻了，能下地走路了。

孙思邈治好风湿病的事惊动了整个山村，人们奔走相告。许多患风湿病的人服了这种草药病情都见轻了。那么这种草药叫什么名字，大家请孙思邈给起个名。孙思邈思索后道：此草药是老鹳鸟发现的，应该归功于老鹳鸟，就叫"老鹳草"吧！从此老鹳草这味草药就被流传了下来，成了治疗风湿病、筋骨疼痛的常用药。

另外，老鹳草还可以用来治疗痢疾、肠炎、跌打损伤等疾病。直至今天，在峨眉山地区，老鹳草仍然是治疗风湿性关节疼痛、肌肉麻木的良药。

这里介绍几款小药方。

一、筋骨疼痛

老鹳草、伸筋草、透骨草各 15 克，水煎服，每日 1 剂，治疗腰及下肢疼痛，半身瘫痪等。

二、腰扭伤

老鹳草根 30 克，苏木 15 克，水煎，冲服血余炭 9 克，每日 1 剂，日服两次。有散瘀止痛之功。

三、急慢性肠炎

老鹳草 20 克，大红枣 5 枚，水煎服。1 剂分 3 次服。

四、痢疾

老鹳草 30 克，凤尾草 30 克，水煎至 90 毫升，分 3 次服。

老鹳草有消炎抗菌作用，对流感病毒有较强的抑制作用。临床上用于治疗疱疹性角膜炎、急慢性菌痢、急慢性肠炎、阿米巴痢疾等。

268. 9月25日

负薪之忧求医治　药过病所反致疾

唐代文学家、哲学家刘禹锡写了一篇寓言散文，题目为《鉴药》。文章以自我体验为例，讲述了用药过当反致疾的故事，现在读来，还颇有启迪。

故事讲的是刘禹锡在家闲坐，忽然感到吃的食物没有味道，身上的血脉元气也不通畅，身上长疮，下肢肿胀，体温高得好像火烤，视力、听力也受到影响。有位来客对他说：有一位方士，医术高明，生癞疮的人经他治疗变得健美肥胖，跛足的人看了一趟就步履轻松，你不妨去他那看看。刘禹锡毫不犹豫地就到了方士那里，经过切脉、观色、听诊，方士说："你的病是由于平时起居饮食没有规律引起的。你现在的五脏不太能消化食物，六腑很少能养育元气，成了致病的'口袋子'，我能医治它"。于是拿出一丸药，大约有二方寸那么大，交予刘禹锡说："服了这药你的病就会好的。不过这药有毒，病愈之后就不能再服了，服多了会伤元气。"刘禹锡服药两天后，脚肿消了许多，身痛也轻了不少；10天以后，身上的疥疮完全消失；又过了一个月，视物、听力都恢复正常，吃粗粮也感到津津有味。有人听说后赶来说："你服用的药有点神了，不过医生行医大都十分吝惜自己的医术，以显示其高明，常常留一点病根向病人要挟财物，你为什么不多吃点药呢？如果那样，病会好得更彻底。"刘禹锡听后感觉有点道理，就糊里糊涂地吃了，结果五六天后，病又复发了。他又找到方士，方士道："我早就知道你是个不通达事理的人。"随即让刘禹锡服下解毒的药，很快转危为安。刘禹锡感叹道："您真是高明的医生，用毒药去治病，用和药去安神。如果因循守旧，还是用原来的方法治疗现在的病，不但病治不好，其他的事情也肯定办得很糟。"

刘氏通过病情反复的亲身体验告诉人们，处理任何事情都应随着具体情况的变化而改变其法，绝不能墨守成规，不知变通。他是借此抒发对唐王朝因循守旧、不图改革的不满。从养生角度上讲，用药治病，剂量是非常重要的。过量则伤元气，不及则无济于事。刘氏随意加大用药的剂量，而且是在被告知药物有毒的情况下，这是非常危险的。当前有些人对补药情有独钟，什么维生素、鱼油精、人参、枸杞、鹿茸等，每天都服用一大堆。岂不知任何药物都有两面性，例如人参，吃得多了就好得"人参滥用综合征"，引起血压升高、心率加快、烦躁不眠、坐卧不安等。因此，服用什么药、用多大剂量都要听从医嘱，不可任意而为。

269. 9月26日

青藏高原风光好 红景天兮仙赐草

进入青藏高原，风光优美，天地清新，给人一种心胸开阔之感，许多人都有一种回归大自然的感觉。但由于海拔高，空气中氧气稀薄，一般人都会产生高原反应。当你感到胸闷气短时，当地人会送给你几粒胶囊，说："这是红景天，是这里的'仙赐草'，吃下去就会好的。"

在青海湖畔，当地的藏民会给你讲述红景天的故事。故事说的是康熙大帝曾驾驭亲征，平定西部边陲地区的叛乱。令他想不到的是，将士们很难适应高山缺氧，不少人出现了心慌气短、恶心呕吐、茶饭不思等症状，战斗力因此大大减弱。正在康熙一筹莫展之时，当地藏胞献上了红景天酒。将士们喝了红景天酒，高原反应竟神奇地消失了，继而平定叛乱，大胜而归。康熙大喜，将红景天赐为"仙赐草"，并将它钦定为御用贡品。

红景天为什么有如此功效？原来红景天很早就被收入《四部医典》与《月王药珍》等藏医经典著作之中。在20世纪六七十年代传入内地，引起中医药专家的高度重视。

红景天在世界上有90多个品种，多分布在北半球的高寒地带。我国有73个品种，其中青藏高原约55个品种。红景天生长在3000～5400米高的雪域高原，生长环境比较恶劣。因为其在干旱、低温、缺氧、风大、积雪、紫外线照射强、昼夜温差大的环境下生长，因而具有很强的生命力和特殊环境适应性。它的药理作用主要是"三抗"，即抗缺氧、抗疲劳、抗紫外线照射，并能提高记忆力与增强机体免疫能力。另外，红景天还能够有效地扩张冠状动脉，抗心肌缺血，提高心脏功能，改善脑组织的血液循环，加快脑梗死病灶的恢复；对缓解头痛、解除疲劳等也有显著功效。西藏人称红景天为"西藏人参"。长期服用红景天，可以预防或减缓脑中风和心脏病的发生。

红景天是草本植物红景天的根块，活血化瘀作用比较强，还有健脾益气、清肺化痰的作用。现在市场上有红景天酒、红景天糖浆、红景天胶囊等。如果自己有红景天根块，如何服用呢？最简单的办法是研磨成粉，泡水饮用。即取红景天原药材5～10克，用研磨器研成粗粉，冲入沸水150～200毫升，加盖浸泡15分钟，再调入蜂蜜10克，搅匀即成。一般每天上下午各饮1次。对于用脑过度的白领一族，是消除疲劳的好饮品。

270、 9月27日

十二时辰欲养颜 起居饮食有规范

1. 子时（23~1点）

与胆经经气相对应。子时之前要入睡。不可熬夜劳作，以免胆经之气外泄。

2. 丑时（1~3点）

与肝经经气相对应，是睡眠最佳时间。肝经是主管疏通气血的，如果加班到深夜，肝经就不能起到疏通作用，气血就会瘀滞，而引起面部褐斑，精神不振。

3. 寅时（3~5点）

与肺经经气相对应，是夜间深睡时间。肺经是主管皮肤和呼吸的。如果这个时间段能睡好，对肺经有养护作用。

4. 卯时（5~7点）

为大肠经经气主之。一天之计在于晨，早晨要活动身体。更重要的是要排大便，将前一天的"垃圾"排出去。"垃圾"排不出去，就会影响一天的新陈代谢。

5. 辰时（7~9点）

与胃经经气相对应，是吃早餐的时间。早餐不宜吃得太快、太多；要吃的温热一点，不可匆忙；可以加一个水果，使营养更丰富。

6. 巳时（9~11点）

与脾经经气相对应，是一天工作最忙的时间。在工作中间，可活动15~30分钟，别忘了多喝些水，既有利于脾的运化，也有利于气血的循环。

7. 午时（11~13点）

此时与心经经气相对应。中医提倡子午觉，午时觉也是很重要的。前人将午时觉叫小憩，目的是消除一上午的疲劳，使下午的精神更振作。

8. 未时（13~15点）

与小肠经经气相对应，是一天营养吸收最佳时间。这个时间可以加一点茶水或点心，营养吸收得好了，五脏六腑才能保持旺盛的工作状态。

9. 申时（15~17点）

与膀胱经经气相对应。膀胱是排泄尿液的器官。这个时候可以到外边走一走，活动一下，适当地喝一些水，使"水道"通畅，以利于肾精的储藏。

10. 酉时（17~19点）

与肾经经气相对应，晚餐要少，不可再进食鸡鸭鱼肉。

11. 戌时（19~21点）

与心包经经气相对应。这时要敞开心怀，以利于睡眠。

12. 亥时（21~23点）

与三焦经经气相对应，进入睡眠阶段。阴气主静，故不适宜做兴奋的事。

271、 9 月 28 日

小小山楂消食积　活血强心降血压

山楂，味甘酸，性温，具有消积化滞、散瘀止痛之功效。消食多炒用，降压多生用，活血化瘀、止痢多炒炭用。山楂还可用于单纯性肥胖、高脂血症、冠心病、心律失常、各种气滞血瘀所致的疼痛，以及肝经湿热引起的疝气痛等。民间根据山楂消肉积的原理，常在炖老母鸡或老鸭时加山楂数枚，不仅肉易烂，还有利于消化。

相传杨玉环一次病重，唐玄宗得知后坐立不安，御医们想尽办法，始终不见效果。这时一位道士自荐为贵妃治病，唐玄宗亲自去迎接。道士牵线诊脉，沉实而滑；观其舌象，白腻而厚。道士捻着胡须道，此乃食气内积，伤及脾胃，御医所用之药多为补品，愈补而愈滞。说罢，命人用山楂10枚与红糖熬汁，让贵妃食用，并承诺半月必愈，后果然如此。糖蘸山楂传入民间，就演变成了冰糖葫芦。

山楂含有丰富的营养价值，每100克中含钙85毫克，在各类水果中居第一位；含维生素C 89毫克，仅次于红枣和猕猴桃，居第三位；还含有丰富的铁、磷、蛋白质和脂肪等。山楂可促进脂肪分解，帮助消化；还有抑菌、降压、强心、收缩子宫等作用。焦山楂煎剂对痢疾杆菌及绿脓杆菌有较强的抗菌作用。山楂的药膳也很多。

1. 山楂保心茶

山楂、决明子、杭菊花各10克，以1000毫升沸水浸泡10～15分钟即可饮用。中老年人每天饮用，有通瘀祛浊的作用，可以降低心肌梗死的发生率。

2. 山楂降脂茶

山楂、生麦芽各30克，决明子15克，绿茶5克，鲜荷叶适量。前3味加水煮沸30分钟，然后加入茶叶和鲜荷叶，再煮10分钟。共煎煮2次，将两次煎液混合，当茶饮用。每日1剂，可供10人。此茶降脂，降压，活血化瘀。

3. 山楂粥

山楂15克（鲜者可用30克），大米100克，白糖适量。山楂先浸泡十几分钟，然后煎煮15～20分钟，过滤取汁，用汁加大米煮粥，待熟时加入白糖，再煮几沸即可。此粥健脾，消食，化积，用于食积不化的脘腹胀痛、吞酸嗳气、腹泻等。

4. 山楂乌梅汤

山楂15克，乌梅10克，白糖适量。将山楂、乌梅放入锅内，加入清水，武火烧开，再改用文火熬煮30分钟。熄火静置15分钟，滤出汤汁，加白糖调味即成。此汤生津止渴，是夏季很好的保健饮料。

中成药有大山楂丸，功能开胃消食，适于食积不化、脘腹胀满、消化不良等症。

山楂降压丸有消食化痰健脾、泻热散结平肝的作用。用于高血压、高脂血症之头痛头晕、烦躁易怒、胁胀口苦、舌红苔腻、脉弦数等。

272. 9月29日

落花而生话花生　润肺和胃使血生

　　花生又名落花生、长生果等，因其开花后子房向下垂落，长到土中发育成果实，故名落花生。花生原产于南美洲的巴西和秘鲁，后传入南洋群岛，再传入我国。16世纪在我国已有广泛种植。在那吃不饱的岁月，花生在我国饮食中占有一席之地。百姓谈起花生，没有不喜欢的，为此还有不少民谣传诵。"麻房子，红帐子，里面有个白胖子""皱皱睡床红帐被，雪白官人里面睡"。

　　清代赵学敏《本草纲目拾遗》中记载，有一尼姑容颜不老，问及原因，言常吃花生、黄豆，后人称花生为"素肉"。民国时期，震旦大学创办人马某，八十寿辰在上海举行，中医学家陈存仁曾面询其长寿之道。马翁道："养生之道，'平心静气'四字而已。"又问："据报纸登载，先生每日必食一鸡，是否事实？"先生说："鸡价太贵，虽常吃却不是每天必吃。而每天必吃的是花生，或煲汤，或以花生酱佐餐，已数十年一日不离。"先生天天吃花生，案头放有花生酱、花生酥、花生糖、花生酪等。先生的女看护说："先生喜吃长生果，所以我们尊称他是'长生老人'。"

　　花生的营养价值很高，含脂肪50%，蛋白质30%，可溶性有机物10%，纤维素2.5%；花生中所含核黄素、钙、磷、卵磷脂、不饱和脂肪酸、蛋氨酸及维生素A、B、E等极为丰富，且极易被人吸收。花生的产热量比牛奶高2倍，比鸡蛋高4倍，故人们称之为"植物肉"。或生吃，或炒吃，或煮吃，其味香气绵长，难以忘记。难怪金圣叹在死刑前还神秘地告诉人说：炒花生米与臭豆腐乳同食，有松花蛋的美味，切记！切记！

　　在新中国成立之前，富人家到了冬天吃人参、燕窝、鹿茸、冬虫草补养身体，穷苦百姓吃什么呢？花生煲是最好的营养食物了。方法是：花生1斤，薏苡仁1斤，芡实2斤，红枣1斤。依照这个比例，先放芡实、花生，煲到半熟时，再放入薏苡仁与红枣，煲熟为度。以上用量可供五口之家6天食用。如果贮存不方便，可以按以上比例减量，日日煲食亦可。

　　花生性平，味甘，具有润肺和胃的功效，常用来治疗肺燥咳嗽、胃不和而反呕，还可以治疗脚气，可通乳等。花生外衣是治疗血小板减少性紫癜、再生障碍性贫血的辅助用药；花生叶水煎服，可以治疗失眠、头痛；花生油可以降低血清胆固醇等。

273． 9 月 30 日

水果之王猕猴桃　酸甜可口润三焦

走进伏牛山腹地的西峡县，家家户户都建有猕猴桃园。只见果树枝繁叶茂，遮天蔽日，仿佛进入了一个宽大的绿色帐篷。猕猴桃在枝叶的掩遮下，犹如一个个顽皮的顽童偷偷地探出头来，那可爱的模样令人忍俊不禁。西峡县是我国猕猴桃主要生产基地，"世界猕猴桃在中国，中国猕猴桃在西峡"，已成为国内外专家的共识。这主要与西峡的特殊地貌有关。那里气候温和，雨量充沛，山清水秀，风光旖旎，被誉为"绿色王国""天然中药库"等。其野生猕猴桃资源高达 15 万亩，被国内外专家公认为是猕猴桃的最佳适生区。

猕猴桃早在《诗经》中就有记载。唐代诗人岑参的名句"中庭井栏上，一架猕猴桃"，更让猕猴桃名满天下。唐代医药学家陈藏器言及猕猴桃的功效为"调中下气，主骨节风，瘫痪不随，长年白发"。明代李时珍在《本草纲目》中叙述猕猴桃"其形如梨，其色如桃，而猕猴喜吃食，故有诸名"。

猕猴桃表皮长着一层浅咖啡色的绒毛，拿在手里，毛茸茸的，看起来活像一只小小的猕猴，十分可爱。剥去果皮，露出浅绿色的果肉，果肉中分布着芝麻大小的圆形籽粒，色泽诱人，轻轻地咬上一口，酸甜的果汁从口直入心脾，满口生津，唇齿留香，顿时间身心的疲劳一扫而光，精气神也增添了不少。人们不禁感叹，大自然是何等的恩赐啊！我们只有好好地保护大自然，才能享得如此的福分。

猕猴桃的维生素 C 含量达 2‰，相当于柑橘的 5~10 倍，西红柿的 15~33 倍，苹果的 20~80 倍。另外，还含有糖类、蛋白质、氨基酸、12 种蛋白酶、胡萝卜素，以及钙、磷、铁、钠、钾、镁、氯等。其味甘酸而性寒，有解热、止渴、通淋、健胃的功效。主要用于治疗烦热、消渴、黄疸、呕吐、腹泻、关节痛、石淋等疾患，且有滋补强壮、美颜美容及抗衰老的作用。

274. 10月1日

壮阳菜谱有荤腥　韭菜豆腐花生仁

近年来，男性性功能衰退者越来越多，究其原因，与心理因素和饮食结构有一定关系。其实，我们身边有许多壮阳食品，它们的功效并不低，生活中不妨一试。

1. 韭菜

韭菜为辛温之物，有温补肝肾、壮阳固精之功效。韭菜子入药是常用的温肾补虚药。我们常吃的韭菜炒鸡蛋、韭菜炒肉、韭菜饺子、韭菜包子等均为扶阳食品。

2. 豆腐

豆腐、豆腐皮、冻豆腐、豆腐脑等含蛋白质甚多，均有益气健脾的作用，是补益的佳品。我们常吃的麻辣豆腐、五香豆腐、麻婆豆腐、雪里蕻炖豆腐、豆腐炖虾仁等都是补益脾肾之食品。

3. 羊肉

羊肉性温，味甘，被视为御寒最佳食物。它温阳气，强肌肉，疗胃疾。温阳佳肴当归生姜羊肉汤，从东汉流传至今，颇受百姓青睐。

4. 鳝鱼

鳝鱼即黄鳝，味甘性温，善补阴血，通血脉，血虚而瘀阻者，用之对症。可以炖汤，可以红焖，可以清蒸，加点生姜、大葱、大蒜，活血温运力量更强。

5. 虾

《本草纲目》说："虾能壮阳道。"又说："虾能补肾兴阳。"所以民间认为虾可以壮阳。可以做成溜大虾、炒大虾。与紫菜汤配用效果更佳。

6. 花生仁

花生有"长生果"之称，营养价值高，且有美容延年之效。但要连皮吃，生吃、煮熟吃均可。凡花生制品，如花生酱、花生糕、花生酪、花生酥、花生糖等均可食用。

7. 大葱

大葱辛温，有散寒通阳、发汗解表的作用。可以使人身之阳气内外通畅，上下顺接，在菜肴中加入大葱，还有解毒作用。阳气通畅，对阳痿有一定裨益。

8. 胡桃仁

胡桃仁为补肾温肺之佳品。凡肾阳虚弱之腰痛、腿酸，咳嗽喘息，阴茎勃起不坚，小便淋沥，或尿失禁，头晕耳鸣，以及排便不利等，均可食胡桃仁。每日5～10颗，直接嚼食，待口中津液满口时，再慢慢咽下。

以上壮阳食品，其性温热。若是阴虚阳亢之体，不宜服食。

275. 10 月 2 日

古代寿星号彭祖　导引行气食桂枝

在我国古代寿星中，彭祖可谓年寿最高，传说中他活了800岁。至于他到底活了多少岁，至今也没有一个准确的数字，总之他是古代寿星中最长寿的人。

在民间，人们常把彭祖作为神仙，但史书中却有此人。传说彭祖是上古陆终氏的第三子，颛帝的玄孙、黄帝的后裔，姓钱，名铿，历经夏朝到殷朝末年，受封于彭城，故称彭祖。

关于彭祖的养生故事记载很多，《庄子·刻意》《荀子·修身》及屈原《天问》等著作中都有记述。彭祖的形象通常为头顶光秃，浓眉细眼，须发乌黑，手持一只象征长寿的乌头拐杖，神情淡定，给人一种"无为"大度的印象。有关他养生的方法大致有以下三个方面。

一、导引行气

晋代葛洪在《神仙传》中说，彭祖常"闭气内息，从旦至中，乃危坐拭目，摩搦身体，舐唇咽唾，服气数百。""其体中或有疲倦不安，便导引闭气，以攻其患。"以上两段文字是说彭祖善于练气功，并有吞咽唾液之法。说他从清晨闭气内息，一直坐到中午。随后缓拭双目，按摩肢体，再舌舐上颚，吞咽津液，并连续吸气数百口；有时身体有所不适，感到疲倦，就闭气导引，祛其体内之邪。

二、心系百姓

殷王知道彭祖善于养生之道，就派人去访问彭祖，以求养生之术，但彭祖不肯传授给他。殷王仍不死心，就赠予他金银财宝，让他把养生之道密授给帝王。彭祖不为金钱所动，只将钱财分给穷人。彭祖又善于男女之间房事之术，殷王得知后，想独享这种方法，就想将彭祖禁于宫城，否则就格杀勿论。不想彭祖得知此事便远走高飞，不知去向。传说，70年后，有人在流沙之国见过彭祖。

三、常食桂枝

桂枝是常用的中药，性温，味辛，具有辛温解表、温经通络、通阳化气、祛风散寒的功效。常用于治疗风寒感冒、过敏性鼻炎、风湿性肢节痛、心律不齐、抗病能力低下等。估计彭祖所食用的"桂"包括桂枝与肉桂。文字记载说，他食用桂枝有利于"导引行气"。这与桂枝的通阳功效是分不开的。另外，桂枝还有预防感冒与抗风湿的作用；肉桂有健胃、缓解胃肠道痉挛及利尿等作用。

276. 10月3日

冬虫夏草功神奇　阴阳双补虚劳宜

在我国西藏与青海的高山上，生长着一种奇特的物种，那就是冬虫夏草。不少人问道："冬虫夏草是虫还是草？"它既是虫，又是草。科学的解释是：冬虫夏草是鳞翅目、蝙蝠蛾科、蝙蝠蛾属昆虫 Hepialus 的幼虫。它是在生长过程中，被一种叫作中华虫草菌的菌类感染而形成的一种虫、菌的结合体。人们在夏季所看到的"草"，其实质并非草本冬虫夏草植物，而是中华虫草菌的子座芽。

有关冬虫夏草的文献最早见于唐代。公元 710 年出版的《月王药诊》中，首次记载了用冬虫夏草治疗肺部疾患的史料。公元 780 年出版的《藏本草》中记载，冬虫夏草有"润肺，补肾"的功效。1765 年出版的《本草纲目拾遗》中云："夏草冬虫，功与人参同，能治诸虚百疾。以其得阴阳之气全也。"

冬虫夏草味甘性温，主要入肺、肾两经。冬虫夏草既能补肺阴，又能扶肾阳，具有补肺益肾、止咳化痰的功效。主治中老年身体虚弱、久咳喘息、劳嗽痰血、自汗盗汗、阳痿遗精、腰膝酸软、病后体虚等，是一种平衡阴阳、益气养阴的佳品，可以提高人的免疫力，具有抗疲劳、抗衰老的作用。用于慢性支气管炎、肺气肿、支气管哮喘、心律不齐、高脂血症、性功能低下等。由于它的作用特殊，所以在民间流传着一句谚语："宁要虫草一把，不要金银满车。"

冬虫夏草需要生长在海拔 3800～4000 米的高山草甸地区，要求自然环境极其严格，所以产量极低。"物以稀为贵"，故不法商贩的造假之风随之愈演愈烈。常常听到假冬虫夏草的传闻。怎样鉴别真假冬虫夏草呢？药学专家为此总结出 16 字鉴别箴言："上草下虫，虫实草空；虫有足纹，草顶稍膨。"其中尤以虫体完整、肥壮、坚实、色黄、子座短者为佳。

著名中医学家蒲辅周介绍他自己应用冬虫夏草的经验是：取冬虫夏草 20 只，以水 100 毫升，随饭蒸食，3 日 1 次。服后能促进消化，增进食欲，主治喘嗽虚损。民间常取冬虫夏草炖鸡、炖鸭、炖羊肉等，亦是很好的食用方法。

277、 10月4日

千叟宴上帝赐名 乃因村里有寿星

山东省曹县城西南的广亮村有个"广亮门"。相传"广亮门"乃乾隆皇帝为百岁寿星李敬家的一座大门所赐之名。

广亮村，原名叫李庄。村里有一位老寿星名叫李敬。他在141岁那年应邀到京城参加由乾隆皇帝召集的高寿老人"千叟宴"。在宴席上，乾隆皇帝亲自为90岁以上的寿星斟酒。当皇帝被侍从领到这位当场最年长的寿星面前时，皇帝不仅亲自斟酒祝贺，还对李敬的养生经验颇感兴趣。李敬谈及自己的养生经验也是满面笑容，答道："饮食有节，心平气和，知足常乐，随遇而安。"

乾隆听罢十分高兴，便问这位寿星有何要求。李敬说："但求万岁给我写副对联，贴在我家大门上，以示皇恩浩荡，小民也无上荣光。"乾隆听罢，心中一悦，便提笔写了上联：花甲重开，外加三七岁月。六十岁为"花甲"，"重开"即是两个"花甲"，相加为120岁，再加"三七"21岁，正好是141岁。可乾隆写完上联后，一时思路失序，再也写不出下联来，十分尴尬，便令站在旁边的纪晓岚对出下联。纪晓岚心领神会，不假思索，提笔写出下联：古稀双庆，内多一个春秋。"古稀"是七十岁，双庆就是140岁，"内多一个春秋"，正好是141岁。乾隆听后大喜，立即写就。李敬接过对联却说："皇上赐给我的这副对联又宽又长，可我家的门又窄又矮，怎能贴得下？"乾隆听罢说道："朕令你们知县给你家盖一座广亮大门。"

李敬回家不久，就把这副对联贴在新盖的"广亮门"上。老人当年去世，从此村庄也易名为广亮村。

278. 10 月 5 日

补气谦和四君子　名医改方传美谈

在中医方剂学里有一张方子非常有名，那就是四君子汤。它是补气养胃的首选方，赋予它"四君子"名乃是因为它具有谦和平稳的药性，不燥不寒，能调和人体元气，使人元气旺盛，平和健康，犹如"君子怀德""和而不同"。方由人参、茯苓、白术、甘草4味药组成，所以取名"四君子"。

四君子汤主要用于脾胃虚弱引起的食欲不振、腹泻、精神萎靡、气短乏力等，以及慢性胃肠炎、神经衰弱、慢性肝炎、慢性肾炎、脏腑衰竭、低血压、慢性消化不良、身体虚弱等疾患。

每当说起四君子汤，就会想起京城名医施今墨为病人改方的故事。说的是1944年，施今墨先生到天津出诊，遇到一位姓金的富商，这位富商见到大名鼎鼎的施先生，十分殷勤地邀请施先生到他家里去。施先生看到这位富商面白皮净，但没有神采，说话少气无力，再看他的舌苔淡而少，脉象细缓无力。问其症状，金老板说："乏力身倦，食不甘味，便下稀溏。"并说道，自己在前些时已经服了天津名医陈方舟的药3贴，也没有见大效，所以请施先生诊脉开方。

施先生叫金老板把陈先生开的方子拿来细看，药方是专门用来治疗气虚的"四君子汤"，很是对证。金老板患的是脾胃气虚，四君子汤正是对症下药。但是这张药方需要长时间服用才会起效果，不会短期取效。施今墨对金老板说："这张药方切中贵恙，照服数剂可愈。"但是金老板认为，自己已经服用时间不短，没有见到什么效果，要求施先生重新开方。施先生见对方态度十分坚决，只好取来笔墨纸张，随即开了一张处方：鬼益三钱，白术三钱，松腴五钱，国老三钱，嘱连服两周。金老板接过施先生的药方喜出望外，十分安心地服用。两周后他的身体就恢复了健康。

金老板自然格外地欢喜。为了表示自己的感激之情，派人带了一份重礼到北京酬谢，施先生见状连连推却，说道："金老板的病好了，你们不应该来谢我，应该去感谢陈方舟先生，我不过是为他抄方而已。"

施先生为什么说是抄的方呢？原来人参又名鬼益，茯苓又名松腴，甘草又名国老。施先生所写的药方仍是四君子汤，药还是原来的药，只是药名换了。施先生说："人家说我是名医，其实我一辈子还是没见过的病多，看不好的病多。"还说："我的经验都是从为病人治病中得来的，我要还给病人才对得起他们。"

从这则改处方的故事中，我们可以看到施今墨先生谦和待人的君子之风。

279.　10月6日

辟谷道教密不分　节食增寿为其真

"辟谷"是道教中的一种修炼方法。"辟"即避的意思,"谷"指五谷杂粮,"辟谷"就是限制摄入米谷食物之意,又称"却谷""绝谷""断谷"等。辟谷分全辟谷与不完全辟谷。全辟谷就是禁食一切食物,仅靠空气、水、野果、蔬菜生活;不全辟谷则是食用定量的稀粥,以及蔬菜、水果等。修炼辟谷的人都要做气功、打坐等,以保持元气的如环无端,周流不息。

道教与辟谷术有着密不可分的关系。道教承袭上古辟谷养生之术,结合道教理论予以解释,并使其成为一门养生方术。道教经书认为,五谷杂粮、人间烟火带有一定的毒性,进入体内会产生"毒虫",这些"毒虫"会残害人的生命。如果不摄入这些食物,就不会产生"毒虫",人们就可以长生不殆。

辟谷术常常服用一定量的生药,这些生药多含有蛋白质、脂肪、碳水化合物,如松子、茯苓、白术、黄精、桑椹、胡桃仁、蜂蜜、麦冬、天冬、黑豆、灵芝、大枣、芝麻、白果仁、枸杞、人参、地黄等。在古代科学不发达时期,还服用一些含无机物的物质,甚至有毒性的物质,如朱砂中的汞、雄黄中的砷等,以为服用此类物质可以长生不老,以至于发生中毒也不知所以然。因此,古代追求辟谷术的人,时有中毒事件的发生。

追求辟谷术的人,常隐居在远离闹市的深山老林中,他们还有辟谷的气功法。《却谷食气》一书中提到,早晨起床后和晚上临睡前要练习"呴"功与"吹"功。先"呴"后"吹"。20岁的人早晚各练20次,30岁的人早晚各练30次,以此类推。

如果我们把辟谷术宽泛到"节食",那么翻开古代医籍,随处可见到这类养生术语,如"减食增寿""要想长生,肠中常清""一顿少一口,能活九十九"。

最近日本流行"每周节食一天",就是在这一天不吃五谷米面,只吃水果、蔬菜。浙江林业大学健康管理系主任冯磊认为,"适当进行半辟谷,或一周内有一天不进食是对健康有益的,因为消化系统长期处在工作之中,内脏也是会疲劳的。不过节食期间必须补充水分。"

现代对辟谷术的研究刚刚开始,有研究认为,练气功辟谷对人体有一定好处,尤其对减肥、降脂和提高机体免疫能力等均有一定的作用;对某些疾病也有一定治疗效果。

280. 10 月 7 日

上火症状何其多　来路不同细斟酌

近年来，到门诊看"上火"的人越来越多，不是口腔溃疡，就是鼻干咽燥，还有的面部痤疮此起彼伏，或耳鸣如蝉。有的人为了省事，就自己购买牛黄上清丸、黄连上清片等来治疗，个别的或有效果，但多数是药不对症，最后还是要到医院诊治。"上火"要分来自何经、何脏，是实火还是虚火，湿热郁蒸所致，因此不能用一个方去治疗。只有分清"上火"的性质，对症下药，才会取得效果。

一、心火

心火有实火与虚火之分。实火表现为口腔溃疡严重，见口干口苦，心烦急躁，小便短赤，舌质红赤，舌苔黄腻而干，脉象也比较有力。这种实火，可以用牛黄上清丸、黄连上清丸等治疗。若是虚火，仅有口干、口渴、失眠、健忘、舌质嫩红、舌苔薄白而干，可以用生地、麦冬泡茶饮之，或用麦味地黄丸滋阴降火。

二、肺火

肺火以虚火为多。表现为口干舌燥，干咳无痰，或潮热盗汗，手足心热，声音嘶哑，两颧微红赤，或有毛囊炎，脉象细数。像结核类疾病，不易接触人太多，可以用沙参、麦冬泡茶饮之，亦可用清肺抑火片、琼玉膏、百芩片治疗。

三、胃火

胃火亦有实火与虚火之分。实火多见食欲亢进，口干口苦，大便干结，脘腹胀满，舌红苔少。可以用生大黄或栀子适量，泡茶缓缓饮之。或用防风通圣丸、清宁片治疗。若是虚火，多见饮食减少，口干口苦，胃脘嘈杂，腹胀不甚，可以饮用蜂蜜水、鲜果汁缓解之；也可用枳实消痞丸、保和丸治疗。若是湿热郁蒸于胃，必然有胃脘痞满、面部痤疮较多等症状，可用扁鹊三豆饮（白扁豆、赤小豆、绿豆、金银花）治之，亦可用藿香正气类中成药治疗。

四、肝火

肝火旺盛的人，血压易升高，易急躁，头晕头痛，耳鸣，两胁胀满，听力闭塞，视物不清，脉象弦大。可用栀子、莲子心泡茶饮之；亦可用龙胆泻肝汤、栀子金花丸治之。用生大黄泡水饮之，也可缓解肝火。

五、肾火

肾火主要是指肾水不足，引起肾中偏于亢奋的"阳气"上越于头部，出现头晕、头痛、耳鸣、咽干、干咳、健忘、多梦等，脉象以细数无力为多。平时可饮用金石斛茶、麦冬茶、生地茶等。药物可用六味地黄丸、大补阴丸、二至丸等。

281、 10月8日

寒露天凉露水重　动静结合防寒冻

寒露是二十四节气中第十七个节气。

"寒露天凉露水重，霜降转寒雪花浓。"时至寒露，露寒而冷，将欲凝结，故称寒露。此时我国有些地区还会出现霜冻，雨水较少，光照充足，是全年日照百分率最大的节气，素有秋高气爽之美誉。

寒露之后，气温下降，感冒流行；慢性支气管炎、哮喘病、老年肺炎、心脑血管疾病增多。研究认为，10月末至11月初是高血压病发作的第一高峰，且90%的中风病人有高血压病史。由于气温下降，老年人患肺炎的概率增高。该病起病隐匿，症状不典型，病情变化快，并发症多，死亡率也高。特别是患有冠心病、心肌梗死的病人，一旦患上肺炎，很快会引起心力衰竭。如果抢救不及时，会危及生命。

冬季天气寒冷，如果能够在阳光下锻炼，可以大大减少感冒、气管炎、肺炎、扁桃体炎以及贫血的发生。俗话说："冬天动一动，少生一场病；冬天懒一懒，多喝药一碗。"进入寒露如何进行锻炼呢？必须讲究科学方法，不能盲目地随大流。

第一，锻炼前要做好充分的准备活动。冬季气温低，血流缓慢，关节的灵活性与韧带的弹性减低，准备活动不充分，很容易造成运动损伤。所以在锻炼之前，要做一些准备活动，如慢跑、拍打全身肌肉、摩面，活动活动腕关节和踝关节等。

第二，锻炼时要动静结合。冬季锻炼不宜过于激烈，要有放有收。在进行形体锻炼的同时，要保持情绪稳定，精神内守，涵养元气，不可导致元气外泄。"冬三月，此为闭藏"。这里说的"闭藏"就是把元气涵养在内，以备来年春季万物生长之需要。如果锻炼中出汗过多，就会耗散元气，反而达不到增强体质的目的。

第三，衣着要保暖防冻。冬季室外气温低，甚或有寒风袭人。所以到室外锻炼，要注意衣着保暖。当运动量加大并有少量汗出时，才可以逐渐减衣。运动后，要增添衣服，以防风寒的侵袭。冬泳后要迅速擦干全身，擦至皮肤发红，以免风寒侵入。

第四，防止滑跌。有的人喜欢下雪天到室外活动，认为这个时候空气最好，这确有一定道理。但下雪天到室外活动，很容易滑跌，因此，老年人在下雪天最好不要外出，在室内也可以锻炼，如在室内走步、练八段锦、深呼吸等。

第五，晒太阳。中医学认为，位于背部中央的督脉主一身之阳，经常进行日光浴，让太阳光直射在背部督脉经络，可以增强人的阳气，提高抗病能力。

282、 10月9日

气虚体质功能差　参芪药膳效堪夸

汪先生刚刚四十岁出头，上到三层楼便感到气喘吁吁，额头似有汗出，走进诊室，休息了十几分钟才缓过劲来，还未把脉诊病，他就问医生："我去体检也没有发现什么毛病，为什么疲乏无力呢？"医生望闻问切一番，答道："你虽然没有什么大的毛病，但你是气虚体质，不耐劳作，如果不进行调理，内脏也会出毛病的！"接下来，医生给汪先生讲解了气虚体质的特点，怎样去调理。汪先生听了医生的解答，明白了一些调理方法，说道："要是早知道就好了！"

气虚，即元气衰少。元气根于肾，养于脾，贮于肺，行于心，所以气虚泛指心、肺、脾、肾功能的不足。气虚体质的人有胖也有瘦。一般表现为精神不振，体倦乏力，面色白，语声低怯，动则气短，容易出汗，不耐劳作，恶风怕冷，舌质淡红，舌苔淡薄白。心气虚者伴有心悸懒言，少气乏力；脾气虚者伴有食后腹胀，大便溏泄；肺气虚伴有咳喘气短，时时自汗；肾气虚伴有腰膝酸软，排尿无力，妇女见白带多，男子见早泄。每一个人的气虚偏重点是不一样的，有的人偏于心气虚，有的人偏于脾气虚等等。

气虚的人可以在医生的指导下，服用一些补气的药物，如生晒参、黄芪、白术、山药、白扁豆、灵芝、桂圆肉、鱼类等。有的人喜欢将人参泡在酒里饮用，或炖鸡、炖鸭，这种方法并不科学。服用人参最好的方法是切片煎汤饮用，并将煮过的参片嚼服。常用的补气中成药有四君子丸、补中益气丸、归脾丸、生脉饮、西洋参含片、刺五加片等。服用补气药要配一点补血药。"气为血之帅，血为气之母"。血充足了，可以转化为元气；有了充足的血，元气有所依附，就不容易耗散。

气虚的人也可以选用一些饮食疗法，补气的食物如糯米、小米、莜麦、大枣、胡萝卜、香菇、豆腐、鹌鹑、莲子、鸡肉、鹅肉、兔肉、牛肉、鲢鱼等。药膳如人参莲子汤、灵芝香菇炖鸡汤、黄芪陈皮粥、人参桂圆蜂蜜膏等。

气虚的人也要参加一些体育锻炼，适合的项目如散步、慢跑、八段锦、五禽戏、太极拳、健美操等。但在锻炼的时候不宜出太多的汗，以免耗气受风。

283. 10 月 10 日

阳虚体质畏风寒　温肾扶阳多锻炼

过了立夏，大家都已脱下冬装，单先生还穿着羽绒服，嘴里还不停地说："天气怎么还这样冷啊?"进了诊室，问及年龄，答 36 岁。看着他的体形倒也不消瘦，只是说："背部发凉，下肢发凉，晚上还要盖上厚被才能入睡。"这是阳虚体质的特点。形成阳虚的原因，有先天禀赋不足，也有后天调摄不当引起，还有的是劳力过度、耗散元气而致。这种体质的人，还会出现大便稀薄，小便清长，腰背寒凉而隐痛，手足不温，喜欢吃热的食物，舌苔白滑，脉象细细的，没有鼓指之力。这种阳虚体质不是单纯用药物可以治好的，还要从精神调养、体育锻炼、饮食调节、接触大自然等诸方面做起，这样才能逐渐改变"凛凛恶寒"的窘迫状况。

阳虚体质的人要养成日光浴（晒太阳）的习惯，每天能让背部晒一晒太阳，每次十几分钟到半小时就可以补充自己的阳气。特别是在夏季进行日光浴，每次 20 ~ 30 分钟，两三天 1 次，所获得的紫外线可以够用 1 年。"动则生阳，静则生阴"，要使阳气充足，就要活动，手足要动，腰腿要动，最好是在阳光充足的环境下，打球、跑步、做操。尤其是在冬季，不要把自己关在屋子里，可以早睡晚起，迎着太阳走出门外，借助大自然的"阳气"来补充自身的阳气。

阳虚体质的饮食养生也非常重要。扶助阳气的食物有羊肉、鸡肉、狗肉、鹿肉、桂圆肉、韭菜、生姜、辣椒、板栗、胡桃仁等；温补脾肾之阳的药物有长白参、黄芪、附子、肉桂、巴戟天、肉苁蓉、淫羊藿、仙茅等。关于药膳，明代《奇效良方》一书中有一张温阳祛寒、养颜延年的方，名为容颜不老方。方歌云："一斤生姜半斤枣，二两白盐三两草，丁香沉香各半两，四两茴香一处捣，煎也好，煮也好，修合此药胜如宝，每日清晨饮一杯，一世容颜长不老。"读者可以照歌诀的药物与分量配伍，并捣成碎末。每日清晨取 10 ~ 15 克，用水煎煮饮用。此方在民间流传很广，具有温阳散寒、行气活血、美容护肤、抗衰防老的功效。其他温阳的药膳有生姜红糖茶、当归生姜羊肉汤、人参桂圆膏等。

此外，每到夏季三伏天，用羊肉半斤，炮附子 5 克，炖熟，饮汤吃肉，可以预防冬季恶寒与手足冻伤，也是"冬病夏治"的一种方法。

284. 10月11日

血虚之体面色黄　补血常用四物汤

血虚之体，其面色不是《内经》所说的如"罗裹雄黄"，黄中透红，温润有神，而是色如"黄土"，无润红之气色，两眼也无神气。这种气色的病人现在虽然不多，但在部分儿童或生育后的女性人群中还是可以看到的。这与他们挑食、偏食，以及生育后调养不当、体质难以恢复有关。

血虚体质的特征是：面色萎黄，唇舌淡红，精神萎靡不振，头晕眼花，心悸失眠，手足麻木，脉象沉细；还有思维不集中，视力疲劳，好忘事，不耐劳作，常常感到体力不支。到医院检查血常规，发现红细胞、血红蛋白值都比正常值低。

血虚体质能得到改善吗？答案是可以的。

中医学对血虚体质的病人积有丰富的治疗经验。早在宋代国家药典《太平惠民和剂局方》中就载有一张治疗血虚的良方，那就是著名的四物汤（现在有中成药四物丸）。它由熟地、当归、白芍、川芎四味药物组成，后世称之为"一切血病此为宗"。其实它是由张仲景《金匮要略》中的胶艾四物汤（原方去掉阿胶、艾叶、甘草）简化而来。流传至今，它仍然是治疗血病的主方。

还有一味补血药是大家所熟悉的，就是阿胶。阿胶与人参、鹿茸并称为补益"三宝"。《本草纲目》称阿胶为"圣药"，1915年中国的阿胶荣获巴拿马万国博览会金奖。在清代后期，阿胶治好了懿贵妃的贫血病，保住了胎元，足月生下一男婴，即后来的同治皇帝。自此阿胶声名大噪，成了向皇室进贡的专用品。

补益阴血的药物比较多，除上边所说的外，还有何首乌、枸杞子、鸡血藤、柏子仁、紫河车、党参、丹参、五味子、黄精等。常用的中成药有阿胶补血膏、归脾丸、鸡血藤膏、八珍丸、古汉养生精、复方胎盘片、益血生、养血当归精等。

食物中也有不少补血之品，如桑椹、荔枝、黑木耳、黑芝麻、菠菜、胡萝卜、牛肝、猪肝、羊肝、海参、甲鱼、大枣等。常用的药膳如阿胶炖鸡、阿胶鲤鱼粥、当归生姜羊肉汤、黄芪当归糯米粥等。

285. 10 月 12 日

阴虚体质虚火旺　滋阴降火细端详

阴虚体质颇为常见，尤其是青少年，这不但与他们的年龄有关，且与他们在发育过程中的心理因素有关。

阴虚体质是指体内的水分、津液、精血等阴分不足而言。由于阴分不足，相应的阳分就会亢盛起来，而这种亢盛的阳分就会产生"火"。"火性炎上"，这种"火"以干扰脏腑的灵窍为主，如口腔溃疡、鼻腔干燥、头晕头痛、耳鸣如蝉、眼眵增多，或者五心烦热、潮热盗汗、遗精早泄、失眠多梦、舌质红赤，脉象细数等。

阴虚体质所出现的"火"症，不同于外感高热所出现的实火，不可随意用清热解毒的药物，如黄连、黄芩、黄柏、大黄等苦寒性药物。因为它是由阴虚所引起的，"火"只是标证，阴虚才是它的本质，滋阴降火才是正确的养生与治疗方法。

1. 饮食保健

阴虚体质的人，饮食的原则是滋阴潜阳，就是把阴分补起来，使亢盛的"阳分"降下来。食物如绿豆、甘蔗、银耳、豆腐、鱼、海参、团鱼、水果、蔬菜、鸭肉、黑芝麻、牡蛎、牛奶等。

2. 中药改善

滋阴药物如麦冬、天冬、沙参、生地、玉竹、黄精、枸杞子、女贞子、旱莲草、石斛、玄参、决明子、何首乌、山萸肉、桑椹、知母、龟板、鳖甲、百合等，应根据临床表现而选用。其中龟板、鳖甲为动物药，滋阴清热作用较强。

3. 中成药滋补

滋阴降火的中成药有六味地黄丸、七味都气丸、知柏地黄丸、麦味地黄丸、石斛夜光丸、首乌延寿丹、二至丸、二冬膏、大补阴丸、养阴清肺膏、琼玉膏、天王补心丹等。

4. 调理方法

阴虚火旺的人应注意心理调节，遇事要做到不急躁、不愤怒，一般事情应"慢处理"；起居要有规律，要睡"子午觉"；饮食避免辛辣与过于温热的食品，要戒烟限酒；要做一些有氧运动，如打太极拳、做八段锦、慢跑、骑自行车、做广播操等。

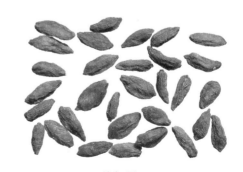

枸杞子

286. 10 月 13 日

独在异乡为异客 每逢佳节倍思亲

每年农历九月初九为重阳节。这是我国古老的节日。

古人以奇数为阳，九为阳之极数，两阳相重，故曰"重阳"，又名"重九"。相传古人在这一天全家人做香囊、插茱萸，闭门锁户，老老少少一起登山，饮菊花酒，以避灾难。唐代诗人王维在《九月九日忆山东兄弟》诗中写道："独在异乡为异客，每逢佳节倍思亲。遥知兄弟登高处，遍插茱萸少一人。"这是重阳节的生动写照。诗中写的"登高""插茱萸"，还有赏菊、饮菊花酒等都是重阳节的重要活动。

登高远望是一种很好的健身运动，既可锻炼腿脚，对形体健康有利；又可开阔视野，对精神健康有利。登山有益于增强心肺功能，起到减肥和预防冠心病的作用。但登山是一种强度很大的运动形式，每个人应依据自己的身体条件和健康状况进行。患有严重心脏病、高血压，或者手术后身体没有恢复的人，以及年老体弱的人，不可盲目去登山。

重阳插茱萸这一民俗活动起源于晋代，从汉代开始，人们习惯将茱萸切碎装入香囊佩戴。茱萸是传统植物药，因产于古代吴国（今江浙一带）的质量最好，故入药时称吴茱萸。茱萸性温，气味芳香，具有温中、止痛、理气、燥湿、杀虫的作用，民间称为"避邪翁"。茱萸富含挥发油，对金黄色葡萄球菌、绿脓杆菌、结核菌有抑制作用。古代人认为，佩戴含有吴茱萸的香囊，可以预防邪气、毒虫的侵害及避免秽浊之气的侵入。

秋天是菊花盛开的季节。在唐代就有金秋时节赏菊、饮菊花酒的习俗。而且在赏菊的同时，还可赋诗作词。历代诗人留下了许多佳句，如唐代杜牧的"尘世难逢开口笑，菊花须插满头归"；宋代李清照的"东篱把酒黄昏后，有暗香盈袖。莫道不消魂，卷帘西风，人比黄花瘦"等，寓情于景，情景交融，堪称千古绝唱。菊花具有疏风、清热、明目、解毒的功效，并且有抗菌、抗病毒、抗螺旋体、消炎和保护血管等多种作用，常用于高血压、冠心病的治疗。因此，秋季饮菊花酒、饮菊花茶，对舒展情志、健身强体有着积极的作用。

287、 10 月 14 日

血瘀体质面灰暗　活血化瘀是关键

血瘀体质的人，面部气色表现的比较突出，有的是眼睛周围呈黯褐色，有的是两颧黄褐斑较多，有的是额部灰暗，更严重者是唇舌均呈紫暗色，而确诊血瘀证的关键体征是舌质紫暗，舌下脉络迂曲，脉象涩滞不利。其他症状如腹内有包块，心胸憋闷样疼痛，半身不遂，语言障碍，局部针刺样疼痛，吐血、便血，皮下有紫癜，皮肤粗糙，下肢静脉曲张，患处麻木瘀胀，妇女经闭，月经见许多血块等。这些症状可以单独出现，也可以以一组症状群出现。

一个正常的人，怎么会出现血瘀指征呢？这与他的饮食、情绪、居住环境、生活习性有关。首先是情绪因素，经常生气或发怒的人会导致气滞，如肝气郁滞、肺气郁滞、心气郁滞、胃气郁滞等。特别是心肝二经的郁滞。由于心主管血脉的运行；肝藏血，为人体的血库，所以心肝之郁滞最易导致阴血的瘀阻，出现冠心病、慢性肝炎、肝硬化等疾患。因此，心情舒畅，保持乐观心态是预防气滞血瘀的主要措施。

中医药对血瘀证有独特的治疗方法，常用的中药有丹参、当归、赤芍、川芎、鸡血藤、益母草、苏木、茜草、桃仁、红花、三七、全蝎、蜈蚣、水蛭、僵蚕、月季花等。大家常用的速效救心丸、复方丹参滴丸、麝香保心丸、苏合香丸、苏冰滴丸、苏合丸、丹红注射液等都具有活血化瘀作用，是治疗血瘀证的良药。

对血瘀证的饮食调理，首先是少食油腻、烧烤食物，食盐要控制在 1 天 6 克以内。食物中有活血化瘀作用的不是太多，桃仁、油菜、黑豆、香菇等有一定的活血作用。此外红葡萄酒、黄酒有活血化瘀的功效，适量饮用是有益的。

血瘀体质者，不要忘记体育锻炼，肢体活动可以加快血液循环，改善血流之阻力。运动可以促进新陈代谢，使处于静止状态下的瘀血活跃起来。但锻炼的前提是主动地、乐意地参与，而不是被动地、勉强地活动。只有在心情愉快的前提下，锻炼才能起到预期的效果。这就是中医学所说的"气行则血行，气滞则血瘀"的道理。

288. 10 月 15 日

痰湿体质形体胖　健脾肃肺益肾脏

在一次养生讲座的间隙，一位胖乎乎的小伙子走过来，问道："您看我是什么体质？"他身高一米七左右，体重却有95公斤，走起路来气不接续，一看舌苔是白色厚腻苔，我说："你是痰湿体质，看起来胖乎乎的，实际上不健康。"他点点头，低声说："是。"我简单地给他讲解了痰湿体质的特点，如何改善。他说："我一定按照医生所说的去做。"

痰湿体质多见于体形肥胖者。这类人有一种嗜好，就是好吃甘肥食品，懒得动，不大活动，不大控制饮食量，体重常常超过标准体重的20%［标准体重＝身高－105（kg）］，出现的症状有胸闷气短，常叹息，身倦无力，气喘，痰多，面部与下肢有明显的郁胀，有的小腿按之凹陷，头晕目眩，四肢沉重无力，男子可见白浊尿，女子会有白带增多，舌苔必是腻苔，脉象一般沉细。检查会发现，痰湿体质的人胆固醇、甘油三酯、低密度脂蛋白都显著高于非痰湿体质者，如果不加注意，久而久之也会发展为冠心病、脑中风、肺气肿等。

痰湿体质，首先是要加强体育锻炼，改变那种久坐不动的习惯，要动起来，要走出家门，散步、跑步、打球、打太极拳、游泳。总之，参加运动，坚持锻炼，持之以恒，减轻体重，这样必然会换来一个健康的体魄。

中医对痰湿体质有比较好的改善办法，中药中的茯苓、薏苡仁、赤小豆、白扁豆、猪苓、泽泻、冬瓜皮、玉米须、白茅根、车前子、荷叶等，都有很好的利湿减肥作用。他如橘红、郁金、石菖蒲、瓜蒌、远志、葶苈子、生姜、桔梗、白术、半夏、贝母、鱼腥草、杏仁等，都有祛痰或健脾化痰的作用。中医学认为，痰湿之源在于脾，贮痰之器在于肺，化痰之气在于肾，因此健脾、肃肺、益肾三法，就是解除痰湿之体的大法。中成药如人参健脾丸可以健脾祛痰，金匮肾气丸可以温肾化痰，橘红丸可以清热化痰，清气化痰丸可以清肺化痰，防风通圣丸可以祛湿解毒减肥，山楂降脂片可以降脂祛湿浊。

在饮食方面，痰湿体质必须适当控制饮食量，少食膏粱肥厚之品，多吃一些蔬菜、水果，特别是健脾利湿的食物，如白萝卜、扁豆、赤小豆、薏苡仁、紫菜、洋葱、包菜、蚕豆、莲藕、冬瓜、竹笋、西瓜等。药膳如山药粥、薏米粥、赤小豆粥、西瓜皮拌洋葱、白萝卜木耳豆腐汤、海蜇炒豆芽。痰热者可以喝毛尖茶、龙井茶，痰湿者可以喝普洱茶，其他如枇杷叶茶、绞股蓝茶、橘红茶等均有清解痰湿的作用。

289. 10月16日

气郁体质形消瘦　理气解郁莫放松

消瘦的李女士已经40岁出头了，每次来看病都是愁眉苦脸的，好像心里有什么解不开的疙瘩，问其原因，吞吞吐吐，经过几次慰藉劝解，方才知道是因与丈夫生气而闷闷不乐的，茶饭不思，胸胁苦闷，月经也不正常，这是气郁体质常见的表现。

气郁体质多呈消瘦体形，也有少数人体形肥胖。该体质表现为平时情绪忧郁寡欢，有点想不开的事常常闷在心里，一旦发病则胸胁苦闷，神情不爽，不思饮食，咽喉中如有物作梗，有的头昏脑涨，夜眠难安，女性则见乳房、小腹胀痛，月经不调，舌苔薄白，脉象弦或紧。这种体质的病人在女性中比较多见。

对于气郁体质的人，首先是调摄情志，而调摄情志的要点是多与大自然接触，多与他人接触。走出家门，走进社会，积极主动地去寻找快乐，听听音乐、相声，看看戏剧（少看悲剧）、小品；多参加集体活动，如外出旅游，观看体育比赛，做健身操；欣赏自然美景，呼吸新鲜空气，增强身体抗病能力，这种解郁的方法有时比吃药还要有效。而闷在家里思前想后，良药也难以解开心里的"结"。

气郁体质的人患病，必须到医院就诊。常见的多为慢性疾患，如慢性胃炎、慢性肝炎、慢性胆囊炎、慢性肠炎、慢性咽炎，以及神经衰弱、月经不调、更年期综合征等，有的长年气郁不解的人还会患上恶性疾病。对于这些慢性疾患，医生除进行心理开导外，还会建议患者练气功、练八段锦、打太极拳等，这类功法是有氧运动，有利于脏腑功能的恢复。

中医学认为，气郁病在肝胆者为多，疏肝解郁是主要治疗方法，常用的中成药如逍遥丸、加味逍遥丸（即丹栀逍遥丸）、舒肝丸、疏肝健胃丸、柴胡疏肝丸等，涉及脾胃消化功能不良的，可用六和定中丸、藿香正气丸、香砂六君子丸，月经不调的可用七制香附丸、定坤丹、益母草膏等。疏肝解郁的药物如柴胡、香附、陈皮、香橼、薄荷、百合、生麦芽、橘络、乌药、苏叶、郁金、川楝子等。中医在用疏肝药物的时候，常常配一些活血药，因为气郁的病人会引起血分的瘀结，行气药与活血药配伍，更有利于舒达肝气，解郁健脾。

气郁病人还可以采用饮食疗法，以促进气血的流通。行气解郁的食物有橙子、佛手、荞麦、橘子、茴香、香菜、石香菜、金橘饼等。常用的药膳如佛手玫瑰茶、薄荷佛手粥、陈皮麦芽饮、百合粥、冬瓜柴胡汤等，青鱼生姜炖汤也是解郁理气的膳食。

290. 10 月 17 日

过敏体质易生病 平时预防勿放松

提起过敏体质，大家都不陌生。什么过敏性鼻炎、过敏性哮喘等，好像就在身边一样，很容易见到。那么什么是过敏体质，过敏体质易患哪些病，平时怎样预防呢？今天就谈谈这个问题。

一、体质特征

过敏体质表现多种多样。有的表现为呼吸道症状，如鼻塞、打喷嚏、流鼻涕、哮喘等；有的为皮肤疾患，如皮肤容易起荨麻疹，有的一抓就出现红疹、瘢痕；有的对某些药物过敏，发生药物性皮疹等。此类体质往往与父母体质有关，也与饮食习惯、居住与工作环境、自身承受能力等有关。

二、养生措施

过敏体质与肺、脾、肾三脏功能有关。因此养生措施亦应以调补肺、脾、肾为主。通过补益肺气，以益气固表，预防外邪侵袭；通过健脾益气，以增强胃肠功能，防止痰浊生祟；通过补肾益气，以扶正固本，提高机体免疫力。

1. 运动养生

过敏体质的人应主动进行体育锻炼，以增强机体的抵抗力。对冷空气过敏的人，可以进行冷水浴等耐寒训练，以使自己适应气候的变化。其他如跑步、打太极拳、练八段锦、跳舞、游泳等，以有氧运动为主。

2. 起居养生

过敏体质的人居处环境应当保持清洁、卫生，被褥与床单应经常洗晒，防止衣被蕴藏潮湿之气。春季应尽量减少户外活动，以避免花粉过敏。过敏体质的人不宜饲养和接触动物，避免螨虫等引起过敏。

3. 药物养生

药物养生要注重调补肺、脾、肾三脏的功能。如补益肺气的黄芪、山药、党参、大枣等；健脾化湿的藿香、佩兰、白术、白扁豆等；补肾渗湿的茯苓、赤小豆、怀山药、薏苡仁等。中成药如防风通圣丸、玉屏风散、参苓白术散、知柏地黄丸等。

4. 心理养生

过敏体质的人容易急躁，而急躁也是诱发疾病的原因之一。因此，培养乐观、豁达、宽容的心理状态也是非常重要的。精神愉快，于外营卫流通，于内气血畅和，内外环境稳定可以减少过敏性疾病的发生。

291. 10月18日

湿疹体质有特异　饮食宜忌君须记

湿疹是一种常见的过敏性皮肤病，主要有急性湿疹、慢性湿疹、亚急性湿疹、婴儿湿疹（婴儿奶癣）、脓疱疮等。

急性湿疹起病较快，初起皮肤肿胀、发痒，面积可大可小，边界不清，常对称发作，多见于四肢、面部、生殖器、肛门等处；可在皮肤上出现小的丘疹、水疱，经常密集成片，自觉剧烈发痒，手抓后水疱破损而有渗出液，形成糜烂、结痂。

慢性湿疹多由急性湿疹转变而来。多见皮肤颜色暗红，表面粗糙，皮肤皱纹明显，偶尔有糜烂或渗出液流出而瘙痒；患者皮肤比较粗糙，摸上去比较硬；脚后跟处皮肤常因失去弹性发生皲裂；又好发于某个部位，如小腿、阴部、肛周、乳头周围和脐部等。经常反复发作。

湿疹患者对于食物有比较严格的宜忌。

一、宜食食物

黄花菜有清热利湿之效。山药有健脾运湿作用。水芹可以清热利水。赤小豆是利湿消肿排毒的主要食物。绿豆有清热利湿与解毒的功效。西瓜清热利尿作用较强，可使湿毒从小便排出。薏苡仁是健脾利湿常用品，湿疹患者，食之颇宜。扁豆有补脾胃、化湿热的作用。泥鳅有补中气、化湿热的功效。其他还有百合、豆腐、苹果、梨、柿子、草莓、马铃薯、茭白、橘子、小白菜、芋头、胡萝卜、番茄、莲藕、地瓜、绿豆芽、地耳、豌豆苗等。

二、忌食食物

黄鳝属动风之品，多食会动风、发痒、患皮肤病。羊肉、鸡肉性温，易增热，可引起皮肤发痒。鲢鱼具有温中补气功效，但湿疹患者食后会加重病情。螃蟹属动风大发之物，食后会加重病情。鸭蛋有滋阴功效，湿疹不宜食。虾性温，补肾兴阳，患皮肤病者不宜食。鸡蛋具有滋阴功效，凡患湿疹、疥癣、疮疡者不宜食。樱桃性温热，有助风之虞，湿疹患者不宜食。葱有香窜刺激性气味，不宜食。香椿属于发物，患湿疹疥疮者，不宜食。其他忌食的还有辣椒、茴香、猪头肉、紫河车、银耳、燕窝、荔枝、蜂蜜、蜂王浆、乌贼骨、鲈鱼、花椒、洋葱、大蒜、芥末、胡椒、桂皮、韭菜、竹笋、莴笋、蘑菇、牡蛎肉、海带、海蜇、淡菜、紫菜、大枣、桂圆、白酒、人参等。

292. 10月19日

湿热体质怎养生　健脾和胃是本宗

湿热体质的特点是：体形偏胖，面部油光或垢腻，容易口苦口黏，口中气味秽浊，汗黏有味，经常胸闷腹胀，尿黄，大便不爽、臭秽；男子容易阴囊潮湿，女子白带多或有黄带、有异味；头发油脂多，易脱发，皮肤易生痤疮、湿疹、脚湿气等，舌苔偏腻，脉象滑数。

湿热体质的养生原则是清热利湿，即清胃肠之热，化脾经之湿。

1. 起居养生

湿热体质者，宜选择向阳避荫、通风良好、干燥凉爽的居住环境。衣着宜宽大，不宜穿紧身束口式衣服。应养成良好的作息习惯，保持头部、颜面、身体等的清洁干燥。

2. 饮食养生

饮食以清淡为上，不宜膏粱肥厚。可以食用清热利湿的食物，如薏苡仁、赤小豆、冬瓜、丝瓜、苦瓜、黄瓜、南瓜、西瓜、冬瓜、莜麦、玉米、莲子、芹菜、空心菜、金针菜、鲫鱼等。尽量少吃辣椒、生姜、大蒜、大葱、狗肉、羊肉、鸡肉等，减少甜食、咸食和酒，以及碳酸类饮料等的食用，以免助湿生热。

3. 药物养生

健脾利湿的药物有薏苡仁、茯苓、砂仁、白豆蔻、白茅根、萹蓄、瞿麦、通草、玉米须、藿香、佩兰、猪苓、木瓜、车前子、白术等；清热利湿的药物可选金银花、蒲公英、白菊花、芦根、石斛、黄芩、黄连等。

4. 心理养生

湿热体质者，性情急躁，爱发脾气。对此，应保持平衡的心态，遇事不急不躁，冷静处理棘手的事。凡事多为他人着想，学会克制感情上的冲动。

5. 运动养生

可以进行运动量较大的锻炼，如中长跑、游泳、爬山、各种球类活动、武术等，通过排汗达到清热利湿的目的。但在夏季，不宜在阳光下锻炼，以凉爽的清晨为宜。

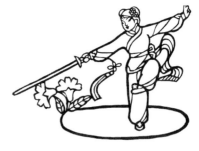

习练武术

293. 10月20日

冬季温阳何所宜　当归生姜羊肉汤

冬季，由于气温下降，寒气袭来，许多人肢体不温，手足发凉，尤以青年女性多见。她们来到门诊，问得最多的就是什么食疗方法最好？答曰：还是当归生姜羊肉汤最好。

当归生姜羊肉汤出自汉代张仲景《金匮要略·腹满寒疝宿食病》篇。原文云："寒疝，腹中痛及胁痛里急者，当归生姜羊肉汤主之。"原方当归3两，生姜5两，羊肉半斤。以水8升，煮取3升，温服7合，1日3服。寒气重者，生姜改为1斤；痛多而呕者，加橘皮2两，白术1两。如果将上述分量改为今天的计量，应为当归30克，生姜60克，羊肉500克。将当归、生姜洗净，切片；羊肉去其筋膜，置于沸水中焯一下，捞出，稍凉切成长条。然后将羊肉、当归、生姜一同放入砂锅内，加入清水，武火煮开，去其浮沫，后以文火炖之。待羊肉烂熟，即成。加入食盐，即可食用。有的人喜欢辣味，炖煮时加一点辣椒亦无妨。

当归性温味甘辛，入心、肝、脾三经，有补血调经、温经散寒、活血止痛的效果。适于血虚寒凝所致的痛经、四肢不温、寒性关节痛等，以甘肃所产的岷当归最好；生姜性温味辛，是药食两用的中药，入肺、脾、胃三经，具有开胃健脾、除湿散寒的作用，而且还可以减少羊肉的膻味；羊肉是一味补益性食物，性温味甘，有补气养血、温经除寒的作用。三味共炖，补而不腻，温而不燥，香气醒脾，甘味补虚，是一款温阳散寒的佳品。

当归生姜羊肉汤原本是民间流传的经验方，经张仲景之手，收入经典著作之中，后经历代医家之应用，其使用范围亦不仅限于"寒疝、腹痛及胁痛里急"，而是多用于身体虚弱、病后康复、产后气血亏虚等。凡经常感到手足寒凉，肢体不温，女性子宫虚寒、痛经、白带清稀而多，男子肾阳不足、小便清长、手脚冰冷、阳事不举等，均可用当归生姜羊肉汤调理。

另外，还可以依据自身体质，随证加入补气养血的大枣，养肝明目的枸杞，补气健脾的黄芪。不过此汤药性偏温，对于阴虚上火，或外感发热、痰热咳嗽者不大适宜。

294、 10 月 21 日

老人保健有妙诀　饮食养生十不贪

1. 不贪肉

老年人过多地食用肉类，会引起营养失衡和新陈代谢的紊乱，从而引起高脂血症，易引发动脉硬化、动脉血栓等心脑血管疾病。

2. 不贪精

精细米面中的维生素和膳食纤维含量减少，营养价值不及粗米粗面。因此，老年人应当多吃些粗米粗面；或将粗粮、细粮搭配着吃。

3. 不贪硬

老年人的胃肠消化与吸收功能逐渐减弱，如果贪食坚硬或未熟烂的食品，不但会损伤牙齿，还易患消化不良，并会加重原有的病情。

4. 不贪快

老年人饮食不宜吃得太快，否则会引起消化不良或胃部不适。饮食太快还易发生鱼刺或骨头鲠喉的意外事故。

5. 不贪饱

老年人应当牢记"减食增寿"这句名言。吃饭七八成饱即可。贪吃求饱，不但会加重胃肠负担，还会诱发或加重心脑血管疾病，甚至发生猝死。

6. 不贪酒

老年人长期过量饮酒，会使心肌变性失去正常的弹性，还会加重心脏负担，损害肝脏，引起血压升高。喝少量的红葡萄酒，对身体还是有益的。

7. 不贪咸

老年人摄入过多的钠盐，容易引发高血压、中风、心脏病及肾脏病等。老年人的饮食宜清淡，少吃含钠盐的食品，包括咸菜。

8. 不贪甜

老年人过多食用甜食，如蛋糕、点心等，易导致代谢功能紊乱，引起肥胖症、糖尿病、瘙痒症、脱发等，还会加重心脑血管疾病。

9. 不贪迟

老年人的三餐进食，宜早不宜迟，这样有利于消化和吸收。

10. 不贪热

老年人的饮食宜温不宜烫，过烫的饮食易烫伤口腔、食管和胃的黏膜，时间久了，还会引发食管癌和胃癌。但也不宜太凉，以免引起消化系统功能紊乱。

295. 10 月 22 日

文人墨客话养生　经验寓于诗句中

古代文人墨客，常常将自己的养生体会写在诗句之中，这些诗句集知识性、实用性和趣味性于一体，是中华养生学的重要组成部分。

唐代白居易有联谓："自静其心延寿命，无求于物长精神。"清心寡欲、无求于物乃是健康长寿的前提。

宋代苏东坡诗句："主人劝我洗足眠，倒床不复闻钟声。"它说明睡前洗足有利于宁心安神的道理。

宋代陆游诗句："世人个个学长年，不悟长年在眼前。我得宛丘平易法，只将食粥致神仙。"食粥易于消化，不易患食积、痰聚，更有利于老年人的保健。

宋代程颢诗句："云淡风轻近午天，傍花随柳过前川；时人不识余心乐，将为偷闲学少年。"他认为人老了，生活也应与少年一样丰富多彩，以愉悦身心，欢度晚年。

明末收复台湾的名将郑成功诗句："养心莫善寡欲，至乐无如读书。"此联以"寡欲""读书"为养生之道。寡欲就是淡于名利，读书乃是活跃大脑，可以推迟大脑衰老，以利于身心健康。

清代郑板桥诗句："青菜萝卜糙米饭，瓦壶天水菊花茶。"诗人以自己的亲身经历说明，吃清淡饭，喝天然水，能使人的身体健康长寿。

康熙皇帝在古稀之年写的一首诗，概括了他的养生经验。诗云："淡泊生津液，清虚乐有余。鬓霜渐薄德，神惫恐高誉。苦好山林趣，深耽性道书。山翁多耄耋，粗食中园蔬。"

民国时期的社会活动家于右任的一位朋友，一生坎坷，于老为他书写了一副对联："心积和平气，手成天地功。"上联告诉人们"和气"是十分高尚的境界，下联点明"生命在于运动"的真谛。这位朋友牢记于老的题联，修身养性，寿至98岁。

当代著名文学家冰心，在她95岁高龄时，书写了一副养生联赠给《祝你健康》杂志。她写道："事因知足心常乐，人到无求品自高。"此联原为清代纪晓岚所作，"知足""无求"乃是冰心老人的写照。

当代文坛诗人贺敬之，以诗疗疾传为佳话。1992年5月他在杭州疗养时写了一首《富春江散歌》，其中有两句为："长啸畅笑消病颜，云月八千有此缘。"这种以诗疗疾的例子并不多见。

296、 10月23日

霜降过后天气寒 保暖预防老寒腿

霜降是二十四节气中第十八个节气。

进入霜降，天气变得寒冷，空气中的水汽在地面或植物上凝结为霜而降，故名霜降。霜降是秋季最后的一个节气，此时脾脏功能处于最佳状态，人们的食欲要比夏季和秋初为好，市场上水果也比较多。但人们往往忽略了气温下降，容易使骨关节炎发生，老年人极易患上"老寒腿"。

"老寒腿"的主要症状表现为腿部经常有沉重感或酸麻胀痛，受到寒凉时症状加重。"老寒腿"属于中医痹症范畴，相当于现代医学的风湿性关节炎、类风湿性关节炎、骨性关节炎等。受累的关节以膝关节为主，经常出现关节疼痛，有时会伴有肿胀，蹲立或上下楼时疼痛加重。

"老寒腿"的发生与气候变化关系密切。老年人入秋以后，首先要注意膝关节的保暖防寒，可以带护膝、局部艾灸、热水浴、热敷等；其次要选择适宜项目进行体育锻炼，如打太极拳、做八段锦、走步、慢跑等，运动量以微微汗出为宜。有的老年人天天爬楼梯，结果越爬关节越痛；有的做半蹲姿势，做膝关节前后摇晃动作，结果越摇晃关节越不灵活。这些锻炼方法都是不可取的。

食物也可有效预防"老寒腿"的发生。除适度锻炼外，食补也是可取的预防方法。谚语有"补冬不如补霜降"之说，认为"秋补"比"冬补"更重要。

古人到了霜降，有吃羊肉、吃兔肉的习俗。据史料记载，明代皇帝在重阳节那一天，要到北京兔儿山（今中南海西南）登高赏秋，吃迎霜兔肉，饮菊花酒。所谓"迎霜兔肉"就是经过霜降的兔子肉。此时的兔肉味道鲜美，营养价值高，有益气健脾、祛风除湿的作用，对风湿性关节炎有益。

中药对"老寒腿"亦有良好疗效。今介绍几款，任朋友们选用。

1. 红花透骨草熏洗方

红花50克，透骨草50克，墓头回30克。用水煎煮30分钟，离火后，加入白酒50毫升，姜汁醋30毫升。趁其温热时，先熏后洗。每晚临睡前，熏洗1次，每剂药可熏洗3次，持之以恒，必有疗效。

2. 吴茱萸药浴

吴茱萸30克，川芎30克，花椒30克。共煎煮，每晚药浴1次，可除"老寒腿"之疼痛。

3. 千年健药酒

千年健25克，追地风25克，木瓜25克。用白酒500毫升浸泡，7天后即可饮用。每天3次，每次50毫升，或30毫升。用于风湿痹症。

297. 10 月 24 日

曹操作诗龟虽寿　盈缩之期不在天

上古时期，龟为四灵之一（即麟、凤、龟、龙）。其中龟的寿命最长，被人们认为是长寿的象征。老年人冬季常吃龟肉，对健康有益。古代人的名字中还喜欢用龟，如龟年、龟龄、龟山、龟蒙等，名字中有龟字，蕴含着长寿之意。日本人向来喜欢追随中国的文化，所以至今仍有许多人以龟字为名，如白井龟太郎、龟山三郎等。

曹操（155—220 年）是三国时期的政治家、军事家、诗人。他写了一首关于生命科学的诗，至今还被人们所传诵。这首诗名为《龟虽寿》。诗云：

"神龟虽寿，犹有竟时；腾蛇乘雾，终为土灰。老骥伏枥，志在千里；烈士暮年，壮心不已。盈缩之期，不但在天；养怡之福，可得永年。幸甚至哉，歌以咏志。"

这是曹操 53 岁时写下的一首著名的诗篇。用长寿的龟来作有关生命的诗，这在中国诗坛上是很少见的。这首诗的意思是说，神龟寿命虽然很长，犹有终了的时候；腾蛇虽然能乘雾而飞，最终也会化为土灰。千里马虽然衰老伏槽而卧，它的志向仍远在千里。有雄心壮志的人到了晚年，他的志向仍然不会改变；人的寿命长短，不完全是由天支配的，只要善于颐养，便可以延年长寿。这是值得庆幸的。所以作此诗歌来表达我的志向。

此诗表达了曹操对人的生命的科学态度，他既承认人的生命有限，又提出人可以通过主观努力延长自己的生命。他否定当时炼丹方士所说的人可以长生不老的荒诞言论，也否定人的寿命是由天命（包括遗传因素）所决定的，而提倡后天的主观能动性，含有"生命掌握在自己手中"的积极意义。

《龟虽寿》历来被老而有志之士所喜好。它深刻揭示了养生与事业的关系，表达了一种积极奋进的精神，至今读来还颇有启迪作用，所以毛泽东同志指出："此诗宜读。"

298. 10 月 25 日

百岁老人搓身操　持之以恒身体好

一位百岁老人，走路自如，身板硬朗，吃得好，睡得香，还能下地干活，上山砍柴。人们问，她有什么秘诀吗？有的！那就是"搓身操"。

1. 搓手

双手对搓掌心，至掌心搓热为止；再对搓手背，也搓到发热为止。经常搓手可以消除手上的褐斑，增强手的灵活性和抗寒性。

2. 搓额

用双手上下左右搓额部，也可以用单手搓。经常搓额可以使大脑保持清醒，减少额部皱纹。

3. 搓鼻

用食指捏住鼻梁的两侧，上下左右搓动。随着手指的搓动，可以扩展到整个鼻部。经常搓鼻可以打通鼻腔，预防感冒与鼻炎。

4. 搓耳

用手掌捂住双耳，然后来回搓动，直到双耳发热。经常搓耳，可以刺激耳朵上的穴位，从而增强听力，减少老年耳聋的患病概率。

5. 搓胸

单手或双手搓胸，上下左右搓动，直到搓红、搓热为止。经常搓胸，可以增强心肺功能。老年人经常搓胸，可以有效防止胸闷、咳嗽等，还可以提高睡眠质量。

6. 搓肋

双手左右开弓，前后方向搓肋各80次。经常搓肋可安抚心脏，保养呼吸系统。

7. 搓腹

双手交替搓腹部，不拘次数。经常搓腹，可以促进消化，防止食积和便秘。特别是对老年人便秘，搓腹最为有效。

8. 搓腰

双手前后搓腰，可以补肾壮腰，加固元气，防治老年腰病。

9. 搓足

双手交替搓足底各10分钟。经常搓足可以促进血液循环，增强人的免疫力，对老年人的足寒也有一定防治作用。

10. 搓四肢

双手交替搓双臂、双腿，最好搓到发热为止。经常搓四肢，可有效增强四肢的灵活程度，延缓肢体衰老，增强四肢肌肉的力量。

299. 10 月 26 日

长命百岁第一方　请喝养生八珍汤

养生八珍汤就是讲的心理养生。具体是哪八珍呢?

一、慈爱心一片

就是讲人要有爱心,爱他人,爱朋友,爱兄弟,爱祖国。作家冰心说:"有了爱,就有了一切。"没有爱心的人,就会制造矛盾,引起社会不安,人们就会远离他。

二、好肚肠二寸

好肚肠就是好心人,对他人好,就会有好回报。对别人恶,别人对你也会恶。洪昭光教授说:"善良就是心理健康最好的维生素。"

三、正气三分

人存正气就可以抵制名利的诱惑,也会提高人的免疫能力。而正气不足的人就会在金钱、美女面前丧失意志,丧失斗志,丧失魂魄;在疾病袭来的时候也会丧失抵抗力。

四、宽容四钱

现代社会是一个多元的社会,是容纳各种人才的社会,宽容就是要肚量大,心胸宽。只有这样,才能做大事业、大事情。否则,心胸狭窄,小肚鸡肠是做不成什么事的。

五、孝顺常想

孝顺是中华民族的传统美德。不孝父母,不尊长辈者,什么事情都是以自我为中心,这样的家庭不会和睦。这样的人,心存疑虑,疑神疑鬼,疾病缠身也不好治疗。

六、老实适度

"做老实人,办老实事,说老实话",这本是做人的准则,可是现在有的人做事不怎么老实,说假话、说大话成了某些人的家常便饭。而有的老实人,"太老实了",老实超过了"度",反而容易上当受骗。我们还是提倡做老实人,但要适度。

七、奉献不拘

给社会奉献、给家庭奉献是应当的,不应当讲价钱。只有给社会奉献的人多了,社会才能和谐,才能进步。

八、回报不求

做好事,做有益于社会的事不应当求什么回报,应当心安理得地去做,不要为了名与利去做,那样就会走样、变质。

300. 10 月 27 日

红楼传来捶背声　拍打叩击祛病痛

《红楼梦》是多元的文学巨著，其中不乏许多医学故事。阅读这些故事，不但可以获得文学知识，而且还可以学到养生保健的妙术。捶打背部就是其中一例。

书中说到贾府时，经常提到丫鬟们为贾母、王夫人等人捶背，从而减轻她们的病痛。第 53 回写道："话说宝玉见晴雯将雀裘补完，已使得力尽神疲，忙命小丫头来替她捶着，彼此捶打了一会……"第 57 回描述黛玉听到宝玉失去知觉、眼直手脚凉的消息后，"哇的一声，将所服之药，一口呕出，抖肠搜肚，炙胃扇肝的，哑声大嗽了几阵，一时面红发乱，目肿筋浮，喘得抬不起头来。紫鹃忙上来捶背。"

书中所说的捶背是流传于民间的一种健身方法。背部是人体督脉及足太阳膀胱经的循行部位，仅足太阳膀胱经的穴位就有 39 个。这些经脉与穴位具有运行气血、联络脏腑、抵御外邪的作用，还可以治疗相关疾病。例如，拍打背部的肝俞穴，能防治肝、胃、胆、眼病，以及神经衰弱、肋间神经痛等；拍打胆俞穴，能治疗胆囊炎、胆汁反流症；拍打心俞穴与至阳穴，可以减轻心绞痛症状等等。

人的背部皮下有大量功能很强的免疫细胞，由于人的背部不容易用手接触到，所以有些免疫细胞常常处于"休眠"状态。拍打时，刺激这些细胞，激活它们的功能，这些免疫细胞就可以"苏醒"过来，游历到全身各处，起到杀菌和消灭癌细胞的作用。

捶背的方法很多，可以用拍打法，可以用手指叩击法，也可以用手掌的根部、掌侧叩击。动作要求协调、有序、着力有弹性，每分钟以 60～100 次为宜。还可以用按摩锤或简单的器具行拍打法。

捶背法也不是人人皆宜。患严重心脏病的人、脊柱变形的人、患肺结核的人、患晚期肿瘤的人、炎症比较重的人都不宜用捶背法。

301. 10 月 28 日

寿至天年有何因 只因天天服玉泉

说的是三国时的一天，曹操召见老寿星皇甫隆。两人谈论养生之道，越谈越有味道，最后谈到了一个养生秘方。

时年皇甫隆已有百余岁，耳聪目明，面色红润，精神矍铄，被人称为"神仙"。当曹操见到皇甫隆时，心悦诚服地说："闻卿年出百岁，而体力不衰，耳目聪明，颜色和悦，此盛事也。"皇甫隆说："臣闻天地之性，唯人为贵；人之所贵，莫贵于生。生不再来，逝不可追，何不抑情养性以自保。"

曹操说："鄙人闻卿养生有术，服食（药物）、导引（气功）、房中术为先人养生之三要素，不知卿养生何术，请写出来加以密封，交我一阅。"皇甫隆说："养生有道，道甚易知，但莫能行。"

曹操说："愿卿示之，身当力行。"

于是皇甫隆讲了一位高寿人的养生秘方。

他说的是道人蒯京，年已 178 岁，耳聪目明，牙齿洁白如玉，头脑敏捷，看上去如同壮年。皇甫隆说："蒯京只有一个秘方，就是天天服'玉泉'。"

"玉泉"就是口中的唾液。蒯京每天早晨起来，先叩齿 14 次，然后赤龙搅海 14 次（就是舌头在口腔中打转）。这时津液会生满口，然后分为 3 次，慢慢咽下。天天如此，年年如此，百余年来，持之以恒，从未间断。道教还把口中唾液称为"人参果"，将吞咽唾液的方法称为"炼精"。

蒯京服"玉泉"的方法是上古之人流传下来的养生法之一。上古医书说："唾液充盈，常含而咽之，能滋润五脏，悦泽肌肤，使人长生不老。"

现代医学研究证实，人的唾液中含有 13 种消化酶，11 种矿物质，9 种维生素，还有多种有机酸和激素。其中过氧化酶和维生素 C 的解毒作用最强。它们不仅有抗氧化作用，而且还能清除体内的氧自由基，分解进入口中的致癌物质。唾液还具有帮助消化、保护牙齿、促进伤口愈合等作用。

由此看来，蒯京的服"玉泉"法，并非个人杜撰，有根据，有道理，有效果，方法简单，完全可以拿来使用。

302. 10 月 29 日

高山玫瑰雪莲花　强筋壮骨效堪夸

一位老乡从新疆探亲回来，带回了一只雪莲。看到美丽的雪莲，我想起了一则关于雪莲的故事。

我国哈萨克族人对雪莲十分崇拜，当雪莲花盛开的时候，哈萨克的小伙子和姑娘就会到山上采集，将它插在即将结婚用的新房上，用以表示纯洁的爱情。

雪莲主要生长在我国新疆、云南、西藏等地海拔 4200～4700 米雪线以上的砾石、悬崖陡坡上，每当大雪纷飞时，它才吐苞露瓣，与纷飞的雪花争艳，青白碧玉，晶莹剔透，因而才有"雪莲花"的美称，也有人称它"高山玫瑰"。

雪莲生长于寒冷地区的积雪地带，全株好似棉团状，花序圆球形，花紫红色，整株植物像老鹰蹲在地上一样。在高海拔且极其恶劣的气候和环境下，雪莲仍然能够开花结果，这种顽强的生命力，被当地少数民族所敬仰。

雪莲性温，味苦。具有壮阳补肾、祛风除湿、通经活络、强筋健骨、调经止血、促进子宫收缩等作用，主要用于白带过多、女性不孕、阳痿、风湿性关节炎、牙痛，以及腰膝酸软、妇女崩漏、月经不调等。

1. 白带过多

取雪莲花、黄芪、党参各适量，炖鸡服用。

2. 女性不孕

雪莲花 30 克，当归 10 克，黄芪 10 克，公鸡 1 只（500 克）。将配料洗净，与鸡同炖，每日 1～2 次，吃肉喝汤。有补肾阳、助女受孕的效果。

3. 阳痿

雪莲花 15 克，冬虫夏草 15 克，泡入 500 毫升白酒内，7 天后即可饮用。1 日 2～3 次，每次 10～15 毫升。

4. 风湿性关节炎

雪莲花 15 克，泡入 100 毫升白酒内，浸泡 7 天后即可饮用。1 日 2 次，每次 10毫升。

5. 外洗熏蒸方

雪莲花 30 克，老鹳草 30 克，红花 10 克，伸筋草 30 克。水煎，做熏蒸用。对腰椎病有减轻疼痛、改善下肢活动功能的作用。

6. 牙痛

雪莲花 15 克，水煎服。

303. 10 月 30 日

高原旅游要充电　常备复方丹参丸

随着青藏铁路的开通，到青海、西藏旅游的人越来越多。青藏高原的秀丽风光已经成为人们向往的地方。但是不可避免的高原反应，为人们旅游增添了许多烦恼。

高原反应是由于高原地区气压差、含氧量少、空气干燥等变化所引起的机体缺氧而发生自然生理反应。海拔高度一般达到2700米左右时，人们就会发生高原反应。其表现为头痛、头昏、气短、胸闷、乏力等，部分人还会出现嘴唇与指尖发紫、失眠等症状。

初到高原不可急速快走，更不能跑，也不能进行体力劳动，亦不可暴饮暴食，不要饮酒、吸烟，应多食些水果与蔬菜，注意保暖，适量饮水，避免感冒。

到高原地区旅游的人，口服复方丹参滴丸是预防高原反应的积极措施。复方丹参滴丸由丹参、三七、冰片组成，可改善微循环，保护血管内皮，改善红细胞功能，清除氧自由基，增加冠脉血流量，提高机体对氧的利用率和对缺氧的耐受力，增加血氧饱和度，从而达到防治高原反应的目的。

研究表明，首次进入西藏地区的人，于进藏前2天开始服用复方丹参滴丸和地塞米松片，进藏后继续服用10天，能使急性高原反应的发病率降低35%，且可明显缓解头痛、呕吐等持续高原反应症状，并可以降低高原肺水肿的发病率。同时，可明显减少平原到高原人员的心肌缺血发病率，使其相对危险度降低50%以上。对在高海拔地区发生心肌缺血者有显著的治疗作用，短期恢复率达48%。明显提高人的生理适应水平。

304. 10 月 31 日

茶余饭后话七参　动植两物效堪珍

百姓所说的"参"多指人参、党参、西洋参等，其实说起"参"，有五种"参"是常用的，即人参、丹参、玄参、沙参、苦参等，但是生活在我国东、西、南、北、中的人们，祖祖辈辈都用当地生长的"参"，这些"参"可以归纳有七种，即"七参"。

一、动物人参——鹌鹑

鹌鹑肉是典型的高蛋白、低脂肪、低胆固醇食物，并含有多种维生素、多种矿物质、卵磷脂和多种人体必需的氨基酸。特别适用于中老年人及高血压与肥胖者食用。

二、海洋人参——海参

海参含有蛋白质、脂肪、糖、无机盐及多种维生素，还含有碘质、胶原纤维、多糖体和硫酸软骨素等，具有补肾、养肝、润泽、健胃等功效。

三、水中人参——泥鳅

泥鳅肉味道鲜美，所含营养成分比鲤鱼、带鱼、龙虾及对虾等都要高得多。中医学认为，泥鳅具有补中益气、健脾祛湿的作用，可以作为消渴、阳痿、小儿盗汗、痔疮、疥癣等病的食疗之品。

四、果蔬人参——胡萝卜

胡萝卜俗称"小人参"，可见药用价值之高。它含有丰富的维生素 A，具有突出的防癌、抗癌作用。

五、沙漠人参——肉苁蓉

肉苁蓉具有补肾壮阳、润肠通便的作用，是治疗阳痿早泄、腰膝酸软、肠燥便秘、宫寒不孕的佳品。所含物质有提高免疫力、抗衰老的作用，可以用于煲汤、泡酒、泡茶、入药、煮粥等保健食品。

六、茶中人参——绞股蓝

绞股蓝对人体有滋补、镇静、催眠、降血脂、降转氨酶、延长细胞寿命、抗疲劳作用，对肝癌、肺癌、子宫癌的增殖有明显的抑制作用。

七、高原人参——红景天

红景天含有人体必需的 8 种氨基酸，还含有生物活性的微量元素，如铁、锌、铝、钛、锰等，具有补肺气、清肺热、活血化瘀的作用。它能快速纠正因缺氧导致机体各器官的功能紊乱，明显提高机体的耐缺氧能力。

305. 11月1日

康熙皇帝遗诏文　顺其自然不惧死

康熙皇帝在位61年（1661—1722年），一生苦研儒学，提倡程朱，对自然科学，诸如数学、水利、医学、测量等亦多涉猎。

康熙皇帝在他去世前五年，即康熙五十六年十一月二十二日，向朝中文武官员预先发布了遗诏（皇帝临死前留下的诏书）。遗诏的内容涉及政治、历史、军事，还多处提及他个人对生命的看法。归纳起来，大致有以下几个方面。

一、正确对待生命的终结

遗诏中说，由古至今，不少帝王把死看成禁忌。每当看到这些人的遗诏，我都觉得这不是做帝王的语气，并非是自己心中所想所说的话，这些都是在他们临死前处于迷糊状态时，大臣们代笔随意编写的。我不想这样办，现在就提前让你们知道我的真实本意。人有生必有死，正如朱子所说："天地循环的道理，就如同昼和夜。"孔子说："处平正通达之中而听从天命。"

他在遗诏中提到《尚书·洪范》中的"五福"，即第一长寿，第二富贵，第三健康，第四好的品德，第五有始有终。遗诏中说：将有始有终放到第五位，可见这是最难做到的。

从以上可以看出，康熙把生死看成是自然规律，是不可抗拒的。康熙说："死生是常理，我向不忌讳，只是天下的大权必须要统一指挥。"

二、不迷信鬼神

康熙不迷信鬼神，不相信妖术，这是众人所知道的。封建社会把帝王登基、生日以及有关事件的发生看成是"天意"，必然有相应的"天昭"。康熙在遗诏中说："我出生的时候，并没有特殊征兆，到了长大以后，也没有非常的表现。八岁登基，到现在五十七年，从不相信人们所讲的迷信应验。如史册上所记载的'景星庆云''麟凤芝草'的祝贺，以及在殿前焚烧珠玉、有天书降于人间，这些都是虚妄的文字，我都不敢去做，只坚持日用平常，以实心行实证罢了。"

三、坚持锻炼，不服丹药

康熙可谓日理万机、大事小事都过问的皇帝。但他非常注意锻炼身体。遗诏中说："我自幼强健，力量很大，能拉十五力的硬弓，连发十三把箭，用兵打仗，都是我的擅长。我从小时候读书时起，就知道酒色要戒除，坏人应防备，所以到老没病。"遗诏中还说："我在五十七岁才有几根白发，曾有用'黑发药'进献给我的人，我笑着推却说：自古以来白发皇帝能有几个？我如果须发皆白，岂不是万世之美谈吗……所以看权力如废物，看富贵如泥沙，倘若得以无事而终，我的愿望就满足了，则我的一生能善始善终的愿望也就实现了。"

306. 11 月 2 日

名利对人如浮云　及早感悟无遗憾

一位退休老人，经常感到身心不舒，上医院检查也没有发现什么问题。他在想："我与周围的人生活水平差不多，为什么他们那么快乐？"想来想去，原因在于自身。

老人年轻时，发誓要"爬"上正科级，谁知在副科级岗位上干了三年就被免职了，以后再也没有"东山再起"。年纪大了，想发点小财，争取到退休前能拥有50万资产，为此借了10多万元与他人合伙办厂，哪里晓得，工厂很快就倒闭了；又与他人合伙经商，也亏得很惨，欠下的债，靠退休金偿还。这真是仕途不顺，财运不佳，自己的命不好。

后来调整了心态，认为自己也算奋斗了，虽然没有成功，但也积累了经验。"名利如浮云"，过去的就让它过去呢，今后要从过去的阴影中走出来。想开了，老人也就不再沉闷了，心境也豁然开朗了许多，身心的痛苦从此就消失了。

这位老人的经历，给那些追求名利的人上了一堂活生生的心理课。名与利许多人都在追求它，但达到个人理想的不多。这是为什么？这与个人心态有密切关系。怀有名利心的人容易计较个人得失，一遇挫折就会垂头丧气，精气神就会少许多。而那些胸怀大志的人，遇到挫折，会静下心来寻找原因，在挫折中奋进，精气神会更进一步。在这里，我们看一看古人是怎么说"名利"的。《道德经》说："见素抱朴，少私寡欲。"孟子说："养心莫善于寡欲。"《黄帝内经》说："恬淡虚无，真气从之，精神内守，病安从来。"唐代白居易云："名高折人寿，思苦减天年。"唐代的许浑说："莫言名与利，名利是身仇。"宋代苏东坡云："养生难在去欲。"

由此可见，从养生保健角度讲，名与利是双刃剑。人们常常注重它有利的一面，而忽略了它的另一面。养生学认为，心态好是第一位的，如果心态失去平衡，什么养生方法都可能是无效的。只有心态调整好了，把名利看得很淡，如同过眼浮云，"得之不过喜，失之不过悲"，人的身心才能保持内外环境的平衡与协调，健康长寿才有可能。

307、 11月3日

果中仙品松子仁 补益五脏散风气

松子是松树的种子，又名松子仁、海松子、新罗松子等。我国松子的主要产区是辽宁、吉林、河北、山东等地。能够结松子的松树有红松、白皮松、华山松等。

自唐代以来，松子就成了我国人民喜爱的保健食品。晋代医学家葛洪所著的《神仙传》中有一则神话故事，说的是一位名叫赵瞿的人，得了一种难治的癫病（又名疠风，是一种难治的皮肤病）。一天，赵瞿在深山老林中与三位鹤发童颜的老者不期而遇。三位老者送给他松子和松柏脂各5升，并说："此物不但能治你的癫病，还可以使你长生不老。"赵瞿拜谢了三位老者。回家后每天吃松子数颗，吃了一半，癫病果然而愈，又服食半年，肌肤光泽，步履如飞。

松子以个大、饱满、皮有光泽、无杂质者为上品。松子营养丰富，经常食用松子，可以滋补强身，延年益寿。松子味甘性温，具有滋养强身、润肺止咳、润肠通便、养肝息风等作用。

1. 肺燥咳嗽

松子仁50克，胡桃仁100克，捣成膏状，与25克蜂蜜调匀，每次10克，饭后开水冲服。1日2～3次。

2. 血虚便秘

松子仁、大麻仁、胡桃仁、柏子仁各等份。共研为膏，加蜂蜜100克，调匀，每晚睡前服一勺。

3. 肾虚遗精

松子仁、金樱子、枸杞子各120克，麦冬200克。上药水煎3次，取药汁，加入蜂蜜250克，调成膏状。早晚各服10克。

4. 头晕目眩

松子仁、黑芝麻、枸杞子、杭菊花、女贞子、旱莲草各15克。水煎服，每日1剂。用于肝肾阴虚引起的头晕目眩等症。

5. 痔疮出血

松子仁5克，分夹在两个柿饼内，每日早、晚各服1个。

6. 失眠

取松子仁，用龙眼肉包裹成球状。每晚吃5颗，有安神定志作用。

7. 皮肤粗糙

松子仁每日60～100颗，经常食之，皮肤润泽，光华焕发。

308. 11 月 4 日

医道合一话龟龄　延缓衰老早有名

明代中期的公元 1522 年，朱元璋八世孙朱厚熜（嘉靖皇帝）15 岁继承皇位，29岁却卧床不起，且无子嗣。于是下诏全国各地名医，广集长生不老医方，以传皇室血脉。方士邵元节和陶仲文以北宋《云笈七笺》的老君益寿散作基础处方加以增删，制成"仙药"献给皇上。嘉靖皇帝服用后，至 50 岁连续生下 8 个皇子、5 位公主，且个个身体强壮。嘉靖大喜，遂将此药取名为"龟龄集"，以示服之可获龟样的年龄。

乾隆皇帝享年 89 岁，为我国历代皇帝中寿命最长者。据清代宫廷脉案记录得知，乾隆皇帝特别关心龟龄集药的生产储备情况。常常传旨问总管，"药房的龟龄集查查还有多少"？他喜好饮用两种酒，其中一种就是龟龄酒。

解放战争时期，粟裕大将患腰酸背困，腿痛起来昏迷不醒，幸好毛泽东主席送给他几盒龟龄集，他服用后，病情大好，带病指挥淮海战役。几十年后的 1980 年 3月，他还专为生产龟龄集的山西中药厂题词："精益求精制良药，兢兢业业为人民。"1962 年初期，聂荣臻元帅身体不佳，服用龟龄集后，效果出人意料。中央军委又数次派人到药厂购买此药，据聂老的秘书回忆说："首长吃了龟龄集精神特别好，吃饭也很好。还提了一条建议，让把给社会提供的龟龄集改为胶囊装，一者剂量准确，二者防止药物粘到牙齿上，影响牙齿健康。"

本药为补肾助阳、填精益髓之剂，又具温中健脾、补养气血、强身健脑之功。方中人参、鹿茸为大补气血、益精填阳之品；生熟地、枸杞子、旱莲草、天门冬、炒莲子肉、当归等补益气血，益肾填精；补骨脂、大青盐、制附子、海马、肉苁蓉、麻雀脑、锁阳、巴戟天、丁香、蜻蜓、牛膝、石燕等温肾壮阳，补脑生髓；穿山甲、炒槐角、菟丝子、地骨皮、炒莱菔子等活血理气，凉血散瘀；朱砂有镇心安神之功，甘草调和药性。诸药合用，温阳而不伤阴，填精而不滞气，补气血，安神魄，补而不腻，温而不燥，共奏补肾生精之功。

本药主要用于命门火衰、肾精不足、气血亏损引起的阳痿遗精、阴寒腹痛、头晕目眩、失眠盗汗、二便不禁；妇女子宫寒冷、经血不调、崩漏带下、腰膝腿软等。凡神经衰弱、性功能减退、慢性肾炎、妇女更年期综合征、特发性水肿，以及女子生殖器发育不全、不孕等病，见上述症者，均可辨证选用。

现代《中华人民共和国药典》将龟龄集收入。研究认为，龟龄集具有显著消除自由基的作用，已列入抗衰老药物。

309. 11月5日

糖尿病人吃水果 糖分种类要明确

患糖尿病的朋友经常问及："我是否能吃水果，吃什么样水果才合适？"这个问题不是几句话就可以说清的。

首先要明确，糖尿病人是可以吃水果的，但要弄清哪些水果能吃，哪些水果不能吃，吃的量是多少，什么时候吃合适等等。如果弄不清楚这些，一点也不吃，或什么水果都吃，不忌口，都是不对的。

水果中含有大量的维生素、纤维素和矿物质，这些营养元素对糖尿病患者是有益的。水果中所含的糖分有葡萄糖、果糖和蔗糖，其中果糖在代谢时不需要胰岛素参与，所以糖尿病患者在血糖获得控制后并非一概排斥水果。

再者，水果中所含糖量多少不一，所以不可等同看待。每百克糖含量在10克以下的水果有青梅、西瓜、甜瓜、椰子汁、橙子、柠檬、桃、李、杏、枇杷、菠萝、草莓、甘蔗、樱桃、橄榄等。糖尿病人可以选用。

每百克含糖量在11~20克的水果有香蕉、石榴、柚子、柑橘、梨、荔枝、杧果等。糖尿病人要谨慎选用。

每百克含糖量超过20克的有大枣、红果，特别是干枣、蜜枣、柿饼、葡萄干、桂圆、杏干，其含糖量甚高，糖尿病人要忌食。

有些蔬菜含糖量比较低，可以作为水果的替代品食用，如西红柿、黄瓜、菜瓜等的含糖量在5克以下，且富含维生素，糖尿病人可以食用。

糖尿病人在吃水果的时候，不要超过食用量。如西瓜含糖量为4%，梨含糖量为12%，香蕉含糖量为20%。虽然相对而言西瓜含糖量最少，但吃500克西瓜，就相当于香蕉100克、梨170克。所以吃水果要计算糖含量，不可多吃。至于吃水果的时间，不要在饭后吃，可在两餐之间或睡前吃。

总之，糖尿病人在血糖基本控制的前提下，可以适当吃些水果。但在食用水果的同时，要减少主食量，以免总能量超标。如果病情不稳定，血糖控制不理想，则应禁食超过5%含糖量的水果。

310、 11月6日

热熨疗法简便行　家庭保健有殊功

随着物质与文化生活水平的提高，家庭保健疗法越来越盛行。热熨法就是其中的一种。热熨法，就是运用食物或药物在人体特定部位或穴位进行热敷温熨的一种物理疗法。它是通过热感传入人体内部，从而达到相应的治疗效果。此法具有温通经络、祛风散寒、舒筋活血、消肿止痛等多种效果，常用的热熨法有盐熨、姜熨、米熨、醋盐熨、葱熨、麸皮熨、热水熨等。

1. 盐熨法

取粗盐 500 克，在锅内拌炒，使其受热均匀，炒热后立即放入缝好的布袋内。可热熨腹部，以治虚寒性胃脘痛；热熨腰背，以治肾虚腰背痛；热熨肩部，以治肩周炎；热熨前额，以治头痛。也可放入少许花椒同炒，以增强祛风湿的作用。

2. 姜熨法

取生姜 250 克，洗净捣烂，挤出姜汁，备用。将姜渣炒热，装入布袋，热熨患处。姜凉后，加入姜汁再炒热，熨之。适用于因过食生冷、油腻而引起的脘腹痞满、胀痛等症。还可以用于风湿性关节炎以及扭伤挫伤引起的局部肿痛。

3. 米熨法

用大米 500 克，在锅内炒热，装入布袋，热熨小腹部，用于妇女月经不调、痛经、腰骶部寒痛等。

4. 醋盐熨法

取粗盐 300 克，炒热，然后加入 50 毫升左右的姜汁醋，边炒边洒，醋洒完后，再炒一会儿，将炒好的粗盐用布袋装好。热熨腰骶部及小腹部，用于妇女月经不调；热熨下肢，用于小腿抽筋及"老寒腿"。

5. 葱熨法

取生葱 250～500 克，捣碎，放热锅内炒至极热，少加白酒，搅拌均匀，装入布袋，热熨脘腹或腰腿患处。用于因消化不良引起的胃脘痞满、关节痛、腰酸困等。

6. 麸皮熨法

取小麦麸皮 500 克，炒热，洒入白酒少许，搅拌均匀，装入布袋，热熨患处。用于颈肩腰腿痛。

7. 热水熨法

取 500 毫升的水瓶，装入热水，塞紧瓶口，然后热熨患处。用于胃脘痛、腹痛、腰背痛及局部扭伤等。

311、 11月7日

冬季养生宜闭藏　保护阳气似藏宝

立冬是二十四节气中的第十九个节气，表示冬季的开始。

冬季的六个节气是立冬、小雪、大雪、冬至、小寒、大寒。平均气温在摄氏10℃以下，一般处于公历11月、12月、1月（农历十月、十一月、十二月三个月）。这个季节的气候特点是寒冷、干燥、多风，是心脑血管疾病、慢性支气管炎、风湿类疾病等多发季节。其养生保健的原则为温补、平和、适度，但也要与体质相结合，以人为本，采取综合性措施，以增强机体抗病能力。

《素问·四气调神大论》中说："冬三月，此谓闭藏，水冰地坼，无扰乎阳，早卧晚起，必待日光，使志若伏若匿，若有私意，若已有得，祛寒就温，无泄皮肤，使气亟夺，此冬气之应，养藏之道也。逆之则伤肾，春为痿厥，奉生者少。"

这是冬季养生的总则。这段话的大意是说，冬季的三个月是万物闭藏的季节，呈现出水冰地裂的寒冷现象。这个时期人们不要扰乱阳气，要晚上早睡，早晨等到太阳出来时再起，使精神内守而伏藏，不宜外露，如同个人获得宝贝一样。同时要避免寒气的侵袭，保持温暖，但不要过于取暖而使皮肤汗泄，使阳气遭到窃夺。这就是适宜于冬季的养生之道啊！如果违背了这个规律，就会伤及肾脏，到来年春季，会发生下肢痿弱无力，甚至肢体强硬不能活动的病证，气血生长自然减少。

这段话提示人们，冬季要注意锻炼身体。老年人要加强自身锻炼，诸如进行导引调气，打太极拳，练八段锦，散步或慢速跑步等。还要注意冬月进补。冬月进补总的原则是"温补"，但不可一味食用温热之品，以免伤及阴分。可常食鸡肉、羊肉等，其味甘性温，有温中、益气、补精、填髓的功能。也要食用一些可口的蔬菜，如萝卜、白菜、莲藕、冬笋等，以增加体内水分，滋阴和阳。

312. 11 月 8 日

早晨起来吃点姜　身体健康病扫光

在湖南省石门县有位老人名叫向多本，生于 1888 年农历正月 24 日。他家庭贫困，长年给地主老财当挑夫。1935 年 8 月，47 岁的他毅然投奔红军。向老在红军里做过饭，打过仗，多次负伤，干革命 60 多年只当了个班长。1951 年 63 岁的他才结婚，1966 年退休，1973 年回故乡安度晚年。

1999 年 3 月，向老已是 112 岁的老寿星了，但他满面红光，精神矍铄，耳聪目明，能看书读报。问及长寿秘诀，他说"饮食有节，少生疾病""早晨吃点姜，百病都扫光""大蒜是个宝，常吃身体好"。这里说一说姜的保健作用。

姜原产于中国，相传是神农氏发现的。一次，神农误食了有毒蘑菇，肚子痛如刀绞，不久就昏倒在一棵树下。没过多久，神农醒了过来，发现身边有一丛散发着浓浓香气的尖叶青草。他低头闻了又闻，便觉得头不昏、胸不闷了。神农将挖出来的根块放在嘴里咀嚼，满口又香又辣又清凉。过了一会儿，肚子就开始咕噜咕噜响了起来，泻过之后，病就好多了。神农想，既然这种药能起死回生，一定要起个好名字。因为神农姓姜，于是把这种尖叶草叫"生姜"。

生姜可一种两收，早秋收嫩姜，深秋收老姜。姜既是一味极为重要的调味品，又是一味重要的中药材。王安石在《字说》中云："姜作疆，御百邪，故谓之姜。"说明生姜可以抵御外邪，尤其是风、寒、湿、暑等邪。民间谚语有"冬吃生姜，不怕风霜""冬吃萝卜夏吃姜，不用医生开药方""早上三片姜，胜过喝参汤"等等。生姜的辛辣之味、温热之性，外可以抵御风寒，内可以健胃除湿，特别是风寒型感冒、暑湿型感冒与胃肠炎、风湿性关节炎、急慢性胃肠炎等，生姜都是必不可少的药用食品。

生姜还有降血脂的作用，用法是每天早上吃 3 片，坚持不断。生姜还可以防止晕动病，即晕车、晕船等。方法是在乘车、乘船之前，取生姜 3 片，用伤湿止痛膏贴于肚脐处，即可见效。生姜还是解毒食品，可以解半夏、南星、鱼蟹之毒。

姜入药有生姜、干姜、老姜、炮姜之分。生姜发散祛风寒，干姜温中除湿气，老姜散寒作用大，炮姜回阳通脉。向老每天早上吃姜，等于吃了开胃药，又抵御了风寒，且有预防感冒的作用。其实早在宋代就有吃姜长寿的记载。苏东坡在《东坡札记》记载，钱塘净慈寺有一和尚，年已八旬有余，但面如童子，问其养生经验，答曰："服姜 40 年，故不老矣。"

笔者常用生姜红糖茶治疗风寒感冒和寒性腹泻。方法是：生姜 10 ~ 15 克，水煎15 分钟，尝其有姜辣味，再加点红糖，当茶频频饮之。成人、小儿均可服用。但需要注意的是，大量食用生姜会引起口干、喉痛、胃中不舒等。

313. 11月9日

世上本无鬼剃头　取来中药解忧愁

刘女士是一位教师，大学毕业，原本头发浓密，可谓秀发美貌。不知何因，一个多月前头发一片一片地脱落。周围人说，这是"鬼剃头"。前来就诊时，刘女士戴了一具假发，去掉假发，见头发大部分已经脱落，实在影响美观。

真有"鬼剃头"吗？这是不科学的说法。这实际是一种皮肤疾病，名为斑秃。这种病起病比较缓慢，起初只是一片或几片如指头肚那样大小的脱发，表面平滑，边缘清晰，带有光泽。开始病人并不在意，以后逐渐扩大，相互融合，以至于整个头发全部散落。严重者眉毛、睫毛、胡须、腋毛、阴毛等亦会脱落。有的人，白天头发还好好的，一夜之间，头发一片一片地脱落了，自己不知不晓，头皮不红不肿不痛不痒，自己毫无觉察，以为是鬼来剃头了，所以民间叫它"鬼剃头"。

据研究，斑秃与精神紧张、心理障碍、用脑过度等因素有关。据刘女士回忆，她的脱发是在考研前出现的。当时并没在意，以为以后会慢慢好的。谁知头发越掉越多，几个月的时间，原来满头秀美的头发竟毫发全无。在了解了刘女士斑秃的原因以后，首先是嘱咐她要精神放松，生活与工作要有序、有乐，不吃或少吃刺激性食品，如烧烤、油炸类食品。至于治疗，提出三个方法。

1. 外用涂搽

鲜生姜切片，涂搽头皮，每日3~4次。

2. 膳食辅助

多吃黑类食物，如黑豆、黑米、黑木耳、核桃仁、紫菜等。

3. 中药治疗

取古代名方神应养真汤加减，处方为当归10克，川芎10克，赤芍15克，熟地30克，砂仁8克，天麻10克，羌活8克，菟丝子10克，木瓜10克，何首乌10克，白蒺藜10克，沙苑子10克，生甘草10克。水煎两次，将药液混合，分3次服用，每日1剂。

经过1个疗程的治疗，斑秃处即有新发生出。治疗近4个月，新发满布。再过1月余见到刘女士，问及最近为何未再治疗？刘女士说："新发已完全长出。"边说边指着头发说："这已不是假发了！"我看后会心地笑了。

314、 11 月 10 日

姜维忽患心绞痛　只因气郁血不行

《三国演义》第119回说道，刘后主降魏后，蜀将姜维假降魏国大将钟会，两人策划谋反，假设宴会，请诸将宴饮。宴饮数巡后，钟会困诸将于宫中，严兵禁守，准备坑埋。钟会令姜维领武士往杀诸魏将："维领命，方欲行动，忽然一阵心疼，昏倒在地。左右扶起，半晌方苏。"只因事情败露，魏兵从四面八方冲入宫内。钟会被乱箭射死。姜维拔剑上殿，往来冲突，"不幸心痛转加"。姜维仰天大叫曰："吾计不成，乃天命也。"随自刎而死，时年59岁。姜维"忽然一阵心疼""不幸心痛转加"是什么病呢？从病情分析，当属心绞痛无疑。

心绞痛是病名，也是症状名，属中医"胸痹""真心痛""厥心痛"的范围。多发生在40岁以上的男性，发作时心前区压榨或憋闷样疼痛，放射至颈部、咽部或左上臂，一般发作时间在1分钟到十几分钟，及时休息，并舌下含化速效救心丸或硝酸甘油片可以缓解。姜维时年59岁，正是冠心病的好发年龄。他虽智慧有加，但平生坎坷，中年降蜀后，跟随诸葛亮五出祁山。孔明死后，又八次伐魏，而刘后主昏庸，听信谗言，姜维受气极深。与魏国大将钟会谋反，关键时刻，情绪紧张，"方欲行动"之时，突然心绞痛发作，见大势已去，只得自刎而死。一代英贤，没有死在战场上，却"自刎而死"，足见他当时心灵受到的刺激是多么大啊！

今天，思想紧张、精神刺激仍然是诱发心绞痛的常见因素。特别是那些从事脑力工作的人，容易处于紧张和劳累状态。加之缺乏心理调节的能力，不能保持良好的心理平衡，爱发脾气，经常郁闷、懊恼、想不开，一旦遇到突发事情，就会诱发冠状动脉痉挛或堵塞。轻一点的心绞痛尚可以缓解，严重者则会发生心肌梗死，造成不可挽回的恶果。所以，保持良好的心态，"淡泊名利，宁静致远"，乐观豁达仍然是预防心绞痛、心肌梗死的重要前提。

315. 11 月 11 日

猪蹄味甘性温和　补血通乳健腰脚

产妇缺乳服用猪蹄煮汤是流传于民间许久的验方。猪蹄味甘而咸，性温，具有补血通乳、填肾精、健腰脚的功效。除通乳外，它的滋补作用亦不可忽视。

猪蹄营养丰富，味道可口，含有丰富的蛋白质、脂肪、矿物质、碳水化合物、维生素、微量元素等。其蛋白质分解后，会产生17种氨基酸。这些氨基酸能滋阴补虚，滋润肌肤，增加人体血红蛋白，调节人体生理功能，促进创伤的愈合，使受伤者、产妇及身体虚弱者逐渐恢复健康。

一、猪蹄催乳粥

猪蹄两只，葱白两根。猪蹄煮至熟烂，去蹄骨，取其汁加入粳米60克，煮粥食用。此粥通乳汁，利血脉，可以补养身体，使乳汁充足。

二、猪蹄通乳粥

猪蹄两只，通草6克，漏芦10克，王不留行10克。猪蹄煮浓汁，药物煎煮取汁，两汁相合，加入粳米60克，煮粥，待熟时加入葱白两根。此粥通汁作用比较明显，适于乳腺阻滞而乳汁不下者。

三、猪蹄红枣汤

猪蹄两只，红枣150克，枸杞10克，冰糖30克，黄酒20毫升。猪蹄洗净切块，红枣、枸杞洗净。一同放入锅内，加适量水，开锅后去浮沫，用小火炖至烂熟，加入冰糖，再熬至溶化即可食用。此汤具有滋阴补脾、益气养血的功效，可以作为强身壮体的滋补品食用。

四、猪蹄灵芝汤

猪蹄两只，灵芝15克，葱段15克，姜片10克；黄酒、精盐、味精、猪油适量。猪蹄洗净，切小块，入沸水中焯一下；灵芝切小块。锅内放猪油，烧开，投入葱段、姜片、黄酒，再下猪蹄，炒片刻，放灵芝片，加入精盐，大火烧开后，小火炖至猪蹄熟烂脱骨，调味出锅，吃肉喝汤。此汤具有滋补身体、补肺益肾、抗衰老、润皮肤等功效。

猪蹄油脂较多，不适于动脉硬化、高血压患者；感冒期间忌食；痰饮壅盛、消化不良者慎食。

316. 11 月 12 日

红薯甜美胜人参　健脾开胃补肝肾

2004 年，全球评出十大健康食品，排在第一位的就是红薯。它具有滋补肝肾、健脾开胃的功效，富含膳食纤维，胡萝卜素，维生素 A、B、C、E，以及钾、铁、铜、钙、硒等 10 余种微量元素，被称为营养最为均衡的保健食品。

据说乾隆皇帝晚年患有老年性便秘，太医们千方百计地为他治疗，但总是效不如意。一天，乾隆散步路过御膳房，一股香气扑鼻而来。乾隆问道："什么佳肴如此之香？"太监答道："启禀皇上，这是烤红薯的味儿。"说着顺手呈上一块烤好的红薯。乾隆接过红薯大口地吃了起来。吃完后连声道："好吃！好吃！"从此，乾隆天天都要吃红薯。过了一段时间，久治不愈的便秘也好了。他称赞说："红薯好啊，胜过人参！"从此，红薯有了个"土人参"的美称。

红薯是一种药食兼用、营养均衡的食品。它的热量只有同等大米所含热量的 1/3，而且几乎不含脂肪和胆固醇，但它的药用价值却是不可忽视的。

1. 抗癌

红薯中最具抗癌作用的物质是 β－胡萝卜素、维生素 C 和叶酸。β－胡萝卜素和维生素 C 的抗氧化作用对抗癌具有积极作用。常吃红薯可以维持正常的叶酸水平，降低患癌症的风险。高含量的膳食纤维有促进胃肠蠕动、预防结肠直肠癌的作用。

2. 保护心血管

红薯含有大量黏液物质，可以保持呼吸道、消化道、关节腔的滑润，还能保持心血管壁的弹性，防止动脉粥样硬化的发生。

3. 预防肺气肿

有研究显示，吸烟者或被动吸烟者，最好每天吃一些富含维生素 A 的食物，如红薯，可以预防肺气肿的发生。

4. 抗糖尿病

白皮红薯有一定的抗糖尿病的作用。奥地利的一项研究表明，2 型糖尿病患者服用白皮红薯提取物后，胰岛素敏感性得到改善，有助于控制血糖。

5. 润肠通便

红薯富含膳食纤维，在肠道内无法被消化吸收，能刺激肠道增强蠕动，有助于通便解毒，对老年便秘效果尤为显著。

红薯虽然好吃，但它甘腻敛湿，容易滞气，食用过多会引起脘腹胀满、烧心泛酸乃至胃脘疼痛。因此，红薯不宜吃得太多，以免引起消化不良。

317. 11月13日

葡萄美酒一小杯　护心降脂抗衰老

近几年来，饮用葡萄酒的人越来越多，特别是红葡萄酒更为人们所喜爱。葡萄酒对人体健康有哪些益处，请听以下叙述。

红葡萄酒是选用皮红肉白或皮肉皆红的葡萄酿酒，采用皮汁混合发酵，然后进行分离陈酿而成的葡萄酒。这类葡萄酒的色泽呈自然宝石红、紫红、石榴红等色。其酒精含量在8%～20%不等，营养丰富，味道甘美，能防治多种疾病，最早流行于法国，后在欧美及世界各地流行。

红葡萄酒富含葡萄糖、果糖、单宁酸、B族维生素、维生素C，以及抗氧化成分和丰富的酚类化合物等。

红葡萄酒具有降低胆固醇、软化血管、保护心脏、降血压、降血脂、抗衰老等功效。所含单宁酸可预防蛀牙及防止辐射伤害；所含抗氧化成分可防止动脉硬化和血小板凝结，保护心脑血管系统的正常生理功能。经常饮用红葡萄酒可以预防老年痴呆；女性饮用红葡萄酒可养血活血，使皮肤富有弹性。葡萄皮中所含的白藜芦醇，可以防止正常细胞癌变，并能抑制癌细胞扩散。

红葡萄酒适于健康人饮用，尤其是女性更适宜。每次50～100毫升为宜，每天不超过200毫升。每天饮用红葡萄酒，有助于升高高密度脂蛋白及活血化瘀，减少老年人动脉硬化。西方27个国家流行病学研究表明，冠心病病死率的高低与葡萄酒的消费呈正比。法国人有饮用葡萄酒的习惯，其冠心病仅为美国的1/3。

红葡萄酒与白葡萄酒有何区别？白葡萄酒在发酵过程中不包括葡萄皮；而红葡萄酒是皮与汁一起发酵，有浓郁的香气，其成分比白葡萄酒更为复杂，这是它们的主要区别。

有人认为，葡萄酒是外国的饮品，不适合中国人，这是一种误解。唐代诗人王翰云："葡萄美酒夜光杯。"清代词人纳兰性德云："最是烧灯时候，宜春髻，酒暖葡萄。"可见，中国人饮用葡萄酒的历史已很久了。

不管是红葡萄酒抑或白葡萄酒，都不可忽视酒精所带来的诸多副作用，如糖尿病及严重溃疡病者不宜饮用。葡萄酒也不宜与海鲜、醋、辛辣食品一起食用。葡萄酒中也不宜加入雪碧、可乐等碳酸饮料。

318. 11月14日

冬季进补要多样　养阴水果细端详

冬季是进补的季节，依据"春夏养阳，秋冬养阴"之理，冬季养阴也是非常重要的。而水果在养阴方面有着不可替代的作用。冬季吃哪些水果好呢？这些水果有哪些作用？下面就谈谈这些问题。

水果不仅含有丰富的维生素、水分、矿物质，还含有果糖、果胶等营养成分。冬季天气寒冷，气候干燥，容易上火，经常会感到鼻腔、咽部及皮肤干燥，甚至有"火辣辣"的感觉。如果每天吃些水果，不仅能滋阴润燥，除去火毒，还能补充营养，振奋精神，预防传染病的发生。吃哪些水果呢？

一、梨

梨是冬季首选水果。它有滋阴润肺、生津止咳、滋养胃肠的功效。对于缓解肺热咳嗽、小儿风热、咽喉干痛、口燥而渴、大便燥结等较为适宜。另外，它还有降低血压、清热镇静的作用，如头晕头痛、耳鸣如蝉者，经常吃梨可以缓解症状。但梨性寒凉，脾胃虚寒的人，或经常便溏者不宜多吃。

二、甘蔗

甘蔗是冬季主要水果。它含水分很多，含铁量在众多水果中名列前茅。它具有滋阴清热、补充糖分的作用。对于低血糖、大便干结、小便不利、心烦口渴、反胃呕吐，以及肺燥咳嗽、气喘等是比较适合的水果之一。但不适于脾胃虚寒之人，经常胃脘疼痛者也不宜多吃。

三、柚子

柚子有"天然水果罐头"之称。它秋季成熟，皮厚耐藏。营养价值很高，而且还有健胃理气、化痰散结、润肺清肠、补血健脾的功效，还可促进伤口愈合，对败血症有良好的辅助疗效。冬季容易上火，柚子可以清火，抑制口腔溃疡。但脾虚的人吃了容易腹泻。

四、苹果

苹果有"水果之王"的美誉。其形、质、色、味、香俱佳。西方传统膳食观认为，"一天一个苹果，不用医生找我"。苹果有润肺健胃、生津止渴、止泻消食、顺气醒酒之功效，而且还有预防癌症的特殊作用。苹果宜在饭前1小时或饭后2小时食用，饭后立即吃苹果，会发生胀气和便秘。

五、柿子

柿子生长在北方，10月成熟，甜腻可口，营养丰富，具有涩肠、润肺、止血、和胃的功效。可以治疗痔疮出血、大便秘结，可以预防心血管硬化，但慢性胃炎、消化不良等胃功能低下者不宜。

319. 11 月 15 日

护肾之穴何其多　足下涌泉是第一

足少阴肾经的走向为：从足心斜走足内踝，沿下肢内侧上行，贯脊属肾，络于膀胱。它的支线从肾上行，入于肺中，循喉咙，夹舌本。它的体表穴位有 27 个。每个穴位与肾都有密切关系，但作为肾脏的保健穴位，最重要的是涌泉穴。

涌泉穴位于足下前掌 1/3 凹陷处。

涌泉是全身的保健穴、长寿穴，居于全身最下处，是肾经的首穴。涌泉，顾名思义，就是如泉水之涌。肾主水，涌泉穴像一口井的底部，不断地涌出泉水，以供应全身五脏六腑的需要。有了这个泉水，脏腑才能得到滋养，筋骨才能得到濡润，人在新陈代谢过程中，才不会因泉水干涸而停滞。

人们经常有口干口渴、头晕、眼昏、耳鸣、大便秘结、失眠、做噩梦，甚至思维减退、头发脱落、精力不够、腰腿酸软等症状，究其原因，与肾水不足有密切关系。常见的高血压、高脂血症、高血糖，乃至肥胖，都与肾阴不足有关。除用药物进行养生外，对涌泉穴的保健按摩亦是非常重要的措施。

一、涌泉按摩法

取端坐位，用手掌反复搓摩涌泉穴及其周围部位，以局部感觉发热为度。然后，用大拇指肚点按涌泉穴，以局部酸痛为宜。每次 10～15 分钟，以晚上按摩为好。此法具有护肾、生水、健身之功效。并可防止头发早白和脱发。

二、涌泉敷药法

取吴茱萸粉若干（或用桃仁、栀子、杏仁、胡椒、糯米等研粉），用姜汁醋调成糊状，贴于涌泉穴上，外用胶布固定，以晚 7 时贴至早 7 时为宜。可清泻上焦虚火，主要用于口腔溃疡、咽喉炎等。

三、涌泉灸法

取艾条，直接灸涌泉穴，每天 1 次，每次 10～15 分钟，以局部温热感为度。灸后喝点温开水。此法具有温阳益肾的作用。

四、涌泉点穴法

用中指屈曲关节，点按涌泉穴，可以缓解心绞痛，每次 20 分钟，坚持一周，对呼吸道疾患有预防作用。

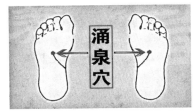

涌泉穴

320. 11 月 16 日

阳明寒呕少阴利　厥阴头痛皆能保

一般读者看起这个题目比较生疏，这是中医"汤头歌"吴茱萸汤的后两句。阳明、厥阴、少阴是经络的名称，阳明经属胃，厥阴经属肝，少阴经属肾，是说胃寒的呕吐、肝经的头痛、肾经的下利吴茱萸汤"皆能保"。吴茱萸汤的主药就是吴茱萸，寒性的呕吐、头痛、下利，吴茱萸是不可缺少的药。

吴茱萸是芸香科植物吴萸的未成熟的果实，与山萸肉是两种不同的植物。关于吴茱萸的名字还有一段故事。

相传春秋战国时期，楚王因感受寒邪而引得旧病复发，腹痛如绞，冷汗淋漓，御医也是急得没有招数。这时手下一位姓朱的大夫献上一剂煎药，楚王服下后，很快转危为安。这位朱大夫献的就是前一年吴国献给楚王的一包当地产的茱萸，是听说楚王有胃痛病而特意献上的。朱大夫说："我去过吴国，知道此药的珍贵，所以留下来以备大王急用，想不到今天竟能为大王解除病痛。"楚王听了，急忙派人向吴国道谢，并同时要楚国百姓广种吴萸。几年后，楚国瘟疫流行，许多腹痛腹泻的病人全靠吴萸救了命。楚国百姓感谢朱大夫的功德，便把吴萸改为吴朱萸。后来又有人在朱字上加了个草字头，吴朱萸便成了吴茱萸。

吴茱萸性温味辛，是温中止呕、理气燥湿、止利止痛的要药。每年九月九日登高节时，饮菊花酒、插吴萸、登高是三件不可缺少的民俗活动。汉代医圣张仲景所创的吴茱萸汤，就是治疗胃经寒呕、肝经头痛、肾经下利的最佳组合。其实它只有四味药，除吴茱萸外，还有人参，还有大枣、生姜。看起来很简单，但治疗的功效却是非常好的。常用于急性胃炎、急性肠炎、神经性头痛等。

如果胃寒呕吐、腹痛，可以用吴茱萸 3 克，生姜 10 克，沸水冲泡，当茶饮之。民间还用吴茱萸研末，醋调，敷于两个脚心（涌泉穴），治疗高血压和口腔溃疡等疾患。另外，还可以用麻油或凡士林调吴茱萸末呈膏状，外涂患部，治疗湿疹、黄水疮、神经性皮炎等。

321、 11月17日

悬壶济世自古传　葫芦与医不解缘

在反映古代人们生活的画卷中，常常会看到郎中门外挂一个葫芦，有的葫芦上还写着"悬壶济世"四个字。人们一看便知道这是药铺，它的含义是指以医疗技术普济众生，也是对医生的一种称赞。

"悬壶济世"这个典故出自《后汉书·方术列传·费长房传》和《太平广记·神仙传》。说的是东汉时期，有一位名叫费长房的人见一位老翁在街上卖药，他的药立竿见影，药到病除。费长房很想拜他为师，但又无法当面说明此意，于是便不声不响地尾随其后。只见老翁走到一家酒店，跳进酒店墙上挂的葫芦内。他心想这位老翁可不是等闲之辈，便更增加了他拜师的决心。于是他在酒店挂葫芦的地方摆了一桌酒席，恭候老翁。不多时老翁便从葫芦内跳了出来。费长房立即磕头跪拜，认师求教。老翁见费心诚志坚，便收他为徒，将自己的医术传给了他，后来费长房也成了一代名医。费长房为了纪念老翁的恩德，便行医时总是将葫芦背在身上。从此以后，郎中行医便用葫芦当招牌，以示医术高超，随后人们就将葫芦当作医生的标识。

悬壶的"壶"字与"葫"是通假字，"壶"代表葫芦；"壶"与"福"是谐音，葫芦的外形又像"吉"字，所以葫芦也是消灾祛病、吉祥如意、福寿康泰的象征。古人还将葫芦作为盛放药物与酒的容器，壶中的美酒还可以解忧除病。可见葫芦与行医具有不解之缘。

葫芦也是一味中药。其味甘淡，性寒，入肺、脾、肾三经。其主要功效有四：一是利水消肿。用来治疗肝硬化腹水、黄疸、小便不利等。取葫芦壳30克，葶苈子10克，水煎服。二是清热解毒。用来治疗痈疽疔疮、痔疮肿痛、蛇虫咬伤。用新鲜的葫芦叶、藤叶捣汁敷患处，有解毒消肿之效。三是杀虫止痒。主治疥疮、脚癣、白秃疮，用新鲜葫芦叶、藤或果实内囊捣烂取汁，直接涂于患处。四是除烦止泻。主治胃热、消渴、夜寐不安，用新鲜葫芦60克，连皮带瓤煎汤服用，可清心除烦止渴。

另外，用葫芦籽晒干15克，牛膝10克，煎汤漱口，一日三四次，可治疗齿龈肿痛、牙齿松动等。葫芦子还是治疗口腔病的良药。据说有位百岁老人在生日宴中仍能吃肉啃骨头，有人向他请教，他说保护牙齿有三个方法，一是要晚刷牙，二是小便时不可说话，三是常用葫芦子和牛膝煎汤漱口。把他的话归纳为口诀为："齿宜常漱知朝夕，厕不轻言闭口关，更把牛膝葫芦用，瓠犀百岁伴青颜。"

322. 11 月 18 日

撞背健体又强身　力度适中有分寸

如今在公园或树林里，常常会看到一些中老年人在那里对着树干或墙壁撞背。如此健身是否有道理？中医学认为，这种健身法是有一定科学依据的。

《黄帝内经》对人体的各个部位做了阴阳表里的划分，并标明了经络的走向，认为人的背部为阳，腹部为阴；在背部分布着阳经，其中以督脉与足太阳膀胱经最为重要。督脉从会阴处起向上沿脊柱分布在腰背部的正中，总统一身之阳；足太阳膀胱经分布在督脉两旁，该经许多穴位是内脏经气的腧穴，起着调节内脏功能的作用。另外背部还有许多经外奇穴，也起着调节经气的作用。在背部脊柱的两旁，还分布着一些调节内脏的自主神经节。

撞背直接刺激人体背部的经脉与穴位，可使人体背部的阳气振奋，经气通达，从而使内脏的功能得到改善或加强。在人体背部进行一些拍打、敲击、揉按或拔火罐，也可以起到调节经气、疏通气血的作用。

在古代传统气功功法中，撞背也是一种功法。这种功法现在仍然被传承。其法为：双足与肩部同宽，背靠墙站立，约30厘米左右，全身放松，身体后仰，用背部撞击墙壁，用力适中，借撞击的反作用使身体恢复到原来的位置。撞击的部位不同，或背部，或腰部，或臀部，身体的姿势也不相同。撞击的次数以个人身体状况为准，一般不超过100次。

撞背是强身健体法的一种，对长期不大活动的人，或伏案工作者，倒是一种有益的健身方法。但并不适合于所有的人，特别是腰椎有病或患有心脑血管疾病者，不宜做撞背运动。另外，撞背要掌握好尺度，力度要适中，次数不宜太多，部位也不宜太高或太低，以身体似有汗出为宜。若感不适，应尽早到医院就诊。

323. 11 月 19 日

五十肩是肩周炎　老鹳草酒有效验

肩关节周围炎，即肩周炎，古代称"五十肩"，是说人到了50岁易得此病。肩周炎是一种慢性损伤性疾病，它的痛点在肩峰前后侧、腋前后部、三角肌，但活动障碍比较明显。慢性期表现为肩部疼痛重滞，转动掣痛，有严重肩关节活动障碍，甚至出现肩部肌肉痉挛、萎缩、强直等。

肩周炎虽说不是大病，但影响上肢活动，伸不得伸，蜷不得蜷，有时疼得不能安睡，甚至拿碗筷都有点困难。对此，不要因为疼痛而放弃活动，自动伸伸蜷蜷，或让家人帮助活动，或针灸、拔罐都会使症状有所缓解。在这里我要介绍一种治疗肩周炎的药酒，这张药酒方是颜德馨拟定的。

首届国医大师颜德馨（1920—2017年）是一位德高望重的中医学家。他所拟定的治疗肩周炎的药酒，即老鹳草酒，有内服与外用两种。

1. 内服药酒方

老鹳草茎嘴45克，桂枝15克，当归30克，赤芍30克，红花30克，木瓜30克，五加皮30克，鹿角片15克。浸入白酒1000毫升内，1周后即可服用。每日1次，每次10～30毫升。

2. 外用药酒方

老鹳草15克，桂枝15克，秦艽10克，红花6克，当归12克，姜黄9克，丹参6克，羌活9克，独活9克，木瓜6克，乌梢蛇15克，党参15克，桑寄生15克。用白酒1000毫升浸泡药物，1周后即可外搽。

老鹳草是一味常用的中药，其味苦微辛，功善通经活络，祛风胜湿，开痹疗伤，健筋束骨。医学家谢利恒说：此药治风疾甚效。它可以与多种药物配伍，如配当归、白芍，可以养血舒筋；配桃仁、红花，可以舒筋活血；配木瓜、牛膝，可以补肾壮腰；配鹿角、五加皮，可以温阳祛寒；若与细辛、秦艽、乳香、没药配伍，其止痛功效更为明显。

颜老所拟定的老鹳草药酒，轻者仅用外搽药酒即可；重者加内服药酒，内外兼治，效果更为明显。

324、 11 月 20 日

沙尘天气话风燥　滋养肺阴不可少

每至冬春两季，在我国北方及部分南方地区会出现沙尘天气，大风所过之处，黄沙飞扬，遮天蔽日，天地间一片昏暗，有的地方几十米外就看不见物体。由于空气中带有大量的过敏源和细菌微粒以及花粉等致病物质，使得眼睛、鼻腔、咽部、气管、皮肤等极易受到伤害。在医院呼吸内科、眼科、皮肤科就诊的病人骤然增加。而这类病人所表现的病证多属中医学"风燥"范畴。

风燥为病，中医学认为是"天时久晴""雨泽愆期""风阳化燥"所致。风阳化燥，鼓荡环宇，人在气交之中，素体阴虚内热者最易感受之。多表现为"干燥少津"证候，临床可以见到发热，咳嗽，头痛，鼻塞；目赤涩痒流泪；咽痛干痒，甚则哮喘；唇干口渴，干呕反胃，或便秘腹胀；皮肤瘙痒，隐见风疹等，舌质红赤，舌面干燥少津。病人常常以"上火"自购药物治疗，但终因不见效而到医院就诊。

风燥为病，不同于火热之邪，可以直接用苦寒药，如黄连、黄芩、黄柏、大黄等治疗。如果病人去购买黄连上清片、牛黄解毒丸、柴芩颗粒、防风通圣丸、藿香正气丸等治疗，都不会有理想的效果。而应当选用"辛凉甘寒"的药物，滋养肺阴，才会有效。比较合适的中成药有桑菊感冒片、养阴清肺膏、琼玉膏、清肺抑火片、鲜竹沥口服液、梨膏等。大便秘结的可以用麻子仁丸、通便灵，还可选用知柏地黄丸、麦味地黄丸、杞菊地黄丸、六味地黄丸等预防并治疗之。

风燥天气，要多食用些甘寒有津的食物。如白梨、香蕉、甘蔗、苹果、蜂蜜水、绿豆汤、百合银耳汤、鲜果汁等。要少食油炸、烧烤、辛辣，以及油腻的食物。更不应该吸烟或大量饮酒。容易过敏的人，在公共场合要戴口罩。小儿与老人尽量不要出门，多喝些米粥或面粥，多饮白开水。如有急性咳嗽、发热，或口腔干痛，要到医院就诊，避免病情进一步发展。

325. 11 月 21 日

心肌梗死可预防　四个数字要记详

人们一提到"心梗"，大有"谈梗色变"之虞。有人说，"患上心梗，等于入土半截"。更有人说，"得了心梗，就是判了死刑。"

"心梗"是指在冠状动脉病变的基础上，冠状动脉血流中断，使相应的心肌出现严重而持久的缺血，最终导致心肌的缺血性坏死。它是冠心病中一个非常严重的类型，死亡率较高。据统计，有 1/3～1/2 的急性心肌梗死病人在送到医院之前死亡。

高血压、高血脂、体重超标、糖尿病，以及吸烟、饮酒、饱餐、过度疲劳、缺少运动等是导致冠状动脉痉挛、堵塞的主要因素。但大多数"心梗"在发作前是有先兆的，如心慌、气促、胸闷、烦躁不安、面色苍白、恐惧等。如能早期预防，早期治疗，"心梗"就不会发生，或得到及时治疗，避免死亡之危险。

著名心血管病专家胡大一教授说，十个"心梗"，九个可以预防。并提出预防的方法是要记住"四个数字"，第一是"0"，第二是"5"，第三是"30"，第四是"140/90"。这四个数字的含义如下。

第一是"0"　即吸烟是"0"。研究认为，如果每天吸 5 支烟，危害有限；超过 5 支，危害明显增加；超过 1 倍，危害多 4 倍；超过两倍，危害达 9 倍。

第二是"5"　即总胆固醇降到 5 毫摩尔/升以下。胆固醇增高的主要原因在于不健康的饮食。过度摄入动物内脏、鱼子、蛋类、油炸、烧烤食品等，就会使胆固醇显著上升，从而影响身体健康。豆类是持续降低胆固醇的良药，吃燕麦也可降低胆固醇，每天吃一瓣大蒜、半个洋葱，吃点草莓、胡萝卜都可降低胆固醇。其他如柚子、苹果、红葡萄酒、鱼虾、橄榄油、杏仁、核桃、绿茶等也可降低胆固醇。

第三是"30"　即每天运动 30 分钟。对心肺功能有好处的运动是慢跑。慢跑在世界各国非常流行，有"有氧代谢运动之王"的美称。慢跑可以增加肺活量，可以改善大脑皮质功能。可以改善心脏的泵血功能，增加冠状动脉血流量；还可以减轻体重，改善脂肪代谢，对防治高血压、冠心病、动脉硬化等疾病大有益处。

第四是"140/90"　即血压控制在 140/90mmHg 以下。正常人的血压应维持在 140/90mmHg 以下，如果血压经常在 140/90mmHg 以上，那就要考虑是高血压病了。而高血压是导致冠心病的主要因素，也是发生心肌梗死的常见原因。老年人要经常测量血压，如果血压经常在 140/90mmHg 波动，就必须到医院检查，以明确血压增高的原因，以便能及时地进行预防与治疗，防微杜渐，减少心肌梗死发生的概率。

326. 11月22日

小雪节气雪花飘 避寒就温莫伤阴

小雪是二十四节气中的第20个节气。

小雪是冬季的第二个节气，从每年阳历11月22日或23日开始，到12月7日或8日止。小雪的到来，意味着降雪的天气就要来临了。这时我国黄河以北地区已经到了北风吹、雪花飘的孟冬时期。它提示，下雪了，要注意保温啊！

小雪到了，降雪了，城市供暖也开始了。人们穿得很厚实，窗户也关得严严的。此外，因为天气寒冷，人们吃一些温热之品是应当的。但不可多吃烧烤、油炸食品，吃这些食品多了，就必然助火。体内的热气散发不出去，"上火"的症状就会出现，如口干舌燥，鼻腔也干巴巴的，还会出现口腔溃疡、皮肤干燥、大便干结等，出现"上火"时，可以多吃些新鲜蔬菜、水果，多饮茶水；少吃火锅、烧烤食品，也要少饮白酒，不要吸烟。

这个时候多吃白萝卜、白菜等季节蔬菜，可以清火，消食。还可喝些白菜豆腐汤、菠菜豆腐汤、羊肉白萝卜汤，既温和又滋补津液。

为避免血液黏稠，应多吃些保护心脑血管的食品，如山楂、黑木耳、西红柿、芹菜、红心萝卜等。还可以多吃些"苦"味食物，因为"苦"味食品是"火"的天敌。

小雪节气中，天气时常阴冷晦暗，此时人们的心情也显得压抑，易患抑郁症，所以此时应当调整心态，保持乐观，多参加一些户外活动，与朋友多交流，多晒太阳，多听听音乐，这样就会使心情舒畅，以利于气血的循环。清代医学家吴尚说："七情之病，看花解闷，听曲消愁，有胜于服药者也。"抑郁症会引起脑内5-羟色胺减少，而水果可以帮助人脑产生5-羟色胺。水果首选香蕉。此外可食芹菜炒香菇，取芹菜400克，水发香菇50克，加入调味品同炒，可以缓解抑郁情绪的发生。

327． 11 月 23 日

抗老防衰不老丹　滋阴扶阳任君选

这里介绍几款抗衰老的验方，供大家选用。

一、抗老防衰丹

施今墨是北京"四大名医"，生前曾受到毛泽东、周恩来的接见。他所创制的支气管咳嗽痰喘丸等十大中成药受到海内外华人的喜爱。抗老防衰丹也是他创制的，此方滋阴补气，益肾强心，保护内脏，适合老年人保健服用。

二、七宝美髯丹

据李时珍《本草纲目》记载，明代嘉靖年间，世宗无子，方士邵元节以七宝美髯丹进献之，世宗皇帝服用果然连生皇子，于是此方大行天下。

方药：何首乌1000克，茯苓、怀牛膝、当归、枸杞子、菟丝子各250克，补骨脂120克。上药研末，炼蜜为丸，每丸9克，1次1丸，1日2～3次。此方滋补肝肾，生精养血。用于肝肾不足的早老化，尤以头晕、眼昏、须发早白、腰膝酸软为见症，也可用于贫血、不育、不孕等症。

三、八仙长寿丸

此方出自明代龚廷贤《寿世保元》老人篇。老年人筋骨柔弱无力、面无光泽、食少痰多、咳喘不已、小便频数、足膝酸软多因肾气久虚所致，八仙长寿丸比较适宜。

方药：怀生地240克，山萸肉120克，怀山药60克，茯神90克，牡丹皮90克，五味子60克，麦门冬60克，益智仁60克。研为细末，炼蜜为丸，梧桐子大，每服6克，1日3次。有补肾益精、强腰健膝作用。

四、生脉散

此方出自金代著名医学家张元素《医学启源》麦门冬条下。现在药店里的生脉口服液、生脉注射液，其药物组成即是生脉散。原方主治暑气伤人，出现气短、汗出、乏力、脉虚等气阴两伤证。取名"生脉"，实为"生肺气以布百脉之气"。后人依据"异病同证同治"之理，将此方移用于心肺病的气阴两虚证，取得良好效果。

方药：人参10克，麦冬8克，五味子5克。可以研末服用，亦可煎汤服用，也可以作滋膏服用。常用于呼吸系统、循环系统，或者病后体弱，或者放疗、化疗后呈现气阴两虚证，见心慌、气短、疲乏、懒言，时时汗出，体力不支，脉象微弱。如果处于亚健康状态，有上述症状者，此药也是最佳选择。现又有静脉注射剂，对慢性病人更为方便。

328. 11 月 24 日

驻颜有术话药膳　延缓衰老并延年

门诊上经常有人问："脸上皱纹多了，还有褐斑，有什么办法减少？""须发早白，有什么办法治疗？"等等。对此，除药物治疗外，药膳也是一种好的方法。

一、乌发驻颜汤

黑芝麻 60 克，胡桃仁 60 克，大杏仁 20 克，薏苡仁 30 克，冰糖 30 克。将以上 5 味放入砂锅内，加水适量，文火煮 1 个小时。每日饮汤，并将黑芝麻等食之。以早晚空腹食用为好。此汤补肾，除湿，润肤，可以乌发、驻颜，抗衰老。

二、黄精生地鸡蛋汤

黄精 50 克，生地 50 克，鸡蛋 3 个，冰糖 30 克。将黄精、生地切片，同放入砂锅内，加水，文火煮沸，放入冰糖，再煮 30 分钟。鸡蛋煮熟，去壳。喝汤，吃鸡蛋。每天一料。此汤润肤养颜。用于颜面干枯无华，毛发干枯脱落，面部皮肤粗糙。

三、百合银耳养颜粥

鲜百合 100 克，水发银耳 50 克，粳米 50 克，蜂蜜适量。先煮粳米，待熟时，加入百合、银耳煮熟，食用时，加入蜂蜜调匀。可作为早餐食用。此粥宁心安神，养颜美容。用于心神不宁，面色憔悴者。

四、莲子龙眼汤

莲子 30 克，龙眼肉 10 克，薏苡仁 50 克，芡实 30 克，水 500 毫升，蜂蜜少许。前 4 味加水，用大火煮开，再用小火煮 1 个小时，加入蜂蜜即成。药汤同食。此汤能为皮肤提供营养，促进新陈代谢，改善皮肤病态，可使面部滑润细腻，延缓皱纹形成。

五、桃仁祛斑蜜

胡桃仁 300 克，蜂蜜 250 克，补骨脂 20 克，黄酒适量。将胡桃仁去皮，研末；补骨脂用黄酒浸泡一夜后取出，蒸熟晒干，研成细末。把蜂蜜倒入砂锅内，用小火煮沸后，倒入胡桃仁末、补骨脂末，搅匀熄火，成为药蜜。待温热后倒入瓷罐内备用。每次饭前空腹服 1～2 匙药蜜，用黄酒或温开水送下。每日 3 次，忌食油菜。功效为补肾驻颜，润肤祛斑。

329、 11月25日

人老动脉先衰老　中风心梗早来到

人体的血管有动脉和静脉，但动脉与静脉的构造和功能是不一样的。动脉内流动的血液是为全身输送养分与氧气的，静脉则是从周围毛细血管输送血液回到心脏的血管。动脉发生问题比较多，通常所说的血管硬化，主要是指动脉硬化。动脉血管老化了，患病概率就会明显增加。如果我们的生活方式不正确，或饮食结构异常，动脉硬化就会早早来到，进而导致中风、心梗等疾患。

一、脑中风

脑血管变窄，使血液无法输送到脑细胞，从而引起脑梗死。如果脑血管变脆而破裂，就会引起脑出血。

二、心肌梗死

心脏周围分布着冠状动脉，它的形状就像皇冠一样，有左右两支，所以叫"冠状动脉"，它负责为心脏输送养分与氧气。如果冠状动脉发生堵塞，血液无法输送到心肌，就会发生心绞痛；严重长期缺血，就会导致心肌死亡，即心肌梗死。

三、肾动脉硬化

如果肾动脉发生硬化，就会使肾脏功能发生障碍，细小动脉硬化则会引起尿毒症。

四、四肢动脉硬化

手足的动脉发生硬化，血液不能输送到远端的下肢，就会发生跛行，严重者脚趾还会腐烂、坏死。

五、大动脉瘤

如果胸部、腹部的大动脉发生堵塞，就会形成动脉瘤，动脉瘤破裂会导致大出血而死亡。

六、血栓

血栓是血液凝固、血管堵塞类疾病的总称。最易发生的是髂动脉和大腿动脉处血栓，在治疗上也是比较困难的。

七、夹层动脉瘤

由于动脉硬化的原因，血液通过动脉内膜的破口进入动脉中层，形成动脉夹层血肿。如果向动脉外膜破裂，可导致猝死。

八、动脉炎

动脉发生炎症会出现发热、关节痛等，有时也会危及生命。

330、 11月26日

取来骨头做高汤　美味可口富营养

提起骨头入药，使我想起元代著名医学家朱丹溪所拟的一张方子，方名叫大补阴丸，由知母、黄柏、熟地黄、龟板、猪脊髓组成，是滋肾阴、降阴火的名方。比起六味地黄丸，其"骤补真阴，乘制相火"的功效更捷。方中的猪脊髓在填补肾精方面有着不可替代的作用。将骨头炖汤食用，乃是补肾填精的最佳食疗方法之一。

骨头的精华在汤里。动物的骨头中含有多种对人体有滋补保健作用的物质，可填精髓，增血液，延缓衰老，促进健康长寿。老年人由于年龄的增长，骨髓的造血功能开始衰退，骨头中除含有蛋白质、钙、磷、铁外，骨胶原的含量比较高，这对于中老年人的骨骼有一定的保健和修复作用。骨头汤美味可口，容易消化，营养丰富，滋补力强，所以有人将骨头汤称为"天下第一补汤"。

1. 骨头比肉好

营养专家认为，"骨头炖汤肯定比纯肉有营养，也有利于吸收。"鸡架、鸭架要比纯鸡肉、纯鸭肉炖的汤更有营养。其他动物的骨头炖汤也要比其纯肉营养好。

2. 脊椎骨炖汤最下火

脊椎骨是做汤的主要原料。夏天取猪的脊椎骨炖汤最"下火"。方法是取猪脊骨（连尾巴最好）剁成块，用水焯一下，后用小火煮40分钟即可。出锅前放一些冬瓜块，或者藕块，这样就增加了清火的作用。

3. 肘棒炖汤最营养

肘棒含有大量的骨髓、骨胶原，最富营养。做的时候，先将前后肘棒砸碎，在开水中焯一下，将焯好的骨头放入温水中，用小火焖煮1个多小时。这个时候炖出的汤可以直接喝，或取出煮面条用；然后再往锅里加水，用大火继续煮30分钟。这时候煮出来的汤就是浓浓的白汤了，营养更加丰富。

4. 牛骨汤易于吸收

牛骨汤中的营养物质有90%可以被人体吸收。相对而言，牛骨汤是最容易吸收的。牛骨汤的做法与肘棒汤的做法基本相同，只是出锅前可以加一些胡椒、葱花等调味之品，以使味道更加鲜美。

331． 11 月 27 日

良药速效救心丸　一药多用治病多

1. 偏头痛

可于偏头痛发作前半小时口服 10 粒，1 小时后口服 6 粒，头痛缓解后每日早餐后服 8 粒，10 天为 1 个疗程，有效率可达 93.3%。

2. 急性腹痛

本药对胆结石、急性胃肠炎、胃痉挛、胆道蛔虫等引起的急性腹痛有速效缓解作用。可于发作时舌下含服 4～6 粒。如 10 分钟无效，可再含服 6 粒。

3. 尿路结石

本药可使输尿管扩张，促使尿路结石较快排出体外，迅速解除由结石引起的肾、输尿管绞痛之苦。用法为舌下含服 6 粒，每日 3 次，用药 3～20 分钟即可缓解疼痛。

4. 痛经

速效救心丸中含有冰片、川芎。川芎为活血化瘀、行气止痛的要药，冰片则能清热止痛。患痛经者，可于每次痛经前半小时含服 6～8 粒，30 分钟后即可发挥作用。多数患者用药 1～3 次即可止痛。

5. 心血管神经官能症

观察 55 例心血管神经官能症患者，使用速效救心丸治疗，急性发作时每次 10～15 粒，平时每次 5 粒，每日 3 次，治愈率 54%，总有效率为 94%。

6. 脑缺血和脑梗死

湖南、江西、山东等地医院统计 483 例缺血性中风后遗症（失语、痴呆）服用速效救心丸的效果，每日 3 次，每次 5～10 粒，吞服，长期服用，效果满意。

7. 支气管哮喘

于急性发作时，含化速效救心丸 2～10 粒，效果明显。年龄越小，并发症越少，显效时间愈快。治疗 60 例，效果满意。

8. 小儿肺炎合并心衰

对近 100 例肺炎合并心衰的患儿，在综合治疗的基础上，含服速效救心丸，按年龄取量，1 岁 1 粒/次，每日 3 次。结果心衰的纠正时间比常规治疗组明显缩短。48 小时内心衰安全控制率达 80%。

9. 三叉神经痛

取速效救心丸舌下化服。每次 15 粒，每日 3 次，10 天为 1 个疗程，连续服用两个疗程。

332、 11 月 28 日

急性心梗命危险　抢救时间是关键

王先生的儿子考上了大学，王先生高兴，多喝了几杯酒，谁知不一会儿就倒在了地上。儿子打了 120 电话，救护车将王先生拉到了医院急诊室。另一位 83 岁的李老太太因晚上多吃了几个饺子，忽然感到胃里不舒，欲呕吐，女儿赶忙将她送到了医院。经检查，两位老人得的都是急性心梗，经过抢救，均已转危为安。

一、抢救心梗，关键是时间

对于心梗，抢救时间的早晚是挽救生命的关键。据统计，发病 6 小时内就医的死亡率为 6%，8 小时内的死亡率为 7%，12 小时内的死亡率为 8%，发作超过 12 小时的死亡率为 16%。可见，急性心梗是在与时间抢生命。但心梗的发作多是在医院外，目前每 100 个心梗患者，就有 40 ~ 45 人因来不及抢救而死在院外。如果病人在家中发病，突然出现恶心、呕吐、上腹部闷痛、突发胸闷、呼吸困难等，家属一定要就地抢救，不要随意搬动病人，立即让病人就地而卧，解开胸前衣扣，并令病人情绪稳定。立即口服（舌下含化）硝酸甘油，或速效救心丸，并立即呼救 120。在 120 救护车到来之前，需密切观察病情变化。一旦病人出现昏迷，呼之不应，摸不到脉搏，应立即叩击心前区，施行心脏按压，指掐人中、劳宫、涌泉三个穴位。有条件的可头敷冰袋降温。

二、预防心梗，节制很重要

防治心梗，重点在预防。医学上把饱餐、酗酒、激动称为"死亡三联征"。前边说的两个病例就是不注意节食和激动所引起的。除此之外，劳碌、骤冷也是比较常见的诱发因素。曾遇到一位病人，因为在初冬的清晨给老伴开门，喝了一口凉风就倒下去了，送到医院也没有抢救过来。节日期间，走访亲友，暴饮暴食，情绪激动，或过度疲劳，生活无规律都会增加心脏负担，诱发急性心梗。世界卫生组织对心血管病人提出健康十六字方针，也称"四大基石"，即心理平衡，合理饮食，适量运动，戒烟限酒。在节日期间，中老年朋友一定要牢记这十六字方针，"防患于未然"，最大限度地避免急性心梗的发生。

333. 11月29日

男子防止性衰老　心情愉快戒烟酒

随着生活节奏的加快，心理承受能力的减弱，以及饮食因素的影响，男子性功能减退现象比较多见。这样的人大多认为服用一些壮阳药可以解决问题，于是自行购买海马、海龙、鹿鞭、牛鞭之类，可是事与愿违，效果总是不明显。实际上男子性衰老与心理因素有直接关系。心情愉快，精神饱满，没有那么多烦心的事，不用服动物"鞭"类药物也会有明显好转。

怎样才能防止性衰老呢？

一是要坚信自己的性功能是正常的，在精神上与心理上要立于不败之地，这对于中老年人来说非常重要。精神沮丧是导致性功能减退的重要因素，此类病人单靠药物治疗是无效的。

二是注意自己外表的年轻化，不要穿得老模老样的，看起来就有点未老先衰；年轻的外表也可使机体年轻化，有利于提高自己的性功能。

三是经常参加体育活动，多与大自然接触，特别是跑步、打太极拳、游泳、骑自行车、做健身操等，多注意锻炼下肢，特别是腰部、臀部、大腿部等。

四是适当吃一些海产品，因为海产品里含锌比较多。同时，要戒烟限酒，不要有不良嗜好。

五是要有一定的事业心，不可游手好闲。即使退休了，也要做一些自己喜欢的事。除锻炼身体外，还可以学学书法、绘画、剪纸、弹琴等，使自己的生活充满着生命的活力。

六是在对爱情忠贞不渝的前提下，保持对女性的爱慕。这样有利于刺激性激素的分泌，提高自己的性功能。

七是学会乐观、幽默，可以与朋友谈天说地，也可以说说笑话，讲讲故事，使自己的大脑细胞活跃起来。有的老年人总是回忆那些痛苦的往事，说起话来唉声叹气，甚至抹眼泪，这样性衰老得更快。

八是要使生活有序，不要打乱生物钟规律，养成睡子午觉的习惯。每天要保证7~8个小时睡眠。有的老年人喜欢熬夜打牌，一打就是一夜，第二天精神不振，天天如此，哪里能谈得上性兴奋呢。

九是保持会阴部清洁卫生，不要穿太紧的内裤，要及时清洗包皮内的污垢，以免影响局部的血液循环。

十是每天服1片维生素E，有助于防止身体与性功能衰老。

334、 11 月 30 日

坐骨神经痛难当　家庭自疗来帮忙

坐骨神经痛的典型症状是沿坐骨神经分布区呈放射性疼痛（即从臀部向下肢放射），有原发性与继发性之分。此病虽非关系脏腑，但疼痛的发作直接影响生活和工作。采取综合疗法进行治疗，可以减轻疼痛，缓解症状。

1. 按摩

病人取俯卧位，术者用手掌按揉其腰骶部、臀部、下肢后侧，反复数次；再用拇指沿坐骨神经的行走路线做拨筋法数次；最后让病人仰卧，下肢屈曲做髋关节上下摇动数次。

2. 刮痧

继发性坐骨神经痛刮拭患侧腰夹脊穴、环跳、殷门、委中、承山等穴位，3～5分钟；原发性坐骨神经痛，不刮腰夹脊穴，从患侧环跳穴刮至昆仑穴，重复手法3～5分钟。

3. 拔罐

取肾俞、大肠俞、承扶、殷门、委中、阳陵泉、志室、涌泉等穴，每次选3～5个穴位，留罐10分钟左右，每日或隔日1次。

4. 灸法

取夹脊、秩边、环跳、委中、腰阳关、阳陵泉、承山、悬钟；腰痛加肾俞、关元，大腿后侧痛加承扶、殷门，膝关节痛加足三里，踝关节痛加昆仑。每日施灸1～2次，每穴每次10～15分钟。

5. 熏洗法

当归30克，红花30克，透骨草30克，墓头回30克，伸筋草30克，苏木30克。加水浸泡2～3个小时，再放火上加热30分钟。离火后加入镇江姜汁醋100毫升，白酒100毫升，趁热外熏腰部、下肢外侧，适时用毛巾蘸药液外洗。每日1次，坚持数日，必有效果。

6. 中成药

壮骨伸筋胶囊、益肾补骨液、骨仙片、穿龙骨刺片等。

7. 内服药

当归30克，丹参30克，乳香10克，没药10克，生姜10克，大枣10枚（切片）。上药共加水煎煮两次，取药液500毫升左右，分3次服，具有活血止痛效果。

335． 12月1日

老年冬季防五病　严防中风与心梗

严寒冬季，气温下降，直接影响人们生理与病理的变化。特别是老年人，由于机体功能衰退，适应能力降低，不但容易旧病复发，而且也容易发生新的疾病，因此更应该注意预防。

一、防感冒

感冒是冬季老年人最为常见的疾病，它会反复发作，迁延成为"老慢支"、肺气肿、肺心病、哮喘等。所以老年人尤要注意预防感冒，多到户外活动，散步，打太极拳，晒太阳，冷水洗脸，热水洗脚，适当吃一些生姜、大葱、大蒜等，以提高自身的免疫能力，预防风寒的侵袭，防止感冒的发生。

二、防中风

冬季是脑血管病多发季节。气温降低的时候，排汗量减少，血容量相对增加，加之寒冷空气使血管收缩，最易导致血压升高，促发脑出血。所以，冬季要重视原发病的治疗，如高血压、冠心病、糖尿病、高血脂等，注意中风先兆，如剧烈头痛、肢体麻木、突然头晕、握物不稳、视物不清等，凡出现上述先兆，要迅速到医院抢救。

三、防心梗

冬季也是冠心病多发季节。病变的冠状动脉对冷刺激非常敏感，遇冷收缩，甚至使血管闭塞，导致心肌缺血缺氧，诱发心绞痛，严重者发生心肌梗死。所以老年人要注意保暖，随着天气变化增添衣服、被褥，以防寒冷的侵袭；应定期到医院检查，在医生的指导下，服用一些预防性药物，如溶栓、降脂、扩血管、活血化瘀以及防止心肌缺血、缺氧的药物。

四、防胃病

老年人患消化疾病的较多，寒冷的空气很容易使慢性胃炎、胃及十二指肠溃疡加重，易发生胃出血、胃穿孔等，影响到人的生命。因此，老年人要注意胃的保暖与饮食调养，日常膳食应该以温、素、软、淡、易消化为主，做到少食多餐，定时定量，忌食生冷，忌烟戒酒，可以服用一些温暖脾胃的中成药，如香砂六君子丸、香砂养胃丸等。

五、防尿频

冬季，老年人中尿频者增多，夜间少则两三次，多则五六次，甚至十余次，给老年人的生活带来许多不便。这是老年人肾气虚弱的表现。可以用一些食疗的方法来预防和治疗。如适当吃一些胡桃仁、白果仁、桑椹，以及河虾、韭菜、羊肉、狗肉等，还可以服用一些中成药，如金匮肾气丸、右归丸、金水宝等。

336、 12月2日

冬季中午多散步　自然接受阳光浴

著名中医学家、国医大师邓铁涛（1916—2019年）有中午散步的习惯。邓老认为，中午是阳气最为旺盛的时候，人体的阳气也达到一天中相对较旺的状态，此时在阳光下散步也容易激发人的阳气。

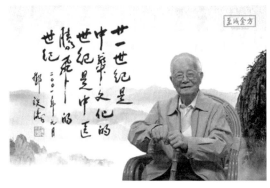

著名中医学家邓铁涛

南京市中医院大内科主任张钟爱对此也非常认同，他认为，冬天人的气血运行减慢，加之户外活动减少，身体就处于"冬眠"状态，许多人精神不振，手脚发凉。张老指出，只要天气不是太冷，阳光比较好，天晴无风，就可以在午后到外边散散步，可以起到促进气血运行、加快新陈代谢、振奋人体阳气、提神醒脑的作用。张老感慨地说："现在很多年轻上班族，冬季吃了午饭就往办公室里钻，这样真是浪费了大好的阳光。不如到外边散散步，做个阳光浴，还能帮助消化。"

对于中老年人，由于身体阳气逐渐不足，容易出现疲劳，怕冷，腰膝酸软，乏力，夜尿多。午后散步，有助于改善体质。

午间散步以半小时到1小时为宜。散步的时候，最好让身体背部对着太阳，也就是让阳光晒到颈椎与后背上。背部中间是主持阳气的督脉。督脉总督一身之阳经，且总辖一身之阳气，督脉阳气充足，则人的一身阳气随之旺盛。所以午间散步，一定要让阳气充分地温暖背的督脉。

据统计，冬至后的一个月是流感和感冒最严重的时段，不仅发病率高，而且病情严重，甚至会导致死亡。因此，对于感冒，不可小觑，特别是老年人。另外，冬季晒太阳较少，则体内维生素D的合成也就会减少，从而导致机体抵抗力降低。而维生素D对于预防冬季流感具有重要作用。

笔者认为，散步是中老年人最佳活动形式，但不可边散步边说话，甚至散步时吃东西，也不要弯腰塌背；而要平目直视，略微挺胸，步伐快一点比慢一点好，两臂要摆起来，速度以心率不超过110次/分钟为宜。

337、 12 月 3 日

冬日多多晒太阳　胜似喝碗人参汤

入冬以来，常有病人问冬季如何养生。根据病情我便给予不同的答复，但都要送上句俚语，即"冬日晒太阳，胜似喝参汤"。

冬季昼短夜长，天气寒冷，阳气闭藏，人们更需要借助阳光来振奋、补充机体的阳气、这就是中医学的"天人合一"道理。唐代诗人白居易写了一首《负冬日》。他说，冬日在太阳下取暖，会有"和气生肌肤，外融百骸畅"的感受。清代画家高桐轩的养生之道，有一条便是"曝背之乐"。他说，冬日天气暖和，每至日中，或坐场上，或倚北墙。每日晒之，通身温暖，畏寒缩冷之感顿消，既活人筋血，又强人皮骨。医学研究证明，太阳光可使皮肤充血，加速血液循环，促进全身新陈代谢，增强机体抗病能力。阳光中的紫外线具有杀菌作用，还能促进钙、磷的吸收，改善神经功能。经常晒太阳，对儿童与老年人的健康非常有益。对一些慢性病，如气管炎、胃肠炎、关节炎、失眠、贫血、营养不良、老人骨折等都有一定的好处。它的作用是人参不可替代的。

晒太阳最好在户外进行。一般分为局部照射与全身照射两种形式。局部照射，即用白布单遮掩住不照射部位而只照射患部。全身照射分坐位与卧位两种。坐位照射顺序是先照射背部和下肢，后照射腹部和上肢。卧位照射顺序是先俯卧照射，后再按左侧卧、仰卧、右侧卧依次进行。有"老寒腿"的朋友，夏季可以把腿在阳光下晒一晒，这样可以加速钙质的吸收，祛除腿上的寒气，预防骨质疏松。

冬天晒太阳以上午 10 ~ 12 点、下午 2 ~ 4 点为宜，选择阳光明媚、风和日丽的日子。开始以 30 分钟为好，以后逐渐增加到 1 ~ 2 小时。晒太阳以全身或背部有烘热感、皮肤微红似有汗出为度。切不可在刮风天晒太阳。一般不直晒头部。若晒，要适当遮挡头部，并戴上有色眼镜，以防阳光直射损伤眼睛。如外出活动不便，也可在向阳的窗前晒太阳，但一定要将窗户打开，以免紫外线照射不到。

338、 12月4日

花椒泡脚胜吃药　预防感冒又安神

在首届国医大师、中国中医科学院资深研究员陆广莘（1927—2014年）的养生经验中，有一条泡脚方，即用花椒水泡脚。

俗话说："热水泡脚，胜吃补药。"不过，在陆老的泡脚水里多了一味佐料，这就是花椒。

用花椒水泡脚的方法是：取50克花椒，用布包好，扎紧，然后放入水中煮沸，用花椒水泡脚。花椒包可以反复使用，1周更换1次。

花椒是厨房里最常用的一味调料，也是一味中药，有温中止痛、祛湿散寒、解毒理气、止痒祛腥的作用。花椒还有化痰、通窍的功效，民间常用来治疗胃脘痛，伤风感冒引起的鼻塞、头痛等。哺乳妇女想要断奶，可用花椒10~15克，加水500毫升，浸泡后煎煮成250毫升的药液，然后加入红糖50克，日服1次，1~3次，即可回乳。吃寒性食物如蟹肉、蛤肉等，加入花椒，可以驱除寒气，温润胃肠。花椒还可以用于风湿性关节炎、寒性痛经、老人夜间尿多等。

陆老认为，花椒水泡脚比热水泡脚更能促进睡眠。花椒水泡脚与当归、红花泡脚有异曲同工之妙，都有活血化瘀、通经活络的作用，可以使全身血脉通畅，轻松愉快。

陆老的体验是：儿童咳嗽、老年人血压高，坚持泡脚都有一定的好处。中医讲"上病下治"，泡脚就是"上病下治"的最简易的良方。泡脚可以增强呼吸系统的屏障功能，加速机体的血液循环，缓解感冒症状；使上部的瘀血下行，从而减轻高血压引起的头痛头晕等症状。

339. 12月5日

起死回生金不换　南方人参名三七

传说在远古的时候，天上有两位仙女下凡到人间，姐姐去了东北的长白山，变成了人参；妹妹来到了南方边陲的文山，变成了三七。三七与人参同为五加科人参属植物，它们味道相似，外形相似，都以块根入药，都是名贵中药材，可谓中药材里的绝代双佳。

古人把三七叫"金不换"，贵如黄金，可求而难得，所以功臣武将都以能得到皇帝所赏赐的三七而自豪。民间有书生以三七作盘缠进京赶考之说。三七味甘苦性温，具有补气、养血、止血、散瘀、止痛等多种功效。以前有人将三七誉为"止血圣药"，这是片面的。清代赵学敏在《本草纲目拾遗》中说："人参补气第一，三七补血第一，味同而功异，故人称人参三七。"著名的云南白药主要成分就是三七。中医理论认为，三七的特点是"止血不留瘀，散瘀不伤正"。可见，止血只是三七的一种功效，它的功效远不只此。

三七的药膳也比较多，以下介绍两款，供读者参考。

1. 三七炖鸡

三七10克，鸡肉250克。将三七敲碎，与鸡肉一起，加水适量，隔水蒸两小时，加盐少许即可。每天吃1次，分两次吃完。本品具有活血化瘀、止血止崩功效，适于妇女崩漏、月经出血过多等。

2. 三七炖鸽

三七10克，当归10克，肉鸽1只，生姜、胡椒、食盐适量。将上料一同放入砂锅内，炖至熟烂，汤肉并食，每天1次，连吃7天。这是姚明受伤后的食疗方。本品具有活血化瘀、疗伤续骨之效。

三七还可以治疗疣子与肠粘连，研粉服用，每天3克，连用3～5天。另外，三七还可用于高脂血症、肝硬化、脂肪肝、颅脑出血、心绞痛、前列腺肥大等。

三七的茎、叶、花与根块的成分一样。三七花有清热、平肝、降压、降血脂、镇静安神的作用，适于头昏、目眩、耳鸣、急性咽炎、牙周炎、口腔炎等。三七同人参一样，同样可以提高人体免疫力，延缓衰老。

340、 12月6日

滋阴壮阳紫河车　男女皆宜保健康

紫河车是人体胎盘，古称人胞、胞衣、混沌衣、混元母、仙人衣等。《本草纲目》释为："天地之先，阴阳之祖，乾坤之囊龠，铅汞之匡廓，胚胎将兆，九九数足，我则乘而载之，故谓之河车。"言胎儿始于胞宫，赖阴血以资养，血犹红河，胎儿涵养其中，如车载物，故称之为河车。入药时将新鲜的胎盘去脐带，洗净附着的血液，反复浸漂，以整齐、洁净、紫红色者为佳品，故名紫河车。

紫河车味甘而带有咸味，性温；入肺、肝、肾、心经，是滋阴壮阳之品。具有补肾益精、益气养血的作用，尤以补阴血之功为重。常用来治疗虚损、羸瘦、骨蒸劳热、咳嗽咯血、哮喘、盗汗、遗精、阳痿、经脉不调、不孕、乳少等。据理推之，其他动物如牛、羊、猪、狗等的胎盘，亦有滋补壮阳作用。

我国古代一些少数民族妇女产子，也是把胎盘当成食物食用。紫河车作为食疗佳品，同猪肉共烹煮食，对病后体弱，或肺结核病人有明显补虚作用。医籍上记载，一位妇女年六十已衰惫不堪，服用紫河车后，90岁犹强健。一个患痿证的人，足不能着地半年，服用紫河车后，却能远行。其药用价值之高，可见一斑。

现代研究表明，紫河车含蛋白质、糖、钙、维生素、免疫因子、女性激素、助孕酮、类固醇激素、促性腺激素、促肾上腺皮质激素等，能促进乳腺、子宫、阴道、睾丸的发育，对甲状腺的正常发育也有促进作用。临床用于治疗子宫发育不全、子宫萎缩、子宫出血、功能性无月经、乳汁缺乏，以及肺结核、支气管哮喘、再生障碍性贫血、慢性肝炎等。

在这里我给读者介绍几款紫河车药膳，方法简单，可以自制。

1. 胎盘膏

取胎盘两个，洗净切碎，加水熬成稀膏状，调入蜂蜜，再熬成膏，备用。每次服两汤匙，1日3次，温开水调服。此膏滋补作用较强，用于肺结核、神经衰弱、身体虚弱等。

2. 河车大枣枸杞汤

紫河车30克，大枣10枚，枸杞子15克。将三味药物共煎汤，取汤温服，三味药物还可食之，每日1剂。主要用于各种贫血。

3. 紫河车炖冬虫夏草

紫河车半具，冬虫夏草10克。将紫河车洗净，切块，与冬虫夏草同炖，加调味品，食用饮汤。具有补肾填精之功，用于肾精亏虚之阳痿、遗精。

另外，紫河车还可以烘干后，研粉吞服，或装胶囊服用。

341． 12月7日

大雪之时要进补　防寒保暖不可忽

大雪是二十四节气中的第二十一个节气。

大雪的意思是天气更冷，降雪的可能性比小雪时更大了，但并非是降雪量大。

从中医养生学角度讲，大雪已到了"进补"的最佳时节。一讲到"进补"，一般人便会想到多吃鸡鸭鱼肉，或吃些壮阳药，这些想法都是错误的。"进补"包括食补、药补以及静养等。其中食补太过者多，乱服补药者多，而注意静养者少。食补与药补不可太过，也不可不及，适度为好。

俗话说："寒从脚下起。"脚离心脏最远，数九严寒脚部的保暖尤为重要。双脚血液供应相对较少，皮下脂肪层较薄，保暖性差，一旦受寒，会反射性地引起呼吸道黏膜毛细血管收缩，使抗病能力下降，导致上呼吸道感染，因此，注意双脚保暖是非常重要的一环。

俗话说："风后暖，雪后寒。"伴随着大雪而来的是气温下降，感冒、冻伤、摔伤、交通事故增多。老年人尤以骨折居多，特别是手腕、股骨容易发生损伤。从预防角度上讲，老年人应减少户外活动，出行最好由家人陪同，步行速度要放慢，更不宜在冰雪地上行走。

大雪之后，有些女子易患冷感症，手足不温，甚至冰凉，这与贫血、胃肠病，以及体质虚弱、机体抵抗力偏低等因素有关。为了预防冷感症，应积极参加体育活动，多做手足及腰部的运动。同时多吃一些羊肉、牛肉、鸡肉、狗肉、鹌鹑、大蒜、辣椒、生姜、香菜、洋葱、怀山药、桂圆、栗子及杏脯等温热性食品，以助御寒。

寒冷天气也非常干燥，会出现嘴唇发干，咽部如火，以至引发口角炎。因此，冬季应多喝水，多吃蔬菜与水果。冬季也是冻伤多发季节，特别是耳部冻疮比较多。耳朵的血液供应比其他部位少，除耳垂有脂肪组织可保温外，其余部分只有较薄的皮肤包着软骨，保温能力较差，因而很容易冻伤。所以大雪之后，保护耳朵非常重要。

342. 12月8日

冬令进补正当时　来年打虎自无畏

民间有一句谚语："冬天进补，来年打虎。"

冬季天气寒冷，为了保持人体正常的生理功能，就需要增加营养，以抵御寒冷的侵袭。中医学认为，冬令内应于肾，肾主藏精，为人体阳气之本。因此，冬令进补应以温补阳气、填精益肾为主。

一、牛肉

牛肉味甘性温，有补益脾肾、强骨健身、益气消肿的功效。每100克牛肉含蛋白质20.1克，并含有人体所需要的多种氨基酸。古代医家把牛肉的功效与补气要药黄芪画等号。可取鲜牛肉、淮山药、生姜、大枣放锅内，用文火煮透，食肉喝汤。有增强体质、预防风寒感冒的作用。

二、羊肉

羊肉味甘性温，有温中补虚、益肾壮阳、温经补血的作用。羊肉含蛋白质较高，而胆固醇含量较低。对脾胃虚寒、产后虚弱，以及支气管炎、哮喘、贫血等比较适宜。将羊肉加大葱、生姜、黄酒清炖，或加入当归、生姜炖汤服用。

三、狗肉

狗肉味甘咸性温，有温肾壮阳、补气强身的作用。狗肉含有丰富的蛋白质、脂肪及钾、钠、铁、钙、磷等矿物质。中老年人阳痿、早泄、遗尿、腰膝酸软、手足不温，尤宜食狗肉。狗肉250克，巴戟天15克，山萸肉15克，枸杞15克，金樱子15克。同煮至熟，食肉喝汤。还可用于寒湿性关节炎。

四、生姜

生姜味辛性热，是冬季防治感冒与胃肠病的佳品。民间有"常吃生姜，不怕风霜"之说。生姜与红糖配伍，为糖姜饮。鲜生姜30克，切片，加水煮开数分钟，离火后加入红糖少许，趁热饮用。明代《奇效良方》中有一方子，由生姜、大枣、白盐、丁香、沉香、茴香、甘草组成。可健脾开胃，令人容颜不老。方歌谓："一斤生姜半斤枣，二两白盐三两草，丁香沉香各半两，八两茴香一处捣。蒸也好，煮也好，修合此药胜如宝。每日清晨饮一杯，一世容颜常不老。"

五、胡桃仁

胡桃仁味美多脂性温，有补肾纳气、益智健脑、强筋壮骨的作用。胡桃仁含蛋白质与脂肪，对脑细胞有很好的营养作用，所含丰富的维生素E是医学界公认的抗衰老物质，对中老年人因肺肾虚弱引起的咳嗽、气喘、便秘、腰膝酸软，以及健忘、失眠等均有良好效果。其胡桃隔（又名分心木）是治疗遗精、健忘、心绞痛的良品。

343. 12月9日

颈部保健米字操 疏通经络气血好

颈椎病是多发病、常见病，不仅见于中老年人，白领阶层、司机等患病率也不少。对于颈椎病至今还没有很好的治疗办法，而米字操则是预防颈椎病的简易良方，经常坐办公室的人不妨试一试。

做米字操时，取立位。先用手掌轻柔颈部，使肌肉放松。然后以颈为中轴，头部按米字的笔画顺序及方向，依次做点、撇、横、竖、撇、捺的动作。要注意，每一笔画都要从起点始并回到起点。例如做横画"一"的动作，要从左到右，再从右到左，这样才算完成"一"画的动作。动作力度要均匀有序，自然适中，角度循序渐进。不要太快、太猛，每一笔画要做到位，不可匆匆走过。要做得无限大、无限远，使颈部得到全方位的活动。做操时可以闭目，也可以睁眼，随其自然。颈部可能会发出咯咯声，没有关系。每天可做数次，每次4~5分钟。

颈部的经络比较丰富，有手三阳经、足三阳经，还有督脉等，穴位也比较多。做米字操可以疏通经络，调和气血，促进颈部的血液循环，协调颈部、椎体、关节与肌肉韧带，从而提高局部的灵活性和适应性，减少颈椎病的发生。即使患有颈椎病，米字操也可以改善局部组织代谢与大脑供血，减轻痛苦。

做米字操的时候，可以配合拍打大椎穴（位于后正中线上，第7颈椎棘突下凹陷中）。即用右手从右侧拍打大椎穴，左手从左侧拍打大椎穴。这既有利于缓解颈椎病，又有利于缓解肩周炎的痛苦。两手拍打的时候，还刺激了双手的十宣穴和劳宫穴，对促进血液循环亦有一定帮助。

344. 12 月 10 日

大脑保健有多种　常用食品功非轻

人类大脑约有 1/5 是由卵磷脂组成的，所以老年人多吃些含卵磷脂的食品，有利于健脑益智，增强记忆力，还可预防某些脑病的发生。

1. 鸡蛋

鸡蛋黄含有大量的卵磷脂，如果每天吃一个熟鸡蛋，就可补充一定量的卵磷脂。

2. 鹌鹑蛋

鹌鹑蛋营养丰富，含有多种高质量磷脂、激素等物质。其卵磷脂含量比鸡蛋高 5～6 倍，补益气血、强身健脑作用更明显。

3. 松子仁

松子仁含有丰富的蛋白质、脂肪、糖，磷、钙、铁含量也非常丰富。老年人经常吃一些松子仁，具有滋补强身、健脑益智的作用。

4. 花生

花生是非常好的健脑食品，是名副其实的"长寿果"。常吃花生，可以改善脑血管循环，增强记忆力，延缓衰老。花生

5. 胡桃仁

胡桃仁含有大量的脂肪、矿物质，所含有的维生素 B_6 是重要的神经营养物质。常吃胡桃仁，对大脑神经、周围神经系统非常有益，可以改善神经衰弱，增强记忆力。

6. 小米

小米营养丰富，是健脑的主食，可以防止神经衰弱。多吃一些小米粥、小米饭，有益于大脑保健。

7. 黑芝麻

黑芝麻在人体中可以合成卵磷脂。卵磷脂在参与体内代谢过程中，可以清除胆固醇，改善脑血管循环，从而起到显著的健脑作用。

8. 香菇

香菇有健脾养胃、益气补虚和活血化瘀功效。它的有效成分可以降低胆固醇，降血压，有益于脑干部位的自律神经。

9. 黄花菜

黄花菜被誉为"健脑菜"，具有安定神经的作用。它的营养也比较丰富，所含脂肪、蛋白质、钙、磷、铁等是菠菜的数倍。同时还含有维生素 B_1。

10. 桂圆

桂圆是果中极品，除含有蛋白质、糖、脂肪及矿物质外，还含有酒石酸、维生素 A 原、维生素 B 等，为滋补、强壮、健脑佳品。

345．12月11日

胎位不正怎么办　中药针灸可除羞

胎位不正是指妊娠28~30周后，经产前检查为臀位、横位等胎位。现代妇产科学认为，胎位不正与羊水过多、经产妇腹壁松弛、胎儿活动范围过大有关。中医学认为，此与气血亏虚、脾肾不足、胎元失养、胎儿无力运转等因素有关。

对于胎位不正，中药与针灸是非常好的治疗措施。

一、针灸疗法

取双侧至阴穴（在足小趾甲外侧，为足少阳胆经穴），每个穴位用艾条灸15~20分钟，每日1次，至阴（井）用悬灸法，灸之至阴穴局部有温热感为度，疗程以灸至胎位恢复正常为止。据报道，用此法灸治胎位不正2069例，有1869例胎位得到纠正，纠正率为90.3%，其中有86%病例，灸治1~4次即可纠正，其余14%也于5~10次获得纠正。

二、中药疗法

以补气养血为法，常用方为八珍转胎汤。处方：党参10克，炒白术10克，茯苓10克，当归10克，熟地黄10克，白芍10克，川芎6克，菟丝子15克，川续断10克，炒枳壳6克，生甘草10克。

本方由四君子汤与四物汤加味组成。胎位的转动依靠阴血的滋养和元气的温煦。方中四君子汤补气温养胎儿，四物汤补血滋养胎元，所加菟丝子补肾固胎，川续断补肝肾，壮腰膝；炒枳壳宽中理气，协助补气养血，调气和血，以利胎儿的转动。若有脾虚腹胀者，可加砂仁6克，苏梗10克，大腹皮6克；若有腰酸腿困者，可加杜仲10克，桑寄生10克，怀山药15克；若有下肢浮肿者，可加泽泻10克，陈皮10克，白茅根15克；口黏无食欲者，可加藿香10克，佩兰10克，砂仁6克；若有口干口苦者，可加黄芩10克，石斛6克；若有自汗不止者，可加浮小麦30克，地骨皮15克。

八珍转胎汤集补气养血与理气、补肾药物于一身，药性平和，不寒不燥，既有转胎作用，又有安胎功效，一般服用5~8剂，胎位即可转正。如果与艾灸至阴穴配合使用，其转胎效果更好。

对于一些器质性病变，如骨盆狭窄、前置胎盘，或胎儿畸形所致者，应住院密切观察，及时进行对症处理。

346. 12 月 12 日

百会又名百岁穴　健脑益智不可缺

百会穴位于头顶正中线与两耳尖连线的交接处，也就是头顶的正中心。它是督脉经络循行线上的重要穴位。督脉主一身之阳，那么百会也就统领一身的阳气。古人为什么将这个穴位起名为"百会"呢？这是因为此穴为"五脏六腑、奇经三阳、百脉之所会"，故名百会。也就是说，百会穴是众多经脉穴位的交会处。

打个比方说，大脑是人体的司令部，那么百会穴就是总司令，就是该中心的核心。人体有 12 条经脉。其中有六条直接会于百会穴，即手太阳小肠经、手少阳三焦经、手阳明大肠经、足太阳膀胱经、足少阳胆经、足阳明胃经。这六条经脉又与"阳脉之海"的督脉相交汇。可见，百会穴有着举足轻重的地位。

百会穴有哪些作用哪？凡大脑的疾病都可取用，如头痛、头晕、头摇、失眠、健忘、耳鸣、焦虑、抑郁、癫狂、痴呆、噩梦、震颤、脱发、颈椎病、高血压、低血压、脑中风等。作为大脑的保健穴，它也是首选穴。有一位老中医谈起自己的养生经验时说："我 42 岁时发现高血压，伴有失眠、耳鸣。我每天早晚按摩百会穴，用中指指腹揉按，每秒钟 1 次，揉按 2 分钟，计 120 次。因为百会穴有个'百'字，后来我就改为 100 次。有一次我突发灵感，觉得每天按揉百会穴就能活上 100 岁，于是就把百会穴改为'百岁穴'。现在我每天按揉百岁穴，血压没有升高，精神也特好，每天一沾枕头就睡着了。"

这位老中医的亲身体验可以说是"有理有据"，那些患有头痛、头晕、失眠、健忘等病的人，如能像老中医那样，坚持按揉百会穴，必能达到预期的效果。

347、 12月13日

春秋末年哲学家 话谈养生三要素

春秋末年，晋国有一位哲学家，名叫子华子，著有《子华子》一书。他的思想接近道家，但有独到之处。他重视养生，主张"补不足，损有余""以智养生"。其"六欲皆得其宜"，以动养生等观点，至今仍有实用价值。

一、养智要靠"智养"

子华子认为，人有五脏六腑、四肢百骸。细分起来，有皮肉筋骨、精髓膏血、五官二阴。这些都是可以看得见的，但精神怎么分呢？对此，他认为："精气之合，是生十物，精、神、魂、魄、心、意、志、思、智、虑是也。"如若精神失常，就会产生神昏、魄散、心惑、志郁、思殆、虑蒙、智愚等。因此，如要修身养性，就须养智。如何养智呢？他认为，养智需要"智养"。"智养"就是遵循大自然的规律，保持健康的精神状态，加强品德修养，有远大的人生志向，为此要安神定志，稳其魂魄，去其杂念，用其智慧。这比单纯锻炼筋骨还要重要。

二、六欲皆得其宜

子华子将养生分为四个等级，即"全生""亏生""死"和"迫生"。他认为，"全生者为上，亏生者次之，死次之，迫生斯为下矣。""全生"是健康长寿的意思，而要达到此目的，就要做到"六欲皆得其宜"。所谓"得其宜"，就是不太过、无不及、尤其不太过为要。如果见利忘身，"嗜粱肉，饮醴醴"，就不能"全生"；只有部分"得其宜"，就是"亏生"；全不知，就是"死"，如果"六欲莫得其宜，皆获其所甚恶"，过着屈辱、悲惨的生活，那就是"生不如死"。

三、流水不腐，户枢不蠹

子华子认为，健康长寿是由于"营卫之行，无失厥常，六腑化谷，津液布扬，故能长久而不敝。"而疾病的产生正是由于"脏腑之伏，血气之留，空窍之塞，关隔之碍"所致。由此可见，人体健康的保证应当是营卫气血流通无阻，如环无端，运行不息。"流水之不腐，以其游故也；户枢之不蠹，以其运故也"。子华子主张用"瀹"，就是通过疏通的办法。他说"药者瀹也"。用现代的话说，就是药物的活血化瘀和运动的疏通气血。他这种理论要比古希腊思想家亚里士多德在公元三世纪提出的"生命在于运动"，还要早三百多年。

348. 12 月 14 日

人参烧灰虽非药 入心解疑起沉疴

相传 20 世纪 20 年代末，安徽省府主席的一位老太太高烧不退，请了当地许多名医，还请了日本大夫、德国博士治疗，也不见好转。后来听说冉雪峰先生是祖传六代名医，有起死回生之术，便慕名登门求治。

冉先生望诊切脉问了病情，还询问了所服之药，之后便信手写了一张药方，所用药物为北柴胡、牡丹皮、鲜生地、黑玄参、栝楼根、肥知母等。其中却有"上好野山参一两，瓦上煅为白灰，煎汤作引"。

当地名医看了冉先生的药方，认为前数味平淡无奇，但对人参烧灰作引却迷惑不解，就连当时已有名声的杨树千也感到莫名其妙。不解归不解，老太太照冉先生的药方服了几剂，果然热势顿消，病痛脱身。

后来，在一次学术会上，杨树千向冉先生请教，伤阴何用野山参一两？价格昂贵自不待言，煅成白灰有何作用？冉先生从容地说："这没有什么稀奇的，病是害在人身上，不能光医病，不看人，不能人病分离，还是要医人嘛！"

原来，这位老太太平日养尊处优，活动极少。感冒发烧，对普通老百姓是很平常的病，取些葱白、姜片煎上碗辣汤，喝下去就会好转。可这位老太太却要当作大病来治，中医、西医皆请，中药、西药都服。感冒发热本来就容易伤阴，杂药乱投，无异于火上浇油，更使得内热蜂起。吃惯了山珍海味的人，也要吃贵重的药才觉对证。当地名医及外国医生开的药太便宜，她压根就不相信。徐灵胎说："盖愚人之心，皆以价贵为良药，价贱为劣药。"这位老太太即是此种心理。怎么办？冉先生想出一个绝妙的方法，既要对证治病，又要使她信医服药。于是开出一张针对病证的解表滋阴清热药方，又依"贵人不信贱药"之心，写上一两野山参煅成白灰作引。老太太认为这张药方能治她的病，便欣然取来煎服。岂不知，起效的还是那几味不值钱的平常药物，人参只是取其价而不用其性。这是心病、身病一齐治。

众医听了冉先生的一席话，心中疑团顿失，无不叹服冉先生医道高明。

349、 12 月 15 日

每天减少食盐量　降低心脑发病率

摄入食盐量的多少，与心脑血管疾病的发病率有着密切关系。

据《健康时报》2010 年 12 月 13 日报道，由中国国际慢性病预防中心主办的"第二届北京慢性病预防与管理论坛暨中国农村健康行动项目启动会"在北京大学医学部召开，来自国内外的医学专家共同探讨了"全民减盐与慢病防控"等问题。

当记者问到每天摄入食盐多少为宜时，伦敦大学医学院教授、世界盐与健康行动协会主席格拉罕·麦格雷戈回答道："我在家里做饭从来不放盐。"

"减盐"被列为防控慢性疾病五项优先行动之一，排在"控烟"之后。从身体的需要来言，我们每天吃 1 克食盐就够了。这种食盐量对于大多数中国人来说是难以接受的。但研究表明，每天的食盐量从 12 克减少到 6 克，就能使脑卒中和冠心病的发病率分别降低 24% 和 18%。每年可以避免 36 万中国人和全世界 250 万人因中风和心脏病而死亡。如果高血压病人每天少吃 1 克盐，效果不亚于使用降压药。

我国普通居民所用的食盐量远远超过专家的指定量。从东北到西南所用食盐量由高到低，多的 20 克左右，少的 10 克左右，有的地方流传着"无盐不香""无盐无味"的说法，这种认识都是错误的、有害的。

怎样减少食盐量呢？专家支招说，我们可以从每周减盐 1 次开始，逐渐增加到每日 1 次，慢慢你会发现，6 周后你的口味就变了。再者，做菜时待菜九分熟时再放盐，因为此时盐尚未深入到食物内，吃的时候仍会感到有咸味，这样就可以在同样的咸度下减少食用盐的用量，而且晚放盐还能减少维生素 C 的损失，可以说是一举两得。

除了烹调时用到食盐外，还应警惕食物中的"隐形食盐"，包括各种调味品，如酱油、醋、味精等；各种加工食品，如饼干、薯片、话梅、火腿肠、面包、油饼、罐头等，以及蔬菜，如海带、紫菜等，还有许多甜味食品如果蔬汁、茶饮料、麦片等，其中也含有一些我们看不到的盐。所以我们在购买食品时要多看看食品包装上的配料表。

350、 12月16日

补肾当分左右归　阴中有阳阳有阴

　　谈到补肾，人们自然会想到金匮肾气丸和六味地黄丸。前者温阳补肾，后者滋阴补肾。但是到了明代，张景岳对于补肾有了更富于哲理的思考。他认为，两肾之间为命门，命门主宰着两肾的水火阴阳。张景岳在《景岳全书》中说：阴阳原来是一种元气，火（阳）为水（阴）之主，水即火之原，水与火是不能相离的。因此，对于补肾，他倡导阴阳配补，即补阳配以滋阴，不使补阳过于温燥；补阴配以扶阳，不使阴液过于寒凉。他说："善补阳者，必于阴中求阳，则阳得阴助，而生化无穷。善补阴者，必于阳中求阴，则阴得阳升，而泉源不竭。"这段话是唯物的、辩证的，被后世中医学家奉为补益阴阳的大纲。

　　张景岳依据《黄帝内经》中的阴阳互根学说，提出了补阳、补阴之法，并以左归丸、右归丸为其代表方剂。左归丸补阴配阳，右归丸补阳配阴。为什么取名为左右归丸呢？这是根据脉象的左右配备而用其名的。左尺脉候肾中之元阴，右尺脉候肾中之元阳。故将补肾阴之药名曰左归，补肾阳之药名曰右归，但阴阳是互根的，所以在补肾阳时，要配以滋阴；补肾阴时，要配以扶阳，以使阴阳互生，连绵不断，生生不已。

　　左归丸系从《小儿药证直诀》地黄丸化裁而来，右归丸乃从《金匮要略》肾气丸化裁而来。两药的组成均有熟地、山药、山萸肉、枸杞、菟丝子、鹿角胶。这六味药以甘温为主，且多汁味厚，是填精补肾之佳品。

　　加入龟板胶、川牛膝，为左归丸，全方滋阴补肾，填精益髓，但也含有益肾温阳的作用。古人云："六味是壮水以制火，左归以育阴而涵阳。"方中不用丹皮清肝火，泽泻清肾火，茯苓渗脾湿，而是加入补肝肾、益精血之品为纯壮水之剂，有补无泻，适用于纯肾虚证。传统用于肾阴（包括精和水等）不足引起的头晕目眩、耳鸣盗汗、腰膝酸软、遗精尿浊、神疲乏力、口干舌燥、舌红、脉细等，多见于贫血、高血压、耳源性眩晕、佝偻病、性功能衰退、腰肌劳损、神经官能症等疾病。

　　加入肉桂、附子、当归、杜仲，为右归丸。全方系温肾壮阳、填精止遗之剂。与肾气丸相比，均有温补肾阳的作用。但肾气丸兼能行气利水，补中有泻；右归丸兼养精血，纯补无泻，且温补肾阳之中兼有滋补肾精的作用。传统用于肾阳不振、阴寒内盛所致的怯寒畏冷、阳痿无子、肢节冷痛、短气无力、小便自遗，或由火不暖土引起的食少便溏、呕吐腹痛等，还可用于内分泌功能减退、再生障碍性贫血及肾病综合征等。

351.　12 月 17 日

六味地黄补肾阴　三补三泻有分寸

六味地黄丸作为流传上千年的名贵中成药，具有有病可治、无病可防的特殊功效，已成为当今社会服用人数最多的保健类中成药。据调查，10 位 30 ~ 60 岁的中国人就有 8 位曾经或正在服用六味地黄丸，其被老百姓称为"保健神品"。

六味地黄丸由北宋著名儿科学大家钱乙创制。起初是为治疗小儿发育不全而设，后来经过历代中医之锤炼，其应用范围已从儿科拓展到内、外、妇、五官、皮肤等各科，涉及病种 40 余种。

六味地黄丸由六味中药组成，即熟地补肾阴，山药补脾阴，山茱萸补肝阴，这是"三补"；泽泻泻肾浊，茯苓泻脾浊，牡丹皮泻肝浊，这是"三泻"。"三补"有了"三泻"，就使得补而不腻，补而不燥，补而不壅；而药物的分量，则是补药大于泻药。这样突出了补益药物的功效，使得补益之力绵绵而长，具有长效之功。

六味地黄丸以补益肝肾阴见长，肝肾阴虚的常见症状：一是腰膝酸软、不耐劳作；二是头晕、耳鸣、健忘；三是失眠、多梦；四是手足心热、盗汗；五是头发无光泽、脱发、早白；六是面部黄褐斑；七是性功能下降；八是脉象沉细或细数，舌红少苔。

现在社会上有一种说法，"男子不能服逍遥丸，女子不能服六味地黄丸"。这种说法是错误的。只要是肝肾阴虚，没有其他阳虚证的，例如恶寒怕冷，就可以服六味地黄丸。凡是药物都有禁忌证，六味地黄丸也不例外。脾肾阳虚的人，就不适宜服用六味地黄丸。例如慢性腹泻、消化性溃疡以及一年四季形体虚寒的人，服用六味地黄丸就会出现副作用。

青少年学生是否可以服用六味地黄丸呢？答案是可以的。钱乙在《小儿药证直诀》六味地黄丸条下云，其主治小儿"五迟"（即立迟、行迟、发迟、齿迟、语迟），小儿都可以服用，何况青少年呢！清代名医龙子章《蠢子医》中有一篇题为"学生病以六味地黄汤为主药"的文章，对此说得更为清楚，今录于后，供读者欣赏。

六味地黄汤最好，一切阴虚它为王；年幼学生多犯此，舍了此药总诗张；我尝治些阴虚症，多从喉咙知端详；不是肿来便是呭，不是痛来便是强，皆因命火坠不住，多在家中少在堂；一到学中便发作，五更鼓里念文章；口渴凉风支不住，红红紫紫遍是伤；看似火兮非真火，皆因命府失元阳；若要治此证，六味地黄最得当；宿砂益智少不了，肉桂附子最当行；二味虽少亦将军，多少虚火尽归降；不唯此证宜此治，纵有他证亦为王；此是归根复命大治法，学生之理需要细思量。

352、 12 月 18 日

冬季蔬菜何种好　菠菜甘蓝萝卜缨

冬季有三种超级营养蔬菜，即菠菜、甘蓝、萝卜缨。

一、菠菜

菠菜又称赤根菜、波斯菜，古代阿拉伯人则称其为"蔬菜之王"，乾隆皇帝赞其为"红嘴绿鹦哥"，是绿叶蔬菜中的佼佼者。民间俗话云：菠菜豆腐虽贱，山珍海味不换。冬季天气干燥，是便秘与痔疮的多发季节，菠菜作为冬季时令蔬菜，则有较好的预防便秘和痔疮的作用。菠菜营养丰富，不仅胡萝卜素的含量很高，而且维生素 K 含量也是绿叶植物中最高的。此外，由于菠菜中含有大量的铁，对缺铁性贫血有改善作用，能令人面色红润，光彩照人，因此被推崇为养颜佳品。另外，菠菜中的叶绿素对视网膜中的黄斑有重要的保护作用，缺乏时易导致黄斑退化和视力模糊，进而出现视力退化、近视等症状。经常吃菠菜对眼睛有抗氧化和光保护作用，并能预防口角溃疡、唇炎、舌炎、皮炎、阴囊炎等疾患。

二、甘蓝

甘蓝有健脾养胃、缓急止痛功效，有辅助治疗嗜睡、脘腹拘急疼痛等作用。明代李时珍的《本草纲目》还记载甘蓝有"利关节，明耳目，久服益肾"的功效。甘蓝含有丰富的维生素 A、维生素 K、维生素 U 等抗溃疡因子，故而冬季常食甘蓝，对胃及十二指肠溃疡有较好的辅助治疗作用。

三、萝卜缨

我们平常吃萝卜，很少吃萝卜缨。岂不知，萝卜缨的营养价值丝毫不比萝卜差。每100克萝卜缨含钙350毫克，排在所有蔬菜含钙量的第一位。小萝卜缨含钙238毫克，青萝卜缨含钙110毫克，也名列前茅。冬季多吃萝卜缨，不但能补钙，还有助于消化。萝卜缨除了以上作用外，其维生素 C 含量也较丰富，维生素 C 可清除体内自由基、延缓衰老、美白、增强皮肤弹性、预防色斑。综上所述，冬季多吃萝卜缨收益多多。

353. 12月19日

冬季保健宜黄芪 提高机体免疫力

黄芪是中药补药之首，具有全身性强壮作用，可补中益气、固表止汗、利水消肿、除毒生肌，是常用的保健抗衰老中药之一。

黄芪味甘性温，善补五脏之虚。可明显提高人体的抗病能力与免疫功能、可增进食欲、可改善肝功能、可降低 HBV 表面抗原、可改善慢性支气管炎患者的脾虚症状。除此之外，对年老体虚者有防治感冒的效应，亦常用于白细胞减少或血小板减少性紫癜。

一、黄芪膏

黄芪 1000 克，水煮 3 次。将 3 次药液混合，再用文火煎煮，按浓缩液 1：1 的比例加入蜂蜜收膏。每次服用 10 克膏滋，1 日 2 ~ 3 次，直接服用或开水冲服。具有补益中气、强壮筋骨、增添精髓的功效，尤适宜于老年气虚者。

二、黄芪粥

黄芪 30 克，粳米 60 克，红糖适量。将黄芪浓煎取汁，与粳米、红糖加水同煮成粥，早晚餐食用。具有强心护肝、健脾补肺的功效。

三、黄芪酒

黄芪 30 克，杜仲 60 克，肉桂 30 克，怀牛膝 30 克，山茱萸 30 克，茯苓 30 克，肉苁蓉 30 克，狗脊 30 克，白酒 750 毫升。将前 8 味浸入白酒中，密封，7 天后去渣即成。本品具有温补肾阳、强腰壮骨作用，用于肾阳虚冷、腰膝冷痛、阳痿气虚。每次 10 毫升，1 日 3 次。

四、保元汤

黄芪 20 克，人参 20 克，肉桂 8 克，甘草 5 克。本方内固外护、扶助阳气、温暖四肢、改善外周循环。对阳虚心绞痛、心肌梗死有预防发作及抢救的功效。

五、芪枣冲剂

黄芪、茯苓、大枣、鸡血藤，配成冲剂。15 克 1 袋，1 次 1 袋，1 日 3 次。具有益气补血、健脾和胃的功效。主治白细胞减少，病后体虚，脏腑功能减弱，抗病能力降低。对肺心病、慢性肝炎、慢性支气管炎等疾患，具有提高免疫、扶正固本、改善症状等功效。

354、 12 月 20 日

岁寒三友冬季吃　松子竹荪梅子果

松、竹、梅经冬不凋，文人墨客称之为"岁寒三友"。殊不知松、竹、梅不仅可供观赏，而且松、竹、梅还可食用。

一、松子

松子是松树的种子，民间视为"长寿果"，又被称为"坚果中的鲜品"。松子有补骨壮阳、活血美肤、润肺止咳、润肠通便等功效。松子对大脑和神经有补益作用，是学生与脑力劳动者的健脑佳品。松子富含蛋白质、脂肪、不饱和脂肪酸、碳水化合物、挥发油、维生素 E、磷、锰等多种营养物质。其中不饱和脂肪酸对老年人体虚便秘有帮助；所含维生素 E 具有抗衰老的作用。用龙眼肉包松子仁，可以安心宁神。如果精神过度紧张，吃松子仁，有安定作用。若每天排便次数较多，最好少吃松子。同时，松子的热量较高，每天不要超过一小把。

二、竹荪

竹荪有保护肝脏、减少腰部脂肪的作用，也就是百姓所说的"刮油"。它的降脂、降压和减肥效果十分不错。形体发胖的人，向您推荐一道竹荪汤，最好是老鸭竹荪汤，既清淡爽口，又具滋补作用。炖竹笋汤时还可加一点冬笋，因为冬笋低能量、高纤维，也具有降脂、降压的作用。

三、梅子

梅子不但可以开胃，而且还可缓解老年人的高血压、高血脂等症状。冬季很难买到新鲜梅子，但可买到梅子制品，如梅子罐头、梅子干、梅子酒等。如果您有兴趣的话，可以在梅子成熟的夏季，将梅子放入醋中浸泡，等到严寒冬季再拿出来泡水食用，具有很好的保健作用。另外，梅子还可缓解头痛，取梅子几颗，薄荷 3 克，与龙井茶同煲，代茶饮，凡肝阳头痛较轻者，服后效果很好。

355. 12 月 21 日

冬季伤风感冒多 及早预防莫蹉跎

冬季是上呼吸道感染的高发季节。90% 的上呼吸道感染是由病毒引起的，而细菌感染常继发于病毒感染之后。

一、上呼吸道感染包括的疾病

（1）普通感冒 普通感冒俗称"伤风"，起病较急，主要症状是打喷嚏、鼻塞、流涕、咽干或咽痛、或有发热、头痛、乏力。查体鼻黏膜充血水肿、分泌物增多、咽部轻度充血。一般 3～7 天即可痊愈。

（2）急性咽喉炎 急性咽喉炎主要是咽部发痒、灼热、疼痛、干咳，并可有声嘶。

（3）细菌性咽 – 扁桃体炎 细菌性咽 – 扁桃体炎起病急，见恶寒、发热（体温可高达 39℃）、咽痛（吞咽时疼痛加剧）、伴有头痛、乏力等。

（4）疱疹性咽峡炎 病程约 1 周，见咽部充血、软腭、腭垂、咽及扁桃体表面有灰白色疱疹及溃疡（周围环绕红晕），感染病毒多为柯萨奇病毒 A。

（5）咽结膜炎 咽结膜炎表现为咽痛、畏光、流泪、眼部发痒、发热等，病程 4～6 天。

上呼吸道感染可引发甲状腺炎、风心病、皮肤病等。此外，还可诱发哮喘、肾炎、心肌炎等。

二、冬季怎样预防上呼吸道感染

（1）坚持锻炼 坚持慢跑、快走、游泳等锻炼方式，对患有慢性支气管炎、鼻炎等呼吸道疾病的患者有较好的保健效果。

（2）注意保暖 注意气候变化，及时增减衣服，保持室温稳定，使室内空气流通，特别要注意脚的保温。

（3）睡眠充足 每天要保证 7～8 小时的睡眠，而且要有一定的作息时间，不要熬夜（熬夜会使抵抗力下降，易患感冒）。

（4）多喝水 冬季天气干燥，空气中的微尘含量较高。多喝水，可以保持鼻黏膜湿润，不容易受到病毒与细菌的侵袭。

（5）拔火罐 常拔火罐可以增强人体的抵抗力，激发人体自身免疫功能，既可以预防感冒，又可以治疗感冒。常用穴位有大椎、肺俞、风门。每天选穴位两个，三个穴位交替选用。

（6）防感操 防感操就是洗、漱、搓、按、拍。洗：晨起用冷水洗脸，也可用冷水擦鼻；漱：用盐水漱口，以清洁口腔；搓：将两手置于胸前，两掌相搓，搓热为度；按：两手拇指弯曲，以拇指第一关节按摩迎香穴，按热为度，再以小指侧掌根部，自上向下推按枕后风池穴，使穴位处有酸胀感；拍：两手伸开，交替拍打胸部各 20 次。

356. 12 月 22 日

冬至补肾护阳气　因人而异进补益

冬至是一年二十四节气中的第十九个节气。

冬至是北半球全年中白天最短，夜晚最长的一天。古人说冬至是阴极之至，日影最长，阳气始生，各地气候进入最寒冷的阶段。民间从冬至开始数"九"，每九天为一小节，共九九八十一天。民间流传着一首歌谣："一九二九不出手，三九四九冰上走，五九六九沿河看柳，七九河开，八九燕来，九九加一九，耕牛遍地走。"这首歌谣生动形象地反映出不同时间的气候变化，也表现出我国劳动人民的智慧。

既然冬至以后寒气偏盛，阳气处于初生的状态，自然就应该补肾护阳来抵御外界的寒冷。那么怎样补肾护阳呢？

一是要积极进行体育锻炼。如散步、跑步、做健身操、打太极拳等，以身体微微汗出为度，注意在阳光充足的时候锻炼最好。

二是保证充足的睡眠。以利于收敛精气，保护阳气，使肾精得到不断的补充，以利于来年肝气的升发与舒调。

三是选择不同的药食进补。气虚的人可选人参、党参、黄芪、山药、白术，以及栗子、胡萝卜、牛肉、羊肉、海参、虾米、韭菜、胡桃仁等；血虚的人可选当归、阿胶、桂圆肉、熟地黄、何首乌、枸杞，以及银耳、百合、鸭肉、动物肝脏、桑椹、大枣等；阳气虚的人（到了冬季手足冰冷）可选红参、黄芪、党参，或附子与鸡肉或羊肉同煮，喝汤吃肉，以补充阳气。但用附子要经过医生审核，以免过量中毒。

四是多食粥以补充阳气。这里介绍一款"神仙粥"，是著名老中医沈仲圭的经验方。方取生姜 3 片，连须葱白 5 段，糯米 50 克，食醋 15 毫升。将糯米淘净后与生姜同煮，沸腾片刻后放入葱白，待熟时放入食醋，再煮一两分钟即可。粥要趁热吃，吃完后躺在床上静卧，以避风寒，直至身上少许汗出为止。

357、 12 月 23 日

耳朵虽小很重要　保健八法请记牢

中医学认为，耳为肾之外窍，与肾相通。两耳的听力，不但可以反映肾气之盛衰，而且通过对耳的保健，也可以起到补肾固本的作用。

一、提拉耳垂法

双手食指放于耳屏内侧后，用食指、拇指提拉耳屏、耳垂，自内向外提拉，手法由轻到重，牵拉的力量以不感疼痛为限，每次 3～5 分钟。此法可治疗头痛、头昏、神经衰弱、耳鸣等。

二、手摩耳轮法

双手握空拳，以拇指、食指沿耳轮上下来回摩擦，直至耳轮发热充血为止。此法可以防治阳痿、便秘、腰腿痛、颈椎病引起的头痛、头昏等。

三、提拉耳尖法

用双手拇指和食指夹捏耳郭尖端，向上提揪、揉、捏、摩擦 15～20 次，使局部发热发红。此法有镇静、止痛、清脑、明目、退热、抗过敏、养肾等作用。

四、搓弹拉耳法

两手分别轻捏耳垂，再搓摩至发热发红。然后揪住耳垂往下拉，再放手让耳垂弹回。每天 2～3 次，每次 20 下。此法可以促进耳部血液循环，壮腰健肾。

五、双手拉耳法

左手过头顶向上牵拉右侧耳朵数十次，然后同法右手牵拉左耳数十次。此法可促进颌下腺、舌下腺的分泌，减轻咽喉疼痛，治疗慢性咽炎。

六、双手掩耳法

双手掌掩住两耳郭，手指托后脑勺，用食指压中指轻弹 24 下，可听到"隆隆"之声。此法可活跃肾脏，有健脑、明目、强肾的作用。

七、全耳按摩法

双手掌搓热，向后按摩耳朵的正面，再向前反折按摩耳朵的背面，反复按摩 5～6 次。此法可疏通经络，对肾脏及所属器官有保健作用。

八、双手扫耳法

以双手将耳朵由后向前扫，这时会听到"嚓嚓"的声音。每次 20 下，每日数次。长期坚持，有保健功能。

九、捏痛点法

如果身体某一部位发生疼痛，可以用食指指尖在耳朵上找出一个敏感的痛点，然后用力掐捏十几次，以疼痛点有胀痛感为限。此时你会感到原来的疼痛减轻了。

358. 12月24日

若欲身体保康健 足三里穴莫要干

"若要安，三里莫要干"。这是南宋著名医学家张杲在他的《医说》里写下的保健名言。原文说："若要安，三里莫要干。患风疾人，宜灸三里，五脏六腑之沟渠也，常欲宣通，即无风疾。"意思是说，若要保持身体健康平安，应当常灸足三里，使其局部有瘢痕状（莫要干）。常灸足三里，可以调和五脏六腑，疏通经脉，预防中风类的发生。

灸足三里为什么能起到保健作用呢？

这是因为足三里是足阳明胃经穴，素有"长寿穴"与"养生穴"之称。现代医学研究证明，经常艾灸足三里，能增强胃肠蠕动，缓解胃肠痉挛，促进胆汁分泌，使食欲增加，血液循环旺盛，提高人体免疫力。另外，常灸足三里，还可使肺的通气量增加，缓解气喘、咳嗽，故可防治气管炎、哮喘等。与内关配合，可以缓解心绞痛。此外，治疗神经衰弱、失眠、癫狂、头晕等，也常取足三里为主穴。

据说，三里长寿灸在日本流传甚广。日本德川幕府时代的长寿老人万卫兵，岁至174岁还很健康，他的妻子173岁，儿子153岁，孙子105岁。其长寿秘诀也很简单，就是每月月初八天连续灸足三里穴，始终不渝。后来日本政府将其列为健民措施。

又据报道，1957年流感在世界流行，我国某学校以灸足三里为之预防，较对照组有显著效果。施灸3次以上者，只有1人发病。针足三里，效果亦佳。

足三里穴位于外膝眼下3寸，胫骨嵴外1横指处。灸法可用艾条温和灸，也可用艾炷着肤灸，时间可掌握在10分钟左右。古代养生家主张此穴常施瘢痕灸，使灸疮延久不愈，可以起到强身益寿的效果。

359、 12 月 25 日

长寿秘籍有七方　忙中搓揉气血畅

一、头为精明之府，日梳三遍百病除

头脑是人的精明之府，梳头可以起到健脑的作用。"日梳三遍"，就是每日早上、中午、晚上各梳 1 遍，每遍要梳一百次以上。这样可以疏通经脉，调和气血，起到健脑神、聪神明、预防中风及头部疾患的作用。

二、脚为第二心脏，常搓涌泉保健康

脚为人的第二心脏，人的脚上有足三阴三阳经脉，是疏通经络、祛瘀生新的主要通道，并布有 66 个穴位。其中以涌泉穴最为关键。经常揉搓涌泉穴，有增水培元、疏通水道、泻火安神的作用。揉搓时，左手揉搓右侧涌泉，右手揉搓左侧涌泉。

三、日咽唾液三百口，健康活到九十九

唾液是口腔内腮腺、颌下腺和舌下腺分泌的液体，经导管进入口腔，具有湿润口腔黏膜、润湿食物和分解淀粉的作用。成年人每日分泌唾液 1000 ~ 1500 毫升，具有润泽口腔、滋阴润燥的功效。常常吞咽唾液，可以使心火下降，与肾水相交，心肾交泰，水火相容，阴阳平衡，自然能健康长寿。

四、朝暮叩齿三百六，七老八十牙不落

中医学家认为，牙齿为"骨之余"，是说牙齿为骨髓的精气所生，而骨髓为肾精所营生。叩齿不但可以使牙齿周围的经络通畅，气血充盈，牙齿不落，还可以增强牙齿的咀嚼作用，以利于食物的消化，这对老年人的食物养生无疑是非常重要的。

五、人之肾气通于耳，扯拉搓揉精气和

耳为肾之外窍，肾气的强弱与耳的听力有直接关系。耳朵上分布着许多穴位，这些穴位与脏腑有着内在的联系。经常扯拉搓揉双耳，有利于肾气的通畅。每天搓揉双耳，早、晚各 1 次，对促进内耳血液循环、延缓听力衰退、防止耳聋有一定帮助。

六、夫妻互相捶背肩，通调督脉防癌症

在公园里，常常可以看到一些老年夫妻相互捶打肩背。肩背部分布着足太阳膀胱经、督脉等经穴，特别是位于脊柱中央的督脉，是全身阳气的总督。夫妻相互捶打肩背，有疏通经脉、祛除风湿、强筋健骨的作用。

七、每天揉腹一百遍，通和脾胃调神元

揉腹以平躺位最适宜，从上腹部开始，先以顺时针方向，后以逆时针方向，各 36 次。也可以以脐为中心，小范围地揉按。揉按腹部力度要适中，每天 2 ~ 3 次。可使脾胃升降有序，纳谷有味，运化规律，极有利于消化功能的恢复。

360、 12 月 26 日

老年痴呆莫迟疑 预防措施应积极

老年性痴呆是一种进行性大脑器质性病变，占 65 岁以上老人的 7% ~ 10%，年逾 85 岁者有 1/3 ~ 1/2 患有此病。在我国约有 300 万患者，女性患病率略高于男性。随着人口平均年龄的延长，该病有逐年增加的趋势，已成为危害老年人身心健康的主要疾病之一。

老年性痴呆的临床表现比较复杂。一是记忆力与定向障碍：表现为不能回忆起熟悉的事情，经常遗失东西、转身忘事是其特点，丢东西还怪罪于他人，外出经常迷路，严重的外出乱跑不知归途。二是性格改变：表现为固执己见，自私自利，好发牢骚，伦理道德观念减退，生活懒散，不与人和。三是思维与判断障碍：表现为缺乏综合概括能力，说话分不清主次，做事抓不住重点，对新旧事物分不清，甚至对吃、穿等日常生活也不知所措，丧失语言表达能力。四是幻听幻视：表现为短暂地听到一种特殊声音，看到一种图像，如有神灵所作，惊恐害怕。本病为进行性疾病，平均 5 年左右发展为不知人事的严重痴呆。

当前对老年性痴呆尚没有特殊的治疗药物。中医学认为，本病源于肾虚与痰瘀，常用补肾养脑、化痰活瘀药物治疗。烦躁兴奋型可用补肾阴药，如六味地黄丸、七宝美髯丹；沉闷抑郁型可用补肾气（阳）药，如金匮肾气丸、龟鹿二仙丹；瘀血易怒型可用活血化瘀药，如复方丹参滴丸、脑得生丸；痰浊失语型可用化痰开窍药，如礞石滚痰丸、牛黄醒脑丸等。它如清开灵、川芎嗪、脑活素、脉络宁等，也可随证选用。配合针灸治疗能提高疗效。西药可选维生素 C、维生素 E、脑复新、脑复康以及多塞平、氟哌啶醇等。

饮食可以多吃优质蛋白食品、新鲜蔬菜、水果。主食要蒸煮熟透，不吃油炸食品，不饮酒。还可以让病人吃些胡桃仁、芝麻、花生、栗子、大枣、蜂蜜、胡萝卜等，以增强思维能力。生活要有规律，保证充足睡眠，避免离群索居，亲属对病人要少提往事。

怎样预防老年性痴呆呢？一要勤用脑。但老年人用脑 1 小时要休息 10 分钟，切忌熬夜聊天、打牌。二要戒烟酒。因为烟酒可以使脑细胞受损害。三忌多疑虑。据调查，老年性痴呆者平时忧虑嫉妒多，心胸豁达者则少患本病。"劝君莫烦恼，烦恼催人老"，这是合乎科学道理的。四要合理饮食。坚持少荤多素，少盐多醋，粗细搭配，浓淡适度。五要坚持锻炼。如散步、慢跑、太极拳、游泳、跳健身操等，这对老年人的身心健康非常有利。

361、 12月27日

冬季易发老慢支　积极预防要及时

老年慢性支气管炎，简称"老慢支"，冬季发作频繁。如果反复发作，会引起严重的并发症，如阻塞性肺气肿、支气管肺炎、支气管扩张等。该病主要表现为咳嗽、咳痰，以清晨为重，痰液黏稠不易咳出，痰多呈白色黏液泡沫状。感染或受寒后，病情加重，痰量增多，黏稠度增加，或呈黄色脓性痰。随着病情的发展，病人终年都会有咳嗽、咳痰，以秋季最重。部分病人还会出现哮喘样发作，气急，不能平卧，此称为慢性喘息型支气管炎。

慢性支气管炎经过十年八年，会转化为肺气肿，严重者会形成肺源性心脏病，渐至心衰。可见，慢性支气管炎并非小毛病，对此病国际上也非常重视。怎样预防"老慢支"的发作呢？

1. 预防感冒，防止急性支气管炎发生

感冒易诱发支气管炎，而患上支气管炎的人也容易感冒，这样因果相应，几年之内就会形成慢性支气管炎。因此，预防感冒为第一要务。

2. 积极治疗急性支气管炎

有人认为咳嗽几声没什么问题，便听之任之，急性期不去积极治疗，久而久之，就转成了慢性支气管炎。

3. 注意随着季节的变化而及时增添衣服，避免受凉

"春捂秋冻"是有一定科学道理的，但对于易患感冒的人，"秋冻"就不适宜了。

4. 适度进行体育锻炼，提高抗病能力

运动对提高身体素质是十分有益的。那种整日坐在办公室里，不运动，不接触大自然的人群，是最容易患感冒的人群。

5. 戒烟限酒，口味要淡，少吃油炸、烧烤食品

这应当是饮食养生的重要内容。现在有不少病是吃出来的，"病从口入"这句古老的话，现在从不少人身上可以得到佐证。

6. 加强呼吸肌肌力和耐力的锻炼

全身锻炼法包括行走、慢跑、游泳、登梯等；呼吸肌的锻炼，包括吹气球、吹蜡烛、缩唇呼吸等。可以根据自己的身体状况，选择自己喜欢的运动项目，关键是持之以恒。就是最简单的走步，只要长期坚持，就会有意想不到的收获。

362. 12 月 28 日

七年之病求之艾　针所不为灸之宜

提到艾，就先说一说灸法。

灸法是以艾绒为主要原料，制成一定形状的艾条或艾炷，点燃后对准穴位进行熏灼，通过对局部的温热刺激，达到防治疾病、养生保健的一种传统疗法。古代医家对灸法非常重视，长沙马王堆出土《足臂十一经灸法》《阴阳十一脉灸经》中，讲到灸法可以治疗百余种疾病。《黄帝内经》中的"灸焫"就是灸法。《灵枢·官能》篇说："针所不为，灸之所宜。""阴阳皆虚，火自当之。"说明灸法是针刺法所不能替代的。

艾叶是灸法的主要原料，古代也有用其他原料施灸的，但其作用远不及艾叶。

艾，味辛性温，气味芳香，为多年生草本植物。我国各地均产，其中以湖北蕲州生产者良，故称"蕲艾"。艾叶每年五月采摘，晒干捣碎，除去杂质，即成艾绒，放于干燥不易受潮的地方，以备使用。艾以陈为好，所以孟子说："七年之病，求三年之艾。"

关于艾叶的性能，《本草纲目》中说："艾叶生则微苦太辛，热则微辛太苦，生温、熟热，纯阳也。可以取太阳真火，可以回垂绝元阳。服之则走三阴，而逐一切寒湿，转肃杀之气为融和。灸之则透诸经，而治百种病邪，起沉疴之人为康泰，其功亦大矣。"认为"治病灸疾，功非小补"。后世学者认为，灸法取之于火，火性热而行速，走而不守，善入脏腑，通达十二经络，调理气血，是医者应当掌握的妙术。综合历代医家的经验，可以将灸法的作用概括为疏风散寒，调和营卫；温经通络，行气活血；祛寒温中，回阳复脉；升举阳气，密固肌表；清热解毒，消瘀散结；活血化瘀，消肿止痛；固摄任冲，理气调经；增补元气，预防疾病。

常用的灸法有两种，即艾条灸法和艾炷灸法。常用的艾条是在艾绒中加入了肉桂、干姜、细辛、白芷、雄黄、苍术、乳香、没药、川椒等药物细末，外用三层板纸卷制封口而成。它的长处是病人可以手拿艾条在病变部位进行温和灸、回旋灸、雀啄灸等。艾炷是将纯净的艾绒放在平板上，用手指搓捏成圆锥状。每点燃一个艾炷为"一壮"。艾炷可以直接放在皮肤上施灸，方法是先在施灸部位皮肤上涂少许凡士林，然后将艾炷置于皮肤上点燃，待烧近皮肤时，可用双手轻轻拍打穴位周围，以减轻疼痛感，待灸至一半，皮肤有灼热感时，将艾炷拿掉，再进行第二壮。若连续艾灸多次，至皮肤化脓为化脓灸。另外，还有隔姜灸、隔蒜灸、隔盐灸、隔面灸、隔附子灸等。

使用灸法要在医生的指导下进行，特别是选择穴位要准确，施灸方法要正确。头部穴位一般不宜施灸；凡高热、吐血、抽搐、结核病等不宜施灸；妇女妊娠期或月经期不易施灸，下腹部、腰骶部、筋腱部均不宜施灸。

363. 12 月 29 日

菜中之王大白菜　味道清润做百菜

白菜，古称为"菘"，是原产于我国的古老蔬菜。"菘"是"艹"与"松"的会意字。通常，带有草字头（艹）的字与草本植物有关，草字头下面的字是这个字的发音。如果你拿"菘"字问他人这是什么植物，估计有90%以上的人不知道。如果你说这就是日常所吃的白菜，100%的人都会笑着点头。

白菜在我国各地都有种植，尤以北方为多。由于它物美价廉，富含营养，便于储藏，吃法多样，且烹制简单，所以千百年来，一直受到百姓的喜爱，被誉为"菜中之王"。民间歌谣谓："大白菜，菜中宝，家家户户离不了，宴席会餐用得上，家常便饭少不了。"又说："鱼生火，肉生痰，白菜萝卜保平安。"

我国地大物博，南北差异较大。就白菜而论，北方把春秋季节的大小白菜统称为白菜。其实，大白菜与白菜是两个不同的概念。白菜是小白菜、小油菜、油白菜的别名，俗称青菜。而大白菜又名结球白菜，叶片大，叶柄宽，可分结球、半结球、花心、散叶等类型。白菜主要产于江淮流域以南；大白菜主要产于北方地区，如山东、河北等地。

白菜含有丰富的胡萝卜素、核黄素、维生素 B_1、维生素 B_2、维生素 C、烟酸、粗纤维、蛋白质、脂肪、糖类、锌、钙、磷、铁等，其中维生素 C、核黄素的含量分别比苹果和梨高出 5 倍和 4 倍，所含微量元素锌高于肉与蛋类。

白菜性寒无毒，味道清甜润爽，养胃生津，除烦解渴，利尿通便，清热解毒，为清凉泻火、滋阴润燥之良品。人人都可食用，无明显禁忌证。尤其适于孕妇及患消化道溃疡的人食用。

大白菜可炒可熬，可生吃凉拌，可佐鱼入蛋，可烧肉氽汤，可腌渍，可酱卤，可风干，堪称菜中之王。所以有"百菜不如白菜，白菜可做百菜"之说。白菜还可以用来疗疾治病，常用的有白菜萝卜汤，治疗风热感冒初起；白菜根冰糖饮，治疗百日咳；白菜帮熬汤加蜂蜜，治疗便秘；小白菜薏米粥，治疗急性肾炎水肿尿少症等。

食用白菜要现炒现吃，不要吃隔夜菜或搁置时间过久的菜；不可吃变质的白菜；白菜腌制时间不能过久，以免食入过多的亚硝酸盐。

364 12月30日

百岁方丈长寿经　乐善好施面条醋

看到这个标题，你可能感到有点匪夷所思，养生怎么与"面条醋"联系起来呢？实际上这位方丈的养生经验有两条，一是乐善好施，二是喜欢吃面条喝醋。这条新闻刊登在2009年9月25日《东方今报》上，标题是"103岁方丈喜欢吃面条喝醋"，副标题"身患多种大病仍然挺过来了，长寿秘诀是乐善好施"。这位103岁方丈就是释印大师。

第一，乐善好施。

释印大师21岁落发为僧，1987年81岁高龄的释印大师，经推荐到河南省民权县白云禅寺任住持。白云禅寺与洛阳白马寺、嵩山少林寺、开封相国寺并称中州四大名寺。白云禅寺在"文革"时期被洗劫一空，释印大师到任后，经过20多年的修缮，基本恢复原貌，还请来了近百座玉佛。

抗日战争时期，释印大师在河南省桐柏县营救过时任新四军第五师师长兼政委的李先念。老方丈记得，当时李先念率领部分新四军在桐柏县双河镇被日军围困近两个小时，适逢释印大师在此地化缘，看到李先念十分危急，便带他到一个染坊，让他换上便衣，藏在染桶内，把他带出了双河镇。

释印大师还与侨居海外的傅凤英居士有深交。傅凤英居士是傅作义将军的姑姑。抗日战争期间，傅凤英随丈逃难到桐柏县清凉寺，大师与其他寺僧一起保护了她们。为此，傅凤英居士于1988年给寺院捐赠了九尊玉佛。

释印大师不但精通佛学，还熟知中医学、气功，经常给寺院附近的群众义务把脉看病。他的弟子说："我们师父独创的膏药，治疗跌打损伤、风湿性关节炎等疾病，在国内佛学界非常有名。"

第二，面条加醋。

2009年9月上旬，释印大师因病住进了省级医院。医生一检查，大吃一惊，说大师患的是急性心力衰竭、急性广泛性心肌缺血、肺部感染、呼吸衰竭、缺血性心肌病等。可是大师当天就急着出院，说："咱没钱，不治了。"徒弟们凑了钱给他治病。医院也进行了全力抢救，最终挽救了他的生命。

谈起大师的长寿秘诀，他的弟子妙喜说："心胸宽广，生活有规律，喜欢吃面条，喜欢吃醋，每次吃面条的时候总要放一些，还爱吃辣椒油"。

从以上可以看出，释印大师是位心地善良、乐善好施的僧人，这就是"德高长寿"的实例。当然每个人的口味不同，南方人喜欢吃米，北方人喜欢吃面，东辣、西酸、南甜、北咸，即使在一个地方，口味、喜爱也不同。只要我们不胡吃海喝，清清淡淡也是可以长寿的。

365． 12月31日

千叟宴上行酒令　愿君活到九十九

　　清代康熙皇帝是一位多才多艺、尊老敬贤的人。他在69岁生日的时候，在京城举办了盛大的"千叟宴"，应邀者皆是耄耋老人。康熙为了接触不同阶层的名流人士，应邀者中有儒生、道士、和尚、官员、走方郎中、农夫、文人、士兵、铁匠、商人、阴阳先生、吹鼓手等，可谓三教九流，面面俱全。这些人看到皇帝亲自为自己斟酒，个个受宠若惊，喜笑颜开。

　　康熙举起酒杯说道："今天请诸位长者饮酒，人人都要行一个酒令，酒令既要与本人身份相称，又要带一个'老'字，朕先起个头。"

　　"叟叟叟，今日喜逢，松朋鹤友，朕岁老矣，为您祝酒，愿君活到九十九。"康熙行酒令后，老人们皆呼"谢万岁恩典！"接着挨个举起酒杯，行令祝酒。

　　儒生说道："叟叟叟，三教九流，儒家为首，耆宿元老，功成名就。愿君活到九十九。"

　　道士说道："叟叟叟，恬淡无为，清虚自守，前有老子，后有庄周。愿君活到九十九。"

　　和尚笑道："叟叟叟，阿弥陀佛，常开笑口，积善聚德，老人长久。愿君活到九十九。"

　　地方官说道："叟叟叟，明镜高悬，刚正不阿，狱讼平息，老幼夸口。愿君活到九十九。"

　　农夫说道："叟叟叟，汗滴禾苗，躬耕田垄，虽老犹健，精神抖擞。愿君活到九十九。"

　　文人说道："叟叟叟，道听途说，广采博收，老人谈资，茶余饭后。愿君活到九十九。"

　　走方郎中说道："叟叟叟，走街串巷，祛病除忧，妙手回春，老者益寿。愿君活到九十九。"

　　阴阳先生说道："叟叟叟，师法羲和，星卜占候，风水宝地，老人认可。愿君活到九十九。"

　　商人说道："叟叟叟，公平交易，不欺老幼，近悦远来，财源富有。愿君活到九十九。"

　　吹鼓手说道："叟叟叟，红白大事，吹弹鼓奏，别看我老，气足音厚。愿君活到九十九。"

　　铁匠说道："叟叟叟，炉火纯青，刀斧利口，钢筋铁骨，老而不朽。愿君活到九十九。"

　　士兵说道："叟叟叟，为保社稷，执戟荷戈，廉颇已老，尚能饭否？愿君活到九十九。"

　　康熙听罢，哈哈大笑，在座的老人们也异常高兴。后来的小说家把行酒令编成话本，由艺人说唱传播，所以流传甚广。